骨科创伤及并发症处理

主　编　袁君杰

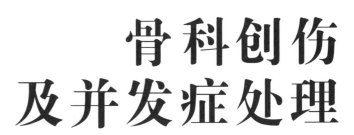

郑州大学出版社

图书在版编目(CIP)数据

骨科创伤及并发症处理 / 袁君杰主编. -- 郑州：
郑州大学出版社，2025.6. -- ISBN 978-7-5773-1211-8

Ⅰ. R683

中国国家版本馆 CIP 数据核字第 2025CK3349 号

骨科创伤及并发症处理
GUKE CHUANGSHANG JI BINGFAZHENG CHULI

策划编辑	李龙传		封面设计	陈 青
责任编辑	吕笑娟　胡文斌		版式设计	苏永生
责任校对	白晓晓		责任监制	朱亚君

出版发行	郑州大学出版社		地　址	河南省郑州市高新技术开发区
经　销	全国新华书店			长椿路 11 号(450001)
发行电话	0371-66966070		网　址	http://www.zzup.cn
印　刷	新乡市豫北印务有限公司			
开　本	787 mm×1 092 mm　1 / 16			
印　张	10.75		字　数	238 千字
版　次	2025 年 6 月第 1 版		印　次	2025 年 6 月第 1 次印刷

书　号	ISBN 978-7-5773-1211-8		定　价	69.00 元

前　言

　　骨科创伤作为现代社会的常见公共卫生问题,其复杂性与挑战性随着交通伤、工业伤等高发态势而日益凸显。从地震塌方中的脊柱脊髓损伤到交通事故导致的骨盆骨折,从多发性骨折合并失血性休克到慢性难愈性创面的长期困扰,骨科创伤不仅威胁患者生命安全,更因其并发症的多样性和难治性,成为临床救治的核心难点。

　　《骨科创伤及并发症处理》正是在这样的背景下应运而生的。本书立足于临床实践,深入剖析了骨科创伤的多种类型,从常见的骨折到复杂的关节损伤,从开放性伤口到闭合性创伤,详细阐述了每种创伤的发病机制、临床表现、诊断及治疗。更为关键的是,书中也着重探讨了骨科创伤可能引发的并发症,如感染、压疮、脂肪栓塞、肺栓塞、骨筋膜室综合征等,这些并发症往往比创伤本身更具危害性,且处理难度更大。书中总结了各类并发症的预防策略与治疗经验,包括药物治疗、手术干预及康复护理等多个方面,力求为读者呈现全方位的解决方案。

　　我们希望通过本书,为骨科医师、创伤救治团队及相关专业人员搭建一个融合理论、技术与临床决策的综合平台。无论是骨科创伤的救治,还是术后并发症防治策略的制订,本书均提供了科学依据与实践指导。希望本书能成为骨科领域专业人士的得力助手,帮助他们在面对骨科创伤及并发症时更加从容不迫,为患者带来更多的希望与康复可能。

　　限于编者水平及医学发展日新月异,书中难免有疏漏之处,恳请各位读者批评指正。

编　者

2025 年 3 月

目 录

第一章 骨科创伤与骨折的急救特征

第一节 骨科创伤与急救

一、骨科创伤

创伤是机械因素引起人体组织或器官的破坏。加于人体的任何外来因素还包括高温、寒冷、电流、放射线、酸、碱、毒气、毒虫、蚊虫叮咬等，这些因素会造成结构或功能方面的破坏。创伤极为常见，包括割伤、刺伤、挫伤、扭伤。

由于工业、农业、交通业及体育事业的高速发展，各种事故所造成的创伤日趋增多。创伤不仅发生率高，而且程度差别很大，部分伤情严重且复杂，甚至危及伤员的生命。严重创伤可引起全身反应，局部表现为伤区疼痛、肿胀、压痛；骨折脱位时可见畸形及功能障碍。严重创伤还可能出现致命的大出血、休克、窒息及意识障碍。

急救时应先防治休克，保持呼吸道通畅，对伤口包扎止血，并进行伤肢固定，将伤员安全、平稳、迅速地转送到医院做进一步处理，开放性伤口要及时行清创术。对大量出血的患者，宜首先采取止血方法；对切割伤、刺伤等小伤口，若能挤出少量血液反而能排出细菌和尘垢；伤口宜用清洁的水洗净，无法彻底清洁的伤口，须用清洁的布覆盖其表面，不可直接用棉花、卫生纸覆盖。

（一）病因及常见疾病

1. 交通伤 交通伤占创伤的首要位置。现代创伤中交通伤以高能创伤（高速行驶所发生的交通伤）为特点，常造成多发伤、多发骨折、脊柱和脊髓损伤、脏器损伤、开放伤等严重损伤。

2. 坠落伤 随着高层建筑增多，坠落伤的比重逐渐加大。坠落伤通过着地部位直接摔伤和力的传导致伤，以脊柱和脊髓损伤、骨盆骨折为主，也可造成多发骨折、颅脑损伤、肝脾破裂。

3. 机械伤 机械伤以绞伤、挤压伤为主，常导致单侧肢体开放性损伤或断肢、断指，组织挫伤，以及血管、神经、肌腱损伤和骨折。

4. 锐器伤 伤口深，易出现深部组织损伤，胸腹部锐器伤可导致内脏或大血管损伤，出血多。

5. 跌伤 常见于老年人,可造成前臂、骨盆、脊柱压缩骨折和髋部骨折。青壮年跌伤也可导致骨折。

6. 火器伤 一般表现为伤口小,但伤口深,常损伤深部组织、器官;也可表现为穿透伤,入口伤小,出口伤严重。

(二)鉴别诊断

1. 闭合性创伤 表现为受伤局部疼痛、肿胀、淤血及血肿。疼痛剧烈时可引起晕厥或休克;若受伤部位深组织或器官同时有破坏,可有内出血而出现一系列休克的症状,如四肢湿冷、呼吸急促而浅、意识障碍、脉搏快、血压低、尿量减少等。若有骨折或脱位,则受伤部位出现畸形及功能障碍。

2. 开放性创伤 局部的伤口是最突出的临床表现,伤口内有不同程度的外出血;若开放伤口深及脏器或深部血管,可有内出血。休克常是严重开放性创伤的主要临床表现。伤员常有发热(38 ℃左右),为局部出血或坏死组织分解产物吸收所致。休克纠正后仍无尿或少尿则可能是急性肾衰竭。有时可见急性呼吸窘迫综合征:虽无胸部创伤,但有进行性的呼吸困难,呼吸增快,每分钟超过40次。

(三)检查

第一,根据各受伤部位的解剖,排除局部可能存在的各种组织、脏器的破坏。

第二,应用检验、X射线摄片、计算机断层摄片等检查,增加诊断的正确性。

(四)治疗原则

1. 急救

(1)最优先考虑并立刻抢救:呼吸道阻塞引起窒息,心血管损害及严重外出血。窒息如不解救可以快速致死,对有头面部创伤的伤员要特别注意,可用鼻咽管或气管内插管维持呼吸道通畅。严重外出血可用加压包扎,止血带或抗休克裤控制。应用止血带应每隔1 h放松一次,以免因长时间缺血引起组织坏死。

(2)优先考虑抢救:腹腔及腹膜后创伤,颅脑、脊髓创伤及广泛软组织创伤。

(3)需要抢救:泌尿生殖系统创伤,面部创伤,骨折,脱位,周围血管、神经、肌腱创伤,软组织创伤。骨折或严重软组织创伤应予以固定。

(4)胸腔开放性或吸气性伤口:应立即封闭伤口,否则可因严重缺氧而死亡。

(5)休克:伤员因出血而休克,可先输入平衡液,如乳酸钠林格注射液,以纠正低血容量。

2. 尽早就医 经过各种现场抢救,伤员情况转危为安或保持稳定后再运送至医院。运送过程中应注意安全、平衡、迅速。

二、骨科创伤急救的原则和方法

(一)创伤现场急救基本原则

第一,减少死亡率。

第二,减轻和避免残疾。

即医务工作者不但要努力挽救生命,而且要尽量避免伤残,减轻残疾,使伤员回归社会,能够正常工作和生活。

(二)创伤后的三个死亡高峰

第一个高峰:伤后数分钟内。死亡原因:脑干损伤、高位颈髓的严重损伤、心脏和大血管的损伤。

第二个高峰:伤后6~8 h。死亡原因:颅内血肿、血气胸、肝脾破裂、骨盆及四肢骨折所致的大出血。

第三个高峰:伤后数天到数周。死亡原因:严重创伤后引发的重症感染和器官功能衰竭。

(三)创伤救护的基本任务

创伤救护的基本任务之一就是早期正确地止血、包扎、固定、搬运、避免和降低第二、第三个死亡高峰。

1. 止血　伤口出血呈喷射状或鲜红血液涌出时,立即用清洁手指压迫出血点上方(近心端)使血流中断,并将出血肢体抬高或举高,以减少出血量。用止血带止血时,应先用数层柔软布片垫在止血带下面,禁止在上臂中1/3处和腋窝下使用止血带,以免损伤神经。严禁用电线、铁丝、细绳等作止血带使用。

2. 骨折急救　肢体骨折可用夹板或木棍、竹竿等将断骨上、下方两个关节固定,避免骨折部位移动,以减少疼痛,防止伤势恶化。切勿将外露的断骨推回伤口内。

3. 烧伤急救　电灼烧、火焰烧伤或高温气、水烫伤均应保持伤口清洁。伤员的衣服鞋袜用剪刀剪开后除去,伤口全部用清洁布片覆盖,防止污染。四肢烧伤时,先用清洁冷水冲洗,然后用清洁布片或消毒纱布覆盖送医院。强酸或强碱灼伤应立即用大量清水彻底冲洗,为防止酸、碱残留在伤口内,冲洗时间一般不少于10 min。

创伤的现场急救的任务是:应尽快使伤员冷静、清醒,逃离危险的处境,摆脱困境。例如,尽快从撞毁的汽车中逃出来,或者从火灾现场逃生。

轻伤员和幸存者解脱出来并帮助寻找其他伤员,将伤员正确搬运到安全地点,防止加重损伤和二次受伤。

4. 报警和呼救　目击者和幸存者应想方设法寻找外援,拨打电话报警和呼救,尽快得到急救服务。

报警的内容包括受伤的类型、原因,发生的时间、地点,受伤的人数,以及大致的伤亡情况等。

在报警之后,急救医生到来之前,初步检查、识别受伤的类型、程度,初步采取急救措施,待急救医生赶到后,将伤员交代给医生,采取进一步救治措施。

5. 发现和识别重伤员　主要从意识、脉搏、呼吸、受伤部位去判断危重伤员,先救命,后治伤。①伤员是否意识清楚。②有无呼吸、心搏停止的表现。③有无头部、颈部、胸部、腹部等重要部位外伤。④有无大出血、四肢骨干骨折、窒息、呼吸困难、瘫痪等危急症状。

注意:伤员呻吟声不一定表示病情危重,不呻吟或小声呻吟的伤情反而可能很严重,一定要仔细检查。

第二节　骨折的定义、病因及分类

一、骨折的定义

骨折是指骨或软骨组织遭受暴力作用,导致骨组织或软骨组织连续性部分或全部中断。

从生物力学角度而言,骨折是在外力作用下,骨组织某一区域的应力超过其极限强度,从而导致的骨骼的断裂。如果骨折是由多次重复性外力引起,则称为"应力性骨折"(又称疲劳性骨折)。此外,当骨骼本身伴有病变,在受到外力作用后发生的骨折称为病理性骨折。

二、骨折的病因

(一)直接暴力

直接暴力引起的骨折是指骨折发生在暴力直接作用的部位,如打伤、撞伤及火器伤等,软组织伤常较重。

(二)间接暴力

间接暴力引起的骨折是指骨折距暴力接触点较远,暴力通过传导、杠杆、旋转和肌肉收缩使肢体发生骨折,大多为闭合性,软组织损伤较轻。例如,走路不慎滑倒时,以手掌撑地,根据跌倒时上肢与地面所成角度不同,可发生柯莱斯(Colles)骨折、肱骨髁上骨折或锁骨骨折等。

1. 传导作用　身体自高处跌下,与地面接触,如足部着地,暴力集中作用于脊柱或跟骨等,可发生脊柱或跟骨骨折。

2. 杠杆作用　跌倒时手掌着地,通过杠杆作用,依不同角度及各部承受力量的大小,可发生不同的上肢骨折,如桡骨远端及肱骨髁上骨折等。

3. 旋转作用　如肢体一端被固定,另一端被强力扭转,可发生骨折。如踝关节扭伤时,在踝部形成扭转力量,引起踝部骨折。

4.肌肉收缩　肌肉强力收缩,在肌腱附着处发生骨折。如骤然跪倒时,股四头肌猛烈收缩,可发生髌骨骨折。

(三)积累性劳损

长期、反复的直接或间接暴力(如长途行走),可集中在骨骼的某一点、面发生骨折,如第2、3跖骨,胫骨或腓骨干下1/3的疲劳性骨折。骨折无移位,但愈合慢。

(四)病理性原因

病理性原因造成的骨折是指全身及局部的疾病,可使骨结构变脆弱,较小的外力即可诱发骨折。

1.全身性疾病　如骨软骨病、维生素C缺乏症(坏血病)、骨脆症、骨软化症和甲状旁腺功能亢进症等。

2.局部骨质病变　如骨髓炎、骨囊肿和骨肿瘤等。

三、骨折的分类

骨折分类的目的在于分析骨折的性质,指导临床选择合适的治疗方法。

(一)依据骨折是否和外界相通分类

1.闭合性骨折　骨折处皮肤或黏膜完整,不与外界相通。

2.开放性骨折　骨折附近的皮肤或黏膜破裂,骨折处与外界相通。耻骨骨折引起的膀胱或尿道破裂、尾骨骨折引起的直肠破裂均为开放性骨折。

(二)依据骨折的程度和形态分类

1.完全骨折　骨的完整性或连续性全部中断,骨折后形成2个或2个以上的骨折段。

完全骨折可分为:①横形骨折,骨折线与骨干纵轴接近垂直。②斜形骨折,骨折线与骨干纵轴呈一定角度。③螺旋形骨折,骨折线呈螺旋状。④粉碎性骨折,骨质碎裂成3块以上。骨折线呈"T"形或"Y"形,又称"T"形骨折或"Y"形骨折。⑤压缩骨折,骨松质因压缩而变形,常见于脊椎和跟骨。⑥凹陷性骨折,如颅骨因外力使之发生部分凹陷。⑦嵌插骨折,发生于干骺端骨皮质和骨松质交界处。骨折后,骨皮质嵌插入骨松质内,常见于股骨颈和肱骨外科颈等处。⑧骨骺分离,见于儿童骨折,骨折线通过骨骺,骨骺的断面可带有数量不等的骨组织。

2.不完全骨折　骨的完整性或连续性仅有部分中断,如颅骨、肩胛骨及长骨的裂纹骨折,长骨或颅骨伤后可有骨折线,但未通过全部骨质。

不完全骨折可分为:①青枝骨折,发生于儿童,骨质和骨膜部分断裂,可有成角畸形。②裂缝骨折,骨质发生裂隙,无移位,多见于颅骨和肩胛骨。

(三)依据骨折稳定程度分类

1.稳定骨折　骨折不易移位或复位后不易发生再移位者称稳定骨折,如裂缝骨折、

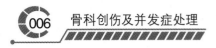

青枝骨折、嵌插骨折和横形骨折等。

2.不稳定骨折　骨折易移位或复位后易于发生再移位者称不稳定骨折,如斜形骨折、螺旋形骨折和粉碎性骨折等。

(四)依据骨折后的时间分类

1.新鲜骨折　2~3周的骨折,新发生的骨折端尚未有充分的纤维连接,还可能进行闭合复位。

2.陈旧骨折　伤后3周以上的骨折,3周的时限并非恒定,如儿童肘部骨折,超过10 d就很难通过手法整复。

第三节　骨折的生物力学

　　骨具有复杂的力学性质,是唯一能自身修复的组织。从临床和工程学角度来看,都具有令人满意的力学性质。当承受过大的负荷时,骨骼本身会发生断裂。在经历复杂的生物学及生物力学过程后,会产生骨性修复和功能恢复。目前,在控制和促进骨性愈合的生物学认识上已有巨大进步。对于骨折愈合而言,力学环境是很重要的因素,在生物学和力学因素之间,有很强的相互作用。骨折临床治疗会改善生物学因素和力学环境,尽可能快地恢复骨的初始承受载荷的能力。生物力学因素决定骨本身何时及如何发生断裂;生物力学因素影响骨折愈合及由骨折治疗所控制的生物力学环境。

　　决定是否发生骨折的生物力学因素包括所施加的载荷和骨与骨组织的力学性质。人类进行各种活动时,会相应承受广泛的载荷。对于正常骨组织而言,过度施加载荷可产生骨折,最典型的是发生在肢体的骨折。而严重的骨质疏松或病理性骨组织,在进行日常活动时就可以发生骨折。此外,骨的力学性质变异范围很大,许多病理过程都可以改变骨的性质。

　　从力学观点而言,可以在2个水平上检查骨骼:①在一般水平上,骨骼可以被看作具有力学性质的材料,可以在实验室进行检查。这些性质包括在载荷下变形的量、损伤聚集在骨骼的机制和速度,以及材料在断裂前所能承受的最大载荷。②在较高的水平上,可以将骨骼看作一种结构,是各种组织有机地成为一体,具有特殊的力学功能。相关的结构性质包括生理性载荷期间发生变形的量、单一载荷及周期性载荷期间造成断裂的负荷等。作为骨骼的组织和结构性质,骨骼的这2种材料性质都决定了骨骼的骨折阻力,影响着骨折的愈合。

一、外在因素

　　骨折发生的重要外在因素是作用在骨骼本身外力的大小、持续时间、方向,以及骨骼所承受的速度。

为了以下的讨论,有必要对一些专业名词定义进行阐述。

力是指作用或影响,如推或拉,一旦作用在骨骼上,将使其加速或变形(力=质量×加速度)。有大小和方向的力可以用向量来代表。载荷是指物体承受的力。如果应用载荷没有产生加速度,它与作用力大小相同,方向相反。

应力可定义为对形变的内在抵抗力,或者由于使用外在载荷,物质内所产生内在的力。应力可用如下公式进行计算:应力=载荷/载荷作用的区域。

应力不能被直接测量。外力可以分成张力、压力或剪切力。张力拉伸物质本身,使其分离;而压力的作用则与之相反,是由外力引起的应力抵抗拉长或压缩过程。这些应力与所考虑的平面呈直角,称为正常应力,而剪切力的作用方向与所考虑的平面平行。

应力单位通常表示为 kg/cm^2。而应力常表示为每平方米牛顿或帕斯卡(Pa)(1 Pa = 1 N/m^2)。

应变定义为由于力或载荷的作用,物质产生长度改变。张力性应变和压力性应变分别是指在开始长度中,每单位长度的增加或减少,可以表示为厘米/厘米(或英寸/英寸),或表示为开始长度的百分比。张力性应变和压力性应变是线性的,它们的作用方向与结构的横截面垂直,并称为 ε。

剪切应变可定义为任何垂直于线性部分平面两点间的相对运动,表现为线的长度部分,产生于施加外载荷时,产生成角畸形。在与物体平面呈直角时牵拉下可以产生剪切应变,注意施加载荷后的角度改变。角度称为 γ,剪切应变为 $\tan\gamma$。

线性和剪切应变并不是互相排斥的。张力性应变和压力性应变往往合并剪切应变。

二、内在因素

Gaynor Evans 提出了决定骨折敏感性的骨的性质,即能量吸收性质、杨氏模量和应力-应变曲线、疲劳强度和密度。

(一)能量吸收性质

能量是做功的能力,功是力运动通过一段距离的结果(功=力×距离)。功和能的测量单位是牛顿·米(N·m)。

力的国际单位是牛顿(N),是给予 1 kg 质量,每秒 1 m 加速度(m/s^2)所需要的力,1 kg 力约等于 9.80665 N。1 牛顿·米(N·m),是功或能的单位,称为焦耳(J),也代表 1 安培电流在 1 瓦特电压下的能量测量。

应变能量是在外界载荷作用下,物体通过改变形状所吸收的能量。骨骼承受的载荷越快,在衰竭前能量吸收越大。这样来说,较慢载荷产生的骨折一般是线性的,而快速载荷产生大量应变能量,因此,在失效时发生骨的爆裂,产生严重粉碎的高能量骨折。

根据 Frankel 和 Burstein 的实验,股骨颈骨质产生失效的吸收能量是 60 kg·cm,然而,在跌倒时,运动能量远远高于这一水平。这种能量如果能被肌肉作用、软组织的弹性或塑性应变或其他机制消散,将不会产生骨折。在老年人中,这些机制逐渐受损,这也是

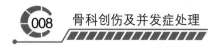
老年人易发生骨折的潜在因素。

（二）杨氏模量和应力-应变曲线

当橡皮条被牵拉时，一旦去除变形外力，橡皮条将恢复原有的长度，换句话说，有可恢复的牵张形变，这称为弹性应变。然而，如果物体承受较大的应力，超过其恢复能力，则产生永久性变形。图1-1显示了低碳钢或软钢的应力-应变曲线。

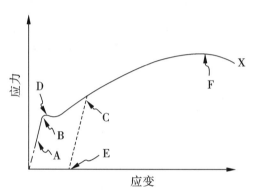

图1-1　软钢单一张力的影响

由上图可以看出曲线的第一部分是线性的，在B点前，应变增加是与应力成比例的。B点称为屈服点，表示曲线完全弹性区域的终点。如果在B点之前沿梯度的任何一点去除负荷，物体将恢复原有形状。曲线的斜率是物质的硬度。曲线越陡，物质越硬，斜度称为弹性模量或杨氏模量。

从B点到X点（发生失效的破裂点）显示应变要比应力增加快得多，这是曲线的不完全弹性区域，此处材料产生持久的应变或形变。如果在C点去除载荷，将会有所恢复，曲线将与杨氏模量平行，但持久性形变将保留，由E点表示。

随着施加载荷，将达到最大应力（F点）。这是最终张力强度（UTS），材料在断裂之前所能承受的最大应力。低于此点，应力减少而应变增加。这是由于材料的"颈缩"，由于切应变与长轴呈45°，也就是横截面减少。经历不完全弹性形变的材料称为易变形的，而阈点后不久失效为易碎的。

曲线下方区域代表材料所吸收的能量值。在两种钢材的比较中，可以看到硬钢阈点和最终张力强度比软钢更高，但是易碎，失效前吸收能量的能力十分低，这样，软钢韧性更强。韧性是材料失效前能够吸收的能量值，用焦耳/米^2（J/m^2）表示。

（三）疲劳强度和密度

当材料承受重复或周期性应力时，它可以失效，甚至单独应力远低于材料的最终张力强度，这就是材料的疲劳失效。在金属中，其过程始于表面一个或多个裂隙，逐渐增大，直到横截面变小，使金属由于传统的过载机制而失效。金属缺陷、表面擦伤、腐蚀或其他应力增高，均可以造成最初的裂隙。金属没有自我修复机制，一旦出现裂隙，也不能通过休息来愈合。

相对于产生失效所必需的周期数,通过标出应力范围,可以证实金属的疲劳强度。由这一曲线可以读出疲劳或耐受极限。耐受极限是指金属不产生失效的最大重复应力。制造骨科植入物的金属对于单一载荷可以承受 1000 N/m^2,但承受超过 100 000 次周期时,仅为其一半的量。提供不超过耐受极限的应力水平,含铁合金能承受一定数量的周期。然而,对于更容易疲劳的其他金属和铅合金,这并不是绝对正确的。金属承受范围在其屈服强度的 30% ~ 50%,或大约为最终张力强度的 40%。

三、骨骼的生物力学性质

(一)生物力学性质

骨骼主要由 2 种材料组成,主要是胶原纤维的基质和骨矿物质。和铸铁相比较,骨骼的重量是其 1/3,弹性大 10 倍,2 种材料张力强度相同。骨矿物质(羟基磷灰石)比骨骼本质更坚硬,模量分别为 1140 亿 N/m^2 和 180 亿 N/m^2,同时其承受压力强于承受张力。此外,骨胶原纤维不能承受压力,但是张力强度比骨骼高 5 倍。似乎是胶原纤维决定其张力强度,而矿物质成分决定其压力强度。正常骨骼的张力强度大约是 1.4 亿 N/m^2,压力强度为 2 亿 N/m^2。

磷灰石晶体的排列致密,但是在各自的单位中,可以保护骨骼,防止断裂扩散。这是因为断裂穿过晶体,将遇到间隙,这时形成"T"形断裂,消散能量,防止断裂扩展(Cook-Gordon 机制)。在木质结构中,裂缝的远端钻孔可以防止裂缝的传播,也是这种机制。因此,70% 矿物质化时的最终强度是 60% 矿物质化的 3 倍。

骨骼的应力-应变曲线显示其是易变形的,但是各向异性的(例如,当不同方向应力作用时,有不同的机械性质),当骨沿长轴承受载荷时,其张力强度和杨氏模量大于在其他方向施加载荷。由于哈佛系统的长轴排列性质,骨骼有"纹理"或奇妙的方向,因此,皮质骨沿长轴能承受 140 亿 Pa,而在横轴方向承受 120 亿 Pa。骨骼在弹性形变发生前,应变为 0.75%,断裂应变为 2% ~ 4%。在弹性形变期间,骨折前能吸收 6 倍于完全弹性期的能量。骨骼延长时,横截面积减少,这称为 Poisson 效应,而直径改变与长度改变的比表示为:$\delta d/\delta l$,即 Poisson 比率,变化为 0.28 ~ 0.45。

当给弹簧施加载荷后,弹簧会立即发生形变,无论载荷施加多长时间,如果载荷大小不改变,应变不会发生变化。骨骼是黏弹性材料,黏度的增加,引入了载荷影响的比率依赖因素。

黏弹性材料最简单的模式是平行的缓冲器和弹簧的联合体。缓冲器设计用于减轻或阻止运动,防止突然震荡,由充满空气或液体的圆柱体和活塞组成。当载荷应用于活塞时,只要施加外力,活塞将与载荷成比例地活动,直到没有更多液体被置换。皮下注射是与缓冲器相同的机制。由于液体的黏度,液体通过针的速度与施加的压力成比例,推注比慢速注射对针管施加更大的推力。液体的黏度越大,推空的时间越长。黏弹性材料在不同载荷和应变比率时,表现不同,弹性因素决定最大形变,黏性成分决定达到最大形变的时间。

弹簧符合胡克定律,被称为胡克体,缓冲器被称为牛顿体,两者并联,称为 Kelvin 体。在同一体系中,两者串联称为 Maxwell 体。

胡克体和牛顿体变形需要消耗能量。然而就胡克体而言,当去除载荷时,能量是可恢复的(例如,弹簧去除载荷后可恢复至原有长度);但牛顿体并无此特点,若其没有恢复的趋势,能量就丧失了。

(二)疲劳(应力)性骨折

金属承受重复的应力会发生断裂,骨骼也是这样。疲劳性骨折最常见于军队中,由于活动量极大,这种骨折也可见于大运动量训练的运动员、芭蕾舞演员。Frankel 和 Brustein 认为疲劳性骨折的关键因素是肌肉疲劳,导致骨骼承受异常载荷。正常情况下,肌肉允许身体使应力绕过骨骼。当肌肉动作不再是最佳状态时,应力遮挡作用便会丧失。这可能也是老年人发生疲劳性骨折的原因。

Carter 和 Hayes 检查了由简单屈曲载荷造成骨折的皮质骨标本,并将它们与屈曲疲劳载荷标本相比较。两组骨折的模式是相同的:在张力侧为横形骨折,压力侧为斜形骨折。然而,在疲劳标本中,斜形骨折面大得多。没有疲劳至完全骨折的标本显示出弥散的显微镜下损伤。重复载荷造成进行性硬度丧失,屈服强度减少,持久性变形和滞后增加。损伤大多数在压力侧很明显,有斜行的劈裂和纵行的裂缝。张力侧损伤更细微,主要是黏合线和板层黏合处分离。

骨骼在实验室测试中,没有耐受限制,当承受足够多次周期后,最终发生断裂。但是,和其他材料不同,骨骼在活体内有自身修复能力,因此,休息或者减轻应力将使这些骨折愈合。

骨骼的强度依赖于骨骼的密度、矿物质成分及胶原纤维的质和量。减少这些属性的任何条件(如骨质疏松、骨软化症和维生素 C 缺乏症)将增加骨折的敏感性。然而,单纯密度增加不能保证强度。骨硬化病和佩吉特(Paget)病均会增加骨折的倾向。

(三)骨孔的影响

任何大小的骨孔都将明显减弱骨骼的强度,但是当孔的直径大于骨骼的直径 30% 时,减弱效果变成指数倍。与皮质骨取骨移植或切除病变骨骼一样,更严重的是骨骼开放的部分。当骨干遗留有开放部分,同时承受扭转应力时,剪切应力发生再分配,因此,中央部位的应力与施加扭转力方向相同。理论上,缺损处的锐角也产生应力集中,但是和开放部分(环)影响相比较,这是微不足道的。

(四)金属植入物的效应

骨科植入物通过应力遮挡作用使骨骼本身变弱,但是也可以通过增加骨骼某一节段的硬度而产生骨折,因此,在支持和非支持骨骼的节段弹性之间,应力会有突然的改变。这称为应力突变,在植入物远端的骨折通常不易处理。

任何结构的强度不仅依赖于构成的材料,还依赖于材料相对于作用力如何分布。这样,手拿尺子时,很容易在一个方向将其弯曲,但是,当试图在其最宽的轴上使其成角时,尺子不会发生弯曲。对弯曲的抵抗力与材料抵抗的外力大小和这种材料距中心轴的距离有关。对屈曲的抵抗可以通过惯性的面积力矩来计算,对于直线,抵抗力计算公式为 $BH^3/12$,B 代表宽度,H 是高度。例如,对于横截面是 2 cm×4 cm 的柱状体,在一个轴上,惯性的面积力矩为 $(2×4^3)/12 = 10.67$,而在另一个轴线上为 $(4×2^3)/12 = 2.67$,因此,该横截面在一个轴上是在另一个轴上的 4 倍。很显然,固体棒对弯曲的抵抗力,要比大直径中空圆柱体要小,即使两种物体中材料的含量相同。圆柱体结构的惯性面积力矩是 $πr^3/2$,如果圆柱体是中空的,此数值将减去 $πr_2^3/2$,此处,r_2 是中空部分的半径。

由于屈曲力矩与水平的长度成比例,细长骨骼的人较短粗骨骼的人风险更大。也就是说,髋关节或膝关节融合或关节僵直的患者,在摔倒时,不会有肢体水平臂的缩短。除了活动关节可以减少能量消散功能外,这些因素倾向于导致骨折。股骨髁上的骨折可能是膝关节固定术的代价,而股骨转子间骨折则产生于髋关节融合术后。

对扭转应力的抵抗取决于材料至中心轴的距离,称为惯性的极力矩。对于圆形横截面而言,极力矩的计算方式为 $πr^4/2$。

第四节　骨折的临床特征

临床上应了解暴力的大小、方向、性质和形式(如高处跌下、撞车、打击和机器绞轧等)及其作用部位,打击物的性质、形状,患者受伤现场情况,受伤姿势状态等,充分判断伤情。

一、疼痛和肿胀

神经系统完整的患者,虽然骨折的严重程度各不相同,但所有的骨折均会造成疼痛。例如,椎体轻微压缩骨折的疼痛不太明显,通常不会引起患者的重视而采取治疗措施,但也有轻微疼痛表现。疼痛和肿胀是诊断骨折的重要依据(例如,肩胛骨骨折和疲劳性骨折)。Grosher 等发现这一原则可能有例外情况,如对军人例行 X 射线检查,有些疲劳性骨折是没有症状的。

中年或老年人过度活动后出现的足跟疼痛通常是由于应力性骨折所致。骨折后 2～3 周行 X 射线检查可发现由于骨痂产生而形成的密度增高带。在可疑的病例中,放射性骨扫描可以确定诊断。

在检查受伤患者时,轻轻触诊可以证实触痛。

二、功能丧失

在大多数骨折中,疼痛和丧失杠杆力臂会造成功能丧失。但是,在股骨颈不完全骨折中,患者可以继续行走,甚至有的患者可以骑自行车。

三、畸形

骨折导致的出血一般会造成可以感觉到的肿胀,骨折常造成成角或旋转畸形,特别是在有明显的肌肉痉挛和短缩处。

四、姿势异常

患者的姿势有时是有诊断意义的。例如,锁骨骨折的患者一般用健侧手支撑受累上肢,且头部转向骨折侧。当患者从仰卧位坐起时,若出现以手抱头的动作,则多提示齿状突骨折。

五、异常活动和摩擦音

在长骨干中段有活动时出现,常可确诊为骨折。这样的活动可以引起摩擦音,骨碎片互相摩擦导致摩擦感。由于引起这些体征可导致患者疼痛,甚至造成生命危险,因此在诊断过程中应该仔细寻找。

六、神经、血管损伤

如果未对周围神经功能和血管进行评估,则对可疑骨折的检查是不完全的。在肱骨和股骨髁上骨折时应特别注意,这两处神经和血管处于危险状态中。

七、放射学检查

放射学检查在骨折确诊中占据重要位置。关于这一点,应避免一些容易犯的错误:①如果没有进行适当的 X 射线检查,会遗漏骨折诊断。②X 射线片应包括骨每一侧的关节。③质量差的平片是不能被参考的。④腕骨骨折可能不会立即被显示,或因位置不当未能显示。⑤应力骨折可能不太明显,直到产生疼痛后的一段时间。

中轴骨骼的骨折更可能漏诊,当患者头部外伤或无意识时,常需要拍颈椎 X 射线片。CT 的引入对于判断脊柱和髋臼损伤很有意义,三维重建增加了 CT 的诊断价值。

MRI 无助于判定骨折,但对于中枢神经系统相关损伤、软组织断裂,偶尔对于疲劳性骨折是有意义的。

第五节　骨折的急救处理

骨折急救之前,伤情的判断是一个重要环节,首先应对全身伤情进行判断。多数情况下,骨折局部的疼痛较其他组织、器官损伤引起的疼痛更明显,这是多发伤易引起漏诊的主要原因。了解受伤机制有助于对患者伤情的判断。车祸伤、高空坠落伤和建筑物坍塌挤压伤等高能量损伤日益增多,骨折往往为复合伤的一部分。骨折常伴的内脏损伤在腹部常合并肝脾破裂、肠破裂和肠系膜损伤等;胸腔闭合性损伤常合并肺挫伤、血气胸等;颅脑损伤也较为常见;骨折也可引起局部损伤,如脊柱骨折损伤脊髓、骨盆骨折损伤尿道、肱骨骨折损伤桡神经等。因此,在事故现场实施急救之前,用较短的时间进行全面的查体十分必要。

骨折急救的原则是抢救生命、保护患肢和妥善转运。

一、抢救生命

就骨折本身而言,一般只引起疼痛及肢体功能障碍等,能造成生命威胁的一般多是高能量损伤引起的多发伤或骨折合并伤。多发性骨折患者的累计失血量往往较大,尤其是骨盆粉碎性骨折,可能会引起失血性休克;多发性肋骨骨折可能造成严重的血气胸;颈椎骨折所致的高位截瘫可引起呼吸肌麻痹,骨折刺伤大血管引起急性大量出血等。抢救时首先要使患者脱离肇事现场,以免进一步损伤。对于严重挤压伤者,不能仅凭神志及生命体征的暂时稳定而判定危险系数,而应在最短的时间内送往医院。通过对患者一般情况的观察,包括意识、面色的改变及生命体征的测量,可做出休克的初步诊断。对创伤性、失血性休克者有条件时可以立即进行输液、输血;无条件时,尽快转送至附近医院抢救。对颈椎损伤伴有呼吸困难者应注意保护好颈椎。对颅脑损伤伴有昏迷者,转送途中应注意保持其呼吸道通畅。

二、对伤口的处理

(一)包扎

对开放性骨折的小量出血伤口,一般可通过加压包扎止血。对骨折端外露且污染严重者包扎时勿将骨折外露端纳入伤口内,以免同时将细菌带入,造成深部感染。

(二)使用止血带

当四肢开放性骨折刺破较大血管,一般加压包扎难以止血时,应使用止血带。可使用气囊止血带,也可用橡皮带,应急时甚至可用衣服条。操作时应注意绑扎部位,上肢应放在上臂根部,下肢应放在大腿根部,若放在肘关节或膝关节及以下均不正确,因为该处骨间总动脉及胫后动脉供血难以阻断,而静脉回流被阻断,反而使伤口出血增加。

三、固定制动

骨折固定的目的是制动,制动可以减少骨折端对周围组织的进一步损伤,减少疼痛以及便于搬动。凡确诊为骨折或疑有骨折者均须固定制动。急救时不必脱去衣裤,肿胀明显或有开放伤口者应剪开衣裤,再行固定。有明显畸形的四肢长骨骨折及关节脱位

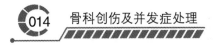

者,可以先行纵向牵引,使之大体复位后再行固定。

固定材料要求坚硬,宁长勿短,可用夹板、专用固定材料,也可就地取材,如木棍、木板和树枝等,战伤时也可用枪支做固定。四肢骨折固定应包括上、下关节,颈椎骨折用颈围或用沙袋垫于颈部两边,避免颈部转动,胸腰椎骨折用担架或宽木板(或门板)等。

在无任何固定材料可用的情况下,也可利用正常肢体,如骨折下肢可与健侧下肢捆绑在一起,骨折上肢可贴胸固定。

四、妥善转运

伤员经过初步处理,在病情相对稳定的情况下,应尽快转运至附近的医院做进一步处理。在搬动过程中应注意正确的搬动姿势。颈椎骨折者应将头颈、胸部保持同一水平,勿将头自然下垂。胸腰椎骨折,应由 3 人在同一边,将患者躯体保持水平,切忌一人搬上,一人搬下,中间悬空。四肢骨折者应保持伸直位。

五、院内急救

院内急救作为院前救治的延续,也是挽救生命、减少伤残的重要环节。院内早期救治的原则是应保持患者的呼吸道通畅,有效止血,积极抗休克,全面检查其他部位损伤,以抢救生命为主。抗休克以输血、补液和止血为主,保持水、电解质平衡。严重创伤的预后,不仅取决于创伤的严重程度,亦与院前抢救、复苏效果、抗感染措施的成效、手术时机与方式的选择和后续治疗是否恰当有关。对院内创伤的急救应积极治疗致命的合并伤,如有肝、脾等内脏破裂,应尽快剖腹探查。除患者因颅内血肿发生脑疝外,剖腹探查术常先于开颅术。对于骨折或骨折的合并伤患者,只要病情允许,宜进行急诊手术处理,以利于伤员稳定病情,减少并发症,提高治愈率和降低病死率。因此,创伤后院前现场急救和院内急救处理,在降低病死率、减少伤残方面均具有重要的意义。

(袁君杰)

第二章

上肢骨、关节损伤

第一节　肩胛骨骨折

肩胛骨为一扁宽形不规则骨,位于胸廓上方两侧偏后。肩胛骨平面与胸廓冠状面呈30°~40°角。肩胛骨对稳定上肢及发挥上肢的功能起着重要的作用。肩胛骨骨折较为少见,多发于肩胛骨体部和颈部,常见于多发伤。

一、肩胛体骨折

(一)致伤机制

肩胛体骨折多由仰位跌倒或来自侧后方的直接暴力所致。暴力多较强,以肩胛体下部多见,可合并有肋骨骨折,甚至伴有胸部并发症。

(二)临床表现

1.疼痛　疼痛限于肩胛部,肩关节活动时尤为明显,其压痛部位与骨折线多相一致。

2.肿胀　肿胀需要双侧对比才能发现,程度根据骨折类型而定。粉碎性骨折者因出血多,肿胀明显易见,甚至皮下可有瘀斑出现。而一般的裂缝骨折则多无肿胀。

3.关节活动受限　患侧肩关节活动范围受限,并伴有剧痛而拒绝活动,尤其是外展时。

4.肌肉痉挛　肌肉痉挛包括冈上肌、冈下肌及肩胛下肌等因骨折及血肿刺激而出现持续性收缩样改变,甚至可出现假性肩袖损伤的症状。

(三)诊断

1.外伤史　外伤史主要了解暴力的方向及强度。

2.X射线片　X射线片一般拍摄前后位、侧位及切线位。拍片时将患肢外展,可获得更清晰的影像。

3.其他　诊断困难者可借助于CT扫描,并注意有无胸部损伤。

(四)治疗

1.无移位　无移位的肩胛体骨折一般采用非手术疗法,包括患侧上肢吊带固定,早期冷敷或冰敷,后期热敷、理疗等。制动时间以3周为宜,可较早地开始肩部功能活动。

2. 有移位 有移位的肩胛体骨折可利用上肢的外展或内收来观察骨折端的对位情况,多采用外展架或卧床牵引将肢体置于理想对位状态固定。需要手术复位及固定者仅为个别病例。

(五)预后

肩胛骨骨折一般预后良好,即使骨块有明显移位而畸形愈合的,也多无影响。除非错位骨压迫胸廓引起症状时才考虑手术治疗。

二、肩胛颈骨折

(一)致伤机制

肩胛颈骨折主要由作用于手掌、肘部的传导暴力所引起,但也见于外力撞击肩部的直接暴力所致。前者的远端骨片多呈一完整的块状,明显移位少见;后者多伴有肩胛盂骨折,且骨折块可呈粉碎状。

(二)临床表现

1. 疼痛 疼痛局限于肩部,肩关节活动时疼痛加重。压痛点多呈环状,并与骨折线相一致。

2. 肿胀 肿胀见于有移位骨折,显示"方肩"样外形,锁骨下窝可完全消失,无移位骨折则变形不明显。

3. 活动受限 活动受限一般均较明显,尤其是有移位骨折活动受限更严重。如将肩胛骨下角固定活动肩关节时,除剧痛外还可闻及骨擦音;对一般病例无须此种检查。

(三)诊断

1. 外伤史 外伤史一般均较明确。

2. 临床症状特点 临床症状特点以肩部症状为主。

3. X 射线片 X 射线片能够较容易地显示骨折线及其移位情况。伴有胸部伤或 X 射线片显示不清的,可行 CT 扫描检查。

(四)治疗

1. 无移位 无移位的肩胛颈骨折,上肢悬吊固定 3～5 周。X 射线片证明骨折已临床愈合时,可逐渐开始功能锻炼。

2. 有移位 有移位的肩胛颈骨折,闭合复位后行外展架固定。年龄超过 55 岁者,可卧床牵引以维持骨折对位,一般无须手术治疗。对于移位超过 1 cm 及旋转超过 40°者,保守治疗效果较差,可通过后方 Judet 入路行切开复位重建钢板内固定术。术中可在冈下肌和小圆肌间进入,显露肩胛骨外侧缘、肩胛颈及肩关节后方。术中需防止肩胛上神经损伤。

(五)预后

肩胛颈骨折患者预后一般均良好。

三、肩胛盂骨折

(一)致伤机制及分型

肩胛盂骨折多由来自肩部的直接传导暴力,通过肱骨头作用于肩胛盂引起。视暴力强度与方向的不同,骨折片的形态及移位程度可有显著性差异,可能伴有肩关节脱位(多为一过性)及肱骨颈骨折等。骨折形态以盂缘撕脱及压缩骨折为多见,也可遇到粉碎性骨折。

肩胛盂骨折常采用 Ideberg-Gross 分型。

1. Ⅰ型 关节盂缘骨折,又分为ⅠA型(前方关节盂缘骨折)和ⅠB型(后方关节盂缘骨折)。

2. Ⅱ型 关节盂横断骨折,骨折线分为横形或斜形,累及关节盂下方。

3. Ⅲ型 关节盂上方骨折,骨折线向内上达到喙突基底,常合并肩峰骨折、锁骨骨折及肩锁关节脱位等肩关节上方悬吊复合体(SSSC)的损伤。

4. Ⅳ型 关节盂横断骨折,骨折线向内到达肩胛骨内缘。

5. Ⅴ型 Ⅳ型伴Ⅱ、Ⅲ型或同时伴Ⅱ、Ⅲ型。

6. Ⅵ型 整个关节盂的粉碎性骨折,伴或不伴肱骨头半脱位。

(二)临床表现

由于骨折的程度及类型不同,症状差别也较大,基本症状与肩胛颈骨折相似。

(三)诊断

除外伤史及临床症状外,主要依据 X 射线片进行诊断及鉴别诊断。X 射线投照方向除常规的前后位及侧位外,应加拍腋窝位,以判定肩盂的前缘、后缘有无撕脱骨折。CT平扫或三维重建有助于判断骨折的移位程度。

(四)治疗

肩胛盂骨折是肩胛骨骨折中在处理上最为复杂的一种。依据骨折类型的不同,治疗方法有明显的差异。

1. 非手术治疗 非手术治疗适用于高龄患者,可行牵引疗法,并在牵引下进行关节活动。牵引持续时间一般为 3～5 周,不宜超过 6 周。Ⅵ型骨折应采用非手术治疗。

2. 手术治疗 手术治疗目的在于恢复关节面平整,避免创伤性关节炎,防止肩关节不稳定。对关节盂移位大于 2 mm、肱骨头存在持续半脱位或不稳定者,合并 SSSC 损伤者可行手术切开复位内固定术。根据不同的骨折类型,选择前方及后方入路,用拉力螺钉固定骨折。关节内不可遗留任何骨片,以防继发损伤性关节炎。关节囊撕裂者应进行修复。术后患肢以外展架固定。

3. 畸形愈合 畸形愈合以功能锻炼疗法为主。畸形严重已影响关节功能及疼痛明显的,可行关节盂修整术或假体置换术。

（五）预后

肩胛盂骨折患者一般预后较佳,只有关节面恢复不良而影响肩关节活动的,多需采取手术等补救措施。

四、肩峰骨折

因该骨块坚硬且骨突短而不易骨折,故肩峰骨折较少见。

（一）致伤机制

致伤机制主要有以下 2 种机制。

1. **直接暴力** 直接暴力即来自肩峰上方垂直向下的外力,骨折线多位于肩锁关节外侧。

2. **间接暴力** 当肩外展或内收位时跌倒,因肱骨大结节的杠杆顶撬作用而引起骨折,骨折线多位于肩峰基底部。

（二）临床表现

1. **疼痛** 局部疼痛明显。

2. **肿胀** 其解剖部位浅表,故局部肿胀显而易见,多伴有皮下淤血或血肿形成。

3. **活动受限** 外展及上举动作受限,无移位骨折者较轻,合并肩锁关节脱位或锁骨骨折者较明显。

4. **其他** 除注意有无伴发骨折外,应注意有无臂丛神经损伤。

（三）诊断

1. **外伤史** 外伤史注意外力的方向。

2. **临床表现** 临床表现以肩峰局部为明显。

3. **X 射线片** X 射线片均应拍摄前后位、斜位及腋窝位,可较全面地了解骨折的类型及特点;在阅片时应注意与不闭合的肩峰骨骺相鉴别。

（四）治疗

肩峰骨折的治疗视骨折类型及并发伤的不同而酌情采取相应的措施。

1. **无移位** 无移位的肩峰骨折,将患肢用三角巾或一般吊带制动即可。

2. **手法复位** 手法复位指通过将患肢屈肘、贴胸后,由肘部向上加压可达复位目的,可采用肩-肘-胸石膏固定;一般持续固定 4~6 周。

3. **开放复位内固定术** 手法复位失败的,可行开放复位张力带固定;一般情况下不宜采用单纯克氏针固定,以防其滑动移位至其他部位。

（五）预后

肩峰骨折患者一般预后良好。如复位不良可引起肩关节外展受限及肩关节周围炎等后果。

五、喙突骨折

喙突骨折相当少见,主因其位置较深,且易漏诊。

(一)致伤机制

1. **直接暴力** 直接暴力多因严重暴力所致,一般与其他损伤伴发。

2. **间接暴力** 肩关节前脱位,因肱骨头撞击及杠杆作用所致。

3. **肌肉韧带撕脱暴力** 肩锁关节脱位时,喙肱肌和肱二头肌短头猛烈收缩或喙锁韧带牵拉,可引起喙突撕脱骨折,此时骨折片多伴有明显移位。

(二)临床表现

因解剖部位深在,主要表现为局部疼痛和屈肘、肩内收及深呼吸时肌肉收缩的牵拉痛。个别病例可合并臂丛神经受压症状。

(三)诊断

除外伤史及临床表现外,主要依据 X 射线片检查,拍摄前后位、斜位及腋窝位。

(四)治疗

无移位及可复位者,可行非手术疗法;移位明显或伴有臂丛神经症状者,宜行探查术、开放复位及内固定术;晚期病例有症状者,也可行喙突切除及联合肌腱固定术。

第二节 锁骨骨折

锁骨位于胸廓的顶部前方,全长位于皮下,为上肢带与躯干连接的唯一骨性结构,易发生骨折,在儿童时期尤为多见。据资料统计,锁骨骨折占全身骨折的 5.98%。

一、致伤机制

直接外力,如从前方打击、撞击锁骨,或摔倒时肩部直接着地均可造成锁骨骨折。摔倒时手掌着地,外力传导至肩,再传至锁骨,遭受间接外力和剪切应力也可造成骨折。

据统计,摔伤是锁骨骨折的主要原因,以儿童最为多见。大约50%的锁骨骨折发生于 7 岁以下的儿童。

婴幼儿锁骨骨折多是在床上、椅子上及平地摔伤所致,常为青枝骨折。骨折部位弯曲成弓形。有时需与骨代谢疾病所致锁骨弯曲畸形相鉴别。

产伤是新生儿锁骨骨折的常见原因,占产伤的第一位,发生率为 2.8% ~ 7.2%。产伤所致锁骨骨折与很多因素有关。如胎儿的重量、产式、产妇分娩的体位和医生的经验等。剖宫产很少引起锁骨骨折。

成人锁骨骨折多由间接外力引起,但有相当多的病例是由接触性竞技运动和高能量

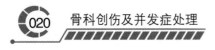
交通外伤引起。

近年来一些报道和研究表明,锁骨骨折绝大多数是直接外力引起,而伸展位摔倒,经传导外力所致骨折只占极少数。摔倒时,虽手掌首先着地,但是由于患者的身体重量和摔倒时的速度,肩部也会直接着地,因此造成锁骨骨折的最后外伤机制仍为直接外力所致。

此外,当肩部受到直接外力时,造成锁骨中 1/3 与第 1 肋骨相顶触撞击,从而可造成锁骨中 1/3 螺旋形骨折。

除创伤因素外,非外伤原因也可造成锁骨骨折。锁骨本身发生病理改变时,在轻微的外力作用下即可发生骨折。如当锁骨骨髓炎、良性及恶性肿瘤放射治疗时,颈部淋巴结清除术后也可发生锁骨应力性骨折。

二、骨折分类

锁骨骨折一般按骨折部位分为外 1/3 锁骨骨折、中 1/3 锁骨骨折和内 1/3 锁骨骨折。

(一)中 1/3 锁骨骨折

中 1/3 锁骨骨折最为多见,占锁骨骨折总数的 75%~80%。中 1/3 锁骨骨折发生典型的移位,骨折可为横行、斜行或粉碎性。

(二)外 1/3 锁骨骨折

外 1/3 锁骨骨折较为少见,占锁骨骨折总数的 12%~15%。根据喙锁韧带与骨折部位相对关系,可再分为如下几种类型。

Ⅰ型:骨折位于喙锁韧带与肩锁韧带之间,或位于锥形韧带与斜方韧带之间。韧带未受损伤,因此骨折断端相对稳定,骨折无明显的移位。此型是外 1/3 锁骨骨折中最为常见的类型。

Ⅱ型:喙锁韧带与内侧骨端分离。可再分为 A、B 两型。

Ⅱ A 型:锥形韧带和斜方韧带与远骨折段保持连接,近骨折段不与喙锁韧带相连,并向上移位。

Ⅱ B 型:骨折线位于锥形韧带与斜方韧带之间,锥形韧带断裂,斜方韧带与骨折远段仍保持联系。

外 1/3 锁骨Ⅱ型骨折,由于近骨折段失去喙锁韧带的稳定作用,又因受胸锁乳突肌和斜方肌的牵拉,发生向上向后方的移位。而远骨折段由于受肢体的重力作用及胸大肌、胸小肌、背阔肌的牵拉,向下向内移位。肩关节活动时可带动骨折远端一起活动。因此这种类型的骨折难以复位和维持复位,易发生骨折不愈合。

Ⅲ型:为锁骨外端关节面的骨折,喙锁韧带保持完整。如骨折没有移位,早期诊断有一定困难。有时易与Ⅰ度肩锁关节脱位相混淆。必要时需行 CT 检查才能诊断。

Ⅳ型:主要发生于 16 岁以下的儿童。由于青少年骨与骨膜连接较松,因此锁骨外端骨折后,骨与骨膜易发生分离,骨折近端可穿破骨膜袖,受肌肉的牵拉向上移位。而喙锁韧带仍与骨膜袖或部分骨块相连,易与Ⅲ度肩锁关节脱位、远端Ⅱ型锁骨骨折相混淆,因此有时称为假性肩锁脱位。

Ⅴ型:见于老年人,为斜形骨折或粉碎性骨折。喙锁韧带与远、近两主骨折块失去连接,但保持与主骨块之间的小骨块的连接。

(三)内1/3锁骨骨折

内1/3锁骨骨折最为少见,占锁骨骨折总数的5%~6%,可进一步分为3型。

Ⅰ型:骨折线位于肋锁韧带附着点的内侧,韧带保持完整,骨折无明显移位。

Ⅱ型:肋锁韧带损伤,骨折有明显移位。

Ⅲ型:锁骨内端关节面骨折。易形成晚期胸锁关节退行性改变。

由于骨骺板强度较骨与韧带结构弱,因此同样的外力作用,在青少年时期,锁骨内端更易发生骨骺分离。当锁骨内端骨骺尚未骨化时,X射线片诊断易误诊为胸锁关节脱位。

三、临床表现及诊断

成人及较大年龄的儿童能主诉病史及症状,因此一般诊断困难不大。临床表现为锁骨骨折处局部肿胀、畸形。骨折近段上翘,上臂连同肩下坠。儿童常因肩部疼痛将患侧上臂靠在胸壁上,或以健手托住患侧肘部。患儿头常倾斜向患侧,以缓解因胸锁乳突肌牵拉引起的疼痛。触诊时骨折部位压痛,可触及骨擦音及锁骨的异常活动。

诊断锁骨骨折的同时,应排除其他可能的合并损伤,如气胸,胸部、肩部的骨折及神经、血管损伤。邻近肩锁关节及胸锁关节部位的骨折,应注意与关节脱位、骨骺分离相鉴别。

疑有锁骨骨折时需拍X射线片确定诊断。一般中1/3锁骨骨折拍摄前后位及向头倾斜45°斜位片。拍摄范围应包括锁骨全长,肱骨上1/3、肩胛带及上肺野,必要时需另拍X射线胸片。前后位片可显示锁骨骨折的上下移位。45°斜位片可观察骨折的前后移位。

婴幼儿的锁骨无移位骨折或青枝骨折,有时原始X射线片难以明确诊断,可于伤后5~10 d再复查X射线片,常可表现为骨痂形成。

外1/3锁骨骨折中Ⅰ型及Ⅱ型损伤一般可由前后位及向头倾斜40°位X射线片做出诊断。有时需拍摄双肩应力X射线片,以帮助诊断喙锁韧带是否损伤。拍摄应力X射线片时,患者直立位,双腕各悬4.5 kg重物,放松上肢肌肉,拍摄双肩正位片。喙突与锁骨近骨折段距离明显增宽时,说明喙锁韧带损伤。锁骨外端关节面骨折,常规X射线片有时难以做出诊断,常需行断层X射线片或CT检查。

锁骨内1/3前后位X射线片与纵隔及椎体片重叠,不易显示出骨折。拍摄向头倾斜40°~45°X射线片,有助于发现骨折线。有时需行CT检查。

四、合并损伤

1.邻近的骨与关节损伤　可合并肩锁、胸锁关节分离和肩胛骨骨折。当锁骨骨折合

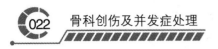

并肩胛骨移位骨折时,由于上肢带失去骨性的支撑连接作用,骨折端明显不稳。第1肋骨可发生骨折。高能量损伤时可发生多发肋骨骨折。

2.机器绞伤　可造成锁骨骨折合并肩胛胸壁间分离,造成广泛的软组织损伤,肩胛骨向外移位,可造成臂丛神经及腋动脉损伤。

3.胸膜及肺损伤　由于锁骨邻近胸膜的顶部和上肺叶,移位的锁骨骨折可造成气胸及血胸。合并气胸的发生率可高达30%。

4.臂丛神经损伤　锁骨骨折移位时可造成臂丛神经根的牵拉损伤。损伤部位常在锁骨上,颈椎横突水平或神经根自脊髓分支处。骨折块的移位也可在局部造成臂丛神经的直接损伤,构成尺神经的分支常易受累及。

5.血管损伤　锁骨骨折合并大血管损伤者较为少见,可见于较大暴力、骨折明显移位,偶也见于锁骨成角畸形或青枝骨折。常易受累的血管有锁骨下动脉、锁骨下静脉和颈内静脉。腋动脉及肩胛上动脉损伤也时有发生。血管损伤的病理改变可表现为撕裂伤、血管栓塞、血管外压迫或血管痉挛等。

血管造影对诊断损伤的部位和损伤的性质有很大的帮助。确定诊断后应及时手术治疗,修复损伤的血管。采用血管结扎术是不可取的,由于肢体侧支循环不足,对老年患者尤有较大的危险。

五、鉴别诊断

成人锁骨骨折X射线片诊断较为明确,但有时需注意病理性骨折的诊断。在不同年龄的儿童中,锁骨骨折有时需与一些其他病损相鉴别。

(一)先天性锁骨假关节

先天性锁骨假关节为胚胎发育中锁骨内、外两个骨化中心未能正常融为一体所致。新生儿表现为锁骨中外交界处有假关节活动和包块,多发生在右侧锁骨,随年龄增长,局部畸形加重。应与产伤所致锁骨骨折相鉴别。X射线表现为锁骨中、外1/3处假关节形成,两骨折端接近并表现为鳞茎状的团块,不产生临床症状和功能障碍。长期随访对锁骨长度的发育、肩锁、胸锁关节均无影响。一般无须特殊治疗。

(二)颅骨锁骨发育不良

颅骨锁骨发育不良为家族遗传性膜内成骨发育异常的疾病。可累及锁骨、颅面骨,以及骨盆、脊柱、手、脚骨的发育,造成相应的畸形。临床表现为锁骨全部或部分缺如。X射线片与先天性锁骨假关节不同,骨两端有较大的间隙,骨端逐渐变细。同时伴有颅骨、骨盆环缺失,面骨发育小等畸形。

(三)锁骨内端骨骺分离

锁骨内端骨骺骨化较晚,闭合最迟。因此,幼儿及青少年受锁骨内端外伤时,较少发生胸锁关节脱位或骨折,而更易发生骨骺分离。骨骺分离在X射线片上表现为胸锁关节脱位的征象。

(四)肩锁关节脱位

儿童的锁骨外端骨折的临床及 X 射线片诊断有时也难以与肩锁关节分离相鉴别。必要时用断层 X 射线片或 CT 检查。

六、治疗

(一)保守治疗

自 Lester 报道锁骨骨折的治疗以来,其方法已有 200 多种。这些方法大致可分为两大类:一类是单纯支持固定,包括单纯三角巾固定、肩石膏等;另一类是闭合复位后的外固定,包括"8"字形绷带、"8"字形石膏绷带以及肩"人"字形石膏等。尽管有不同的治疗方法,但有一个问题始终存在,那就是骨折复位后难以维持稳定,畸形在一定程度上始终存在。绝大多数锁骨骨折用非手术方法治疗可取得优异的疗效,锁骨骨折极少发生骨折不愈合,即使骨折畸形愈合,对日后功能的影响亦甚微。

保守治疗应遵循以下原则:①支持肩袖,使骨折远端向上、向外和向后。②向下压骨折近端。③维持复位后的稳定性。④尽可能使患侧肘关节和手早期活动。

悬吊患肢:不完全骨折或内 1/3 移位不大的骨折,用三角巾或颈腕吊带悬吊患肢 1 ~ 2 周,疼痛消失后开始功能锻炼。

复位固定:有移位的骨折,可手法复位,"8"字形石膏固定 4 ~ 5 周。如患肢有麻木、疼痛、肿胀和苍白,应随时复查,将固定的石膏做必要的修整。

手法复位可在局部麻醉下进行。患者坐在木凳上,双手叉腰,肩部外旋后挺胸,医生站于背后,一脚踏在凳上,顶在患者肩胛间区,双手握住双肩向后、向外、向上牵拉纠正移位。复位后纱布棉垫保护腋窝,用绷带缠绕双肩在背后交叉呈"8"字形,然后用石膏绷带同样固定,使双肩高度固定在后伸、外旋和轻度外展位置。固定后即可练习握拳,伸屈肘关节及双手叉腰后伸,卧木板床休息,肩胛区可稍垫高,保持肩部背伸。3 ~ 4 周后拆除。锁骨骨折复位并不难,但不易保持位置,愈合后上肢功能无影响,所以临床不强求解剖复位。

(二)手术治疗

1. 手术治疗指征 手术治疗指征包括:①开放性骨折。②合并血管、神经损伤的骨折。③有喙锁韧带断裂的锁骨外端或外 1/3 移位骨折。

骨折畸形愈合影响功能,不愈合或少数要求解剖复位者,可切开复位内固定。内固定方法可视骨折的类型和部位等不同,选择"8"字钢丝、克氏针或钢板螺丝钉固定。手术患者平卧于手术台上,患侧肩部垫一扁枕,头颈偏向健侧,使其颈胸距离增宽,便于手术。

2. 麻醉 局部麻醉或高位持续硬脊膜外麻醉。

3. 手术步骤 在锁骨前下缘做一与锁骨平行的横行切口。以病变为标志,沿锁骨下缘向内、外延长,其长度根据病变的手术要求决定。沿切口切开皮肤、皮下组织和深筋膜,并将皮瓣适当向上、下游离,沿切口的方向切开颈阔肌,显露出锁骨,并将切口的位置作为锁骨骨膜的切口。沿锁骨骨膜切口,切开骨膜,并在骨膜下剥离,显露出锁骨。在剥离锁骨后方骨膜时,要紧贴锁骨,以免损伤锁骨后方的锁骨下动脉和胸膜。

整个锁骨从肩峰端起到胸骨端止,可在皮下找到,因此用锁骨前方偏下的进路可以得到一个直视下的满意的显露,便于手术的进行。手术中注意在切开颈阔肌和骨膜时,须沿锁骨上缘切开,这样使皮肤切口和肌肉切口不在一个平面上,以免两者粘连。在剥离锁骨骨膜后方时,要紧贴锁骨进行,而且剥离器控制要稳,以免损伤锁骨后血管、神经和胸膜。如果将切口延长到外侧1/3,在锁骨的上方可见斜方肌。若将切口延长到胸骨柄,则可见到胸锁乳突肌。克氏针内固定是治疗锁骨骨折最常用的手术方法。因其手术操作过程简单、安全、可靠,术后无须特殊固定等优点,被临床医生广泛采用。但因克氏针抗弯曲和防止旋转的作用较小,术后肩关节活动时骨折端易产生松动,很多患者因术后克氏针的松动、退针、顶磨皮肤,甚至穿透皮肤,产生了很大的痛苦,影响了治疗的质量。

传统的克氏针固定法有两种穿针方式:①钻入法。用骨钻将克氏针先逆行钻出锁骨远折端,复位后再顺行钻入近折端,在近折端髓腔转弯处停止或钻入皮质骨,称为直针固定。这种固定方式,因克氏针进入锁骨近折端的距离较短,钻入克氏针时对针周围的骨质有一定的损伤,克氏针与骨的接触相对较松,固定的牢固程度受到一定的影响。②打入法。如果选用克氏针较粗或针尖不光滑,或其他原因不能使克氏针顺着髓腔滑入近端,其结果也是直针固定。直针固定时,克氏针本身不具有弹性,针与骨的摩擦力较小,当骨折两端轻微摆动时,针与骨的接触面及摩擦系数不断发生变化,加速了接触面骨质吸收。随着骨质吸收的增加,克氏针逐渐出现松动而发生退针现象,针尾顶起皮肤,产生疼痛,严重者顶透皮肤,给患者造成很大的痛苦。顶透皮肤后疼痛虽可减轻,但增加了组织感染的机会。弯针固定属于弹性固定。此种方法使克氏针进入锁骨近端的距离长,针与髓腔接触紧密。当骨折两端发生微动时,针的两端随同骨折端微动。而克氏针与骨的接触面及摩擦系数基本不变,当骨与针的接触面有所吸收时,由于克氏针的弹性存在,使接触面仍然保持紧密的接触,有效地防止了克氏针的松动及退针现象。而克氏针尾的折弯使其锋利的尖端避免了与皮肤的接触,减轻了皮肤的损伤,明显减轻了患者的痛苦。

但应注意的是:①选择弹性好的克氏针容易通过锁骨的弯曲处。②克氏针的近端头部必须光滑,减少打入时的阻力,避免打入髓腔壁内而成为直针固定。③克氏针的近端折弯角度要适当,确保顺利通过锁骨弯曲处。④锁骨近端骨折因近端髓腔无曲度,不适于此法。

第三节 肱骨近端骨折

一、概述

肱骨近端骨折是指包括肱骨外科颈在内及其以上部位的骨折。临床上较为多见。肱骨近端骨折中,年龄在 40 岁以上的患者占 76%。女性患者发病率为男性的 2 倍。统计资料表明,与髋部骨折相似,老年患者、骨质疏松是肱骨近端骨折发生率较高的主要原因。

肱骨近端骨折大多数病例可采用非手术方法治疗,并可望得到较为理想的结果。但对于少数损伤严重、移位较大的骨折,治疗上仍有很大困难。

(一)解剖

1. 骨关节结构　肱骨近端由肱骨头、大结节、小结节及肱骨干骺端组成。大、小结节之间形成结节间沟。肱二头肌长头腱在沟内通过,因此也称为肱二头肌腱沟。在发育过程中,肱骨上端有 3 个骨化中心。肱骨头骨化中心于出生后 4～6 个月开始骨化。大结节骨骺于 3 岁时开始骨化。小结节骨骺于 5 岁时开始骨化。6～7 岁时 3 个骨化中心融为一体。20～22 岁时肱骨上端骨骺与肱骨干融合。

在肱骨头与大、小结节之间有一很短的相对狭窄的部分称为肱骨解剖颈。在大、小结节之下的部分称为肱骨外科颈。肱骨外科颈是临床上常发生骨折的部位,由于骨折两端均有血液供应,因此骨折易于愈合。肱骨解剖颈骨折较为少见,近端骨折块多因损伤失去血液循环供应,因此预后较差,易发生肱骨头缺血性坏死。

在冠状面上,肱骨头与肱骨干呈 130°～135°角,有的报道颈干角为 143°。在横断面上肱骨头向后倾斜,与肘关节横轴相交 20°～30°。肱骨头与肩胛骨的肩盂成关节,是盂肱关节骨性组成部分。

肩峰是肩胛冈向外延续的终端,位于肩部的外侧,对盂肱关节上方有保护作用。三角肌部分纤维起于肩峰,而且肩峰为三角肌的功能提供有效的机械杠杆作用。

肩峰与喙肩韧带及喙突共同形成喙肩弓。喙肩弓为一坚强的骨韧带结构。肱骨上端、肩袖和肩峰下滑囊皆位于其下方。肩峰下滑囊在三角肌下面的部分又称三角肌下滑囊,是由滑膜组织包绕的囊性结构。其顶部紧贴附于喙肩韧带、肩峰及三角肌深层,底部与肩袖及大结节相连。滑囊也向肱骨上端前、后延伸,形成一有利于肱骨近端在喙突肩峰弓下滑动的装置。

肱骨近端或肩峰骨折时,可损伤此滑囊结构,造成滑囊壁纤维增厚和粘连,从而可影响盂肱关节的活动。

此外肱骨近端移位骨折,有可能损伤喙肩弓底面的光滑,产生骨性阻挡撞击症状,也

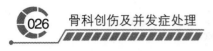

可影响盂肱关节的功能。

盂肱关节的活动主要与肩袖、三角肌和胸大肌3组肌肉有关。

肩袖结构由肩胛下肌、冈上肌、冈下肌及小圆肌组成。二头肌长头也是协同肩袖功能的一个重要组成部分。肩胛下肌的作用是使肱骨头下降,在一定的位置时也可使肱骨头内旋。冈上肌可使肱骨头外展,冈下肌和小圆肌是外旋肌。

肩袖肌肉起止于肱骨大、小结节。了解肩袖肌肉的起止点及其功能,对于了解肩部骨折后的创伤解剖,以及骨折移位的规律都有指导作用。例如,大结节骨折时,受冈上肌及小圆肌的牵拉,骨折块皆向后上方移位。而小结节骨折时,由于受肩胛下肌的牵拉,骨块向前内移位。肱二头肌长头腱止于盂上粗隆。对肱骨头起下压稳定的作用。肱二头肌腱可作为手术时解剖入路的标志,以便区分大、小结节及肩袖结构。

三角肌是盂肱关节活动的主要肌肉,起于锁骨的外1/3、肩峰和肩胛冈,止于肱骨的三角肌粗隆。主要功能是外展上臂。前部纤维帮助屈曲和内收上臂,后部纤维帮助后伸和外旋上臂。

胸大肌是肩关节内收活动的主要肌肉,起于胸骨和锁骨、上方的肋骨和胸肋区域,止于肱二头肌腱沟外唇的下部分。肱骨外科颈骨折时,由于胸大肌的牵拉,远骨折端常发生向内移位。除内收功能外,当肩关节外展90°以上时,胸大肌的锁骨部分位于肱骨头中心的上方,此时该部分肌肉纤维收缩则可产生外展肩关节的活动。

大圆肌及背阔肌也有辅助肩内收的功能。而且当肩关节处于外展、外旋位时,其内收作用表现更为明显。正常肩关节活动时,肩部肌肉的活动是相互协调、相互作用的。随肩关节的不同位置,肩部肌肉的活动可有相应的改变。肩关节的活动不是以某一肌肉为单位单独活动,而是整体协调发挥作用。三角肌外展肩关节的活动必须是在肩袖肌肉协调收缩作用下,即通过肩袖肌肉的收缩,将肱骨头稳定在肩盂内,当形成一个活动的支点时,三角肌才能更有效地发挥其外展肩关节的功能。因此,临床上当冈上肌腱或肩袖损伤时,肩关节的外展功能有明显的受限。

2. 肩关节的血液供应　了解肱骨头的血液循环供应对分析决定肱骨近端骨折的治疗和判断预后是很重要的。

肱骨头的供血动脉主要来自旋肱前动脉的分支,旋肱前动脉来自腋动脉。旋肱前动脉沿肩胛下肌下缘水平方向走行向外,于喙肱肌深层通过,到达肱二头肌腱沟处,并发出一分支,在大结节的水平进入骨内。在骨内弯曲走行通向后内,供应头部的大部血运。在头内弯曲走行的血管称为弓形动脉。

此外通过大、小结节肌腱的附着,干骺端的血管及旋肱后动脉的分支——后内侧血管,肱骨头也能由此得到部分血液供应。

在肱骨近端四部分骨折后,旋肱前动脉的分支,大、小结节,以及干骺端动脉的血管吻合都被损伤。此时如果肱骨头连同内侧颈部为一完整骨块时,则经由后内侧动脉的供血及在头内与弓形动脉的吻合支,使肱骨头有免于坏死的可能。

肩袖血液循环一般来自6个主要动脉的分支,分别为旋肱前、旋肱后,肩胛上、胸肩峰、肩胛下和肱骨上动脉。分别对肩袖的不同部位及肱二头肌长头腱提供血液供应。

3. 肩关节的神经支配 与近端肱骨有密切关系的神经有腋神经、肩胛上神经、桡神经和肌皮神经。

腋神经由第5、6颈神经根组成,由后束发出,沿肩胛下肌前面下缘走行,经内侧盂肱关节囊下缘绕向肱骨上端后方通过四边孔。在四边孔露出后发出一分支到小圆肌。然后又通过外侧绕向肱骨前方,并发出前、后两支。后支支配三角肌后半部肌肉,而且发出外上皮神经支,支配肩外侧皮肤的感觉。前支支配三角肌的中部及前部纤维。由于腋神经在后束分出和进入三角肌处活动范围较小,位置较为固定,因此肩脱位或肱骨上端明显移位的骨折可造成对腋神经的牵拉损伤。腋神经在走行过程中与盂肱关节前下关节囊关系紧密,因此在前脱位或在骨折脱位切开复位时,也易遭受损伤。

肩胛上神经由第5、6神经根组成。起自臂丛上干,向外走行在肩胛舌骨肌深层和菱形肌前缘,在肩胛上切迹与肩胛下横韧带之间通过进入冈上窝。在此发出运动分支至冈上肌和至肩关节的关节支。主支延续绕过肩胛冈外缘到冈下窝,并发出分支至冈下肌,同时发出分支至肩关节和肩胛骨。肩胛上神经在走行过程中有两处固定点:一是在其上干的起点处;另一点在肩胛下横韧带下方与肩胛上切迹间通过处。在上述两部位易遭受牵拉损伤。

肌皮神经是臂丛外侧束的唯一的分支,由第5、6颈神经根组成,有时也包括第7颈神经根的纤维。在胸小肌水平斜向走行向远侧通过喙肱肌,在肱二头肌与喙肱肌之间下行,并发出分支支配这些肌肉。肌皮神经进入喙肱肌的部位高低有一定变异。自喙突下距离为3.1~8.2 cm,平均距离为5.6 cm。因此,一般认为喙突下5~8 cm的距离为安全区的说法是不可靠的。在肩关节前方手术入路需游离切断喙肱肌时应注意到此处的解剖变异特点,以免误伤肌皮神经。该神经的终支为前臂外侧皮神经。肌皮神经常因穿刺伤及肩脱位和肱骨颈骨折移位所损伤。

桡神经为臂丛神经后束的延续,由第6、7、8颈神经根和第1胸神经根组成。主要为运动神经,支配肱三头肌、前臂旋后肌、伸腕、伸指和伸肘肌。肱骨干骨折时易受累及,但肩关节脱位及肱骨颈骨折时也可损伤。

(二)分类

理想的骨折分类系统应当是在解剖及创伤解剖基础上,借助于X射线片将骨折进行分类,并能指导治疗和判断预后。

肱骨近端骨折中,轻度移位骨折占80%~85%,绝大多数均可采用非手术方法治疗。而其余的15%~20%移位骨折,根据骨折的部位不同,有的需行手术治疗。因此,好的分类方法,应能充分区别和体现出肱骨近端骨折的这些特点。

1. 历史上的分类 肱骨近端骨折提出的分类方法很多。有按骨折的解剖部位、损伤的机制、骨折块的数目,以及接触面的大小,骨折块的血液循环情况等分类系统。

有学者首先提出按解剖部位分为解剖颈、结节部位和外科颈骨折等,但未考虑骨折移位程度的大小,以及骨折数目的因素。因此,易造成诊断上的混乱和治疗上的困难。

Watson-Jones 根据外伤机制分为内收型及外展型骨折。因为肱骨近端骨折均有向前成角畸形,当肩内旋时表现为外展型损伤,而肩外旋时又表现为内收型损伤。因此,分类标准不够严格、准确,容易对治疗形成错误引导。Codman 提出将肱骨上端分为 4 部分骨折块。大致按骨骺的闭合线将肱骨上端分为解剖颈、大结节、小结节和肱骨干骺端 4 部分。所有不同类型的骨折是上述 4 部分骨块不同的组合结果。Codman 分为 4 部分骨折块的概念为目前国际通用的 Neer 分类系统奠定了基础。

当今国际上广泛采用的分类方法有 Neer 分类和 AO 分类。

2. Neer 分类　Neer 在 Codman 的 4 部分骨折块分类基础上提出新的分类方法。此种分类方法包含骨折的解剖部位、骨块移位的程度和不同组合等因素,可概括肱骨上端不同种类的骨折,并可提供肌肉附着对骨折移位的影响和对肱骨头血液循环状况的估计,从而可以更加准确地判断和评价肱骨近端骨折的预后,以便指导患者选择更合理的治疗方法。

Neer 分类方法考虑到骨折的部位和骨折的数目。但分类的主要依据是骨折移位的程度,即以移位>1 cm 或成角畸形>45° 为标准进行分类。

肱骨上端骨折,只要未超过上述的明显移位的标准,说明骨折部位尚有一定的软组织附着连接,尚保持一定的稳定性。这种骨折为轻度移位骨折,属 1 部分骨折;2 部分骨折是指某一主骨折块与其他 3 个部分有明显的移位;3 部分骨折是指有 2 个主要骨折块彼此之间及与另 2 部分之间均有明显的移位;4 部分骨折是肱骨上端 4 个主要骨折块之间均有明显移位,形成 4 个分离的骨块。此时肱骨头呈游离状态并失去血液供应。

Neer 对肱骨近端骨折脱位的诊断有明确、严格的定义。真正的骨折脱位是骨折伴有肱骨头脱出盂肱关节,而不能将肱骨近端骨折时伴有的肱骨头向下半脱位(关节内)或肱骨头的旋转移位混为一谈。

根据脱位的方向可分为前脱位、后脱位。根据骨折移位的数目又可分为 1 部分骨折脱位、2 部分骨折脱位、3 部分骨折脱位和 4 部分骨折脱位。肱骨头的劈裂骨折和关节面嵌插骨折是特殊类型的肱骨近端骨折。根据肱骨头关节面嵌压的范围大小可分为<20%、20% ~45% 和>45% 3 种。肱骨头劈裂骨折可参照上述标准分类。

3. AO 分类　在 Neer 分类的基础上,AO 分类是对 Neer 分类的优化改良,分类时更加重视肱骨头的血液循环供应状况,因为肱骨头的血液循环状况与缺血性坏死的发生和骨折治疗的预后有密切关系。根据损伤的程度,AO 分类系统将肱骨近端骨折分为 A、B、C 3 种类型。

(1)A 型骨折:是关节外的一处骨折。肱骨头血液循环正常,因此不会发生肱骨头缺血性坏死。

A1 型骨折是肱骨结节骨折。再根据结节移位情况分为 3 个类型:①A1-1。结节骨折,无移位。②A1-2。结节骨折,伴有移位。③A1-3。结节骨折,伴有盂肱关节脱位。

A2 型骨折是干骺端的嵌插骨折(外科颈骨折)。根据有无成角及成角方向也分为 3 个类型:①A2-1。冠状面没有成角畸形。侧位前方或后方有嵌插。②A2-2。冠状面有内翻成角畸形。③A2-3。冠状面有外翻成角畸形。

A3 型是干骺端移位骨折,骨端间无嵌插。分为 3 个类型:①A3-1。简单骨折,伴有骨折块间的成角畸形。②A3-2。简单骨折,伴有远骨折块向内或向外侧的移位,或伴有盂肱关节脱位。③A3-3。多块骨折,可有楔形骨折块或伴有盂肱关节脱位。

(2)B 型骨折:是更为严重的关节外骨折。骨折发生在两处,波及肱骨上端的 3 个部分。一部分骨折线可延长到关节内。肱骨头的血液循环部分受到影响,有一定的肱骨头缺血性坏死发生率。

B1 型骨折是干骺端有嵌插的关节外两处骨折。根据嵌插的方式和结节移位的程度可分为 3 个类型:①B1-1。干骺端骨折有嵌插,伴有大结节骨折。②B1-2。干骺端骨折嵌插,伴有轻度的内翻畸形和肱骨头向下移位,合并有小结节骨折。③B1-3。干骺端骨折有嵌插,侧位有向前成角畸形,同时伴有大结节骨折。

B2 型骨折是干骺端骨折无嵌插。骨折不稳定,难以复位。常需手术复位内固定。B2 型又可分为:①B2-1。干骺端斜形骨折伴有移位及结节骨折移位。②B2-2。干骺端横断移位骨折,肱骨头有旋转移位。伴有结节移位骨折。③B2-3。干骺端粉碎性移位骨折,伴结节移位骨折。

B3 型骨折是关节外两处骨折伴有盂肱关节脱位。可分为:①B3-1。干骺端斜形骨折,伴盂肱关节脱位。虽然只有一骨折线,但通过结节及干骺端。②B3-2。与 B3-1 型相似,伴有结节骨折及盂肱关节脱位。③B3-3。干骺端骨折伴盂肱关节后脱位及小结节骨折。

(3)C 型骨折:是关节内骨折,波及肱骨解剖颈。肱骨头的血液循环常受损伤,易造成肱骨头缺血性坏死。

C1 型骨折为轻度移位的骨折,骨端间有嵌插。分为:①C1-1。肱骨头、结节骨折。颈部骨折处有嵌插,呈外翻畸形。②C1-2。肱骨头、结节骨折,颈部骨折处有嵌插,呈内翻畸形。③C1-3。肱骨解剖颈骨折,无移位或轻度移位。

C2 型骨折是肱骨头骨折块有明显移位,伴头与干骺端嵌插。分为:①C2-1。肱骨头、结节骨折,肱骨头与干骺端在外翻位嵌插,骨折移位较明显。②C2-2。肱骨头、结节骨折,肱骨头与干骺端在内翻位嵌插。③C2-3。通过肱骨头及结节的骨折,伴有内翻畸形。

C3 型骨折是关节内骨折伴有盂肱关节脱位。分为:①C3-1。为解剖颈骨折伴有肱骨头脱位。②C3-2。解剖颈骨折伴有肱骨头脱位及结节骨折。③C3-3。肱骨头和结节粉碎性骨折,伴有肱骨头脱位或肱骨头的部分骨折块脱位。

尽管 Neer 分类和 AO 分类系统是目前国际上广为应用的分类方法,但是由于肱骨近端骨折复杂、组合多变,X 射线片上骨折块的影像重叠,以及在 X 射线片上准确测出 1 cm 的移位或 45°成角畸形有一定困难,因此不同医师对同一 X 射线片可能做出不同的分类结果。

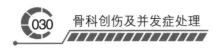
(三)综述

肱骨近端骨折主要依据4个主要解剖部位的移位情况来分类。这4个主要解剖部位包括肱骨头、大结节、小结节及肱骨干。当骨折块移位>1 cm或成角>45°即可被定义为肱骨近端骨折移位。按照Neer所述,上述分类系统是基于肱骨的正、侧位X射线片。近年来,3个角度的创伤系列X射线片提高了显示骨折移位的精确性。CT有助于评估术前骨折块移位和旋转的角度,特别是当骨折累及大、小结节和肱骨干时。

肱骨近端骨折占所有骨折的4%~5%。在年轻患者中,这类骨折通常伴有高能量损伤,而在老年患者中,大多数肱骨近端骨折是由于低能量损伤和骨质疏松引起的。

因为肱骨近端骨折往往累及肩关节及其邻近的神经血管束,因此,详细的神经、血管检查则十分必要。由于肱骨近端周围丰富的血液循环,即使末梢循环血供良好,也不能排除血管损伤的可能性。

大部分移位程度较小的肱骨近端骨折可以通过固定及控制早期活动范围治疗。移位大的骨折优先考虑闭合或切开复位术以恢复解剖轴线。对于破坏肱骨头血供的肱骨近端粉碎性骨折,治疗上可选择假体置换。

二、肱骨大结节骨折

(一)致伤机制

1.直接暴力 直接暴力指平地跌倒肩部着地、重物直接撞击,或肩关节前脱位时大结节碰击肩峰等。骨折以粉碎性居多,但少有移位者。

2.间接暴力 跌倒时上肢处于外展、外旋位,致使冈上肌和冈下肌突然收缩,以致大结节被撕脱形成并伴有移位,和暴力较小相比,骨折可无明显移位。

(二)临床表现

如伴有肩关节脱位仍未复位的,则主要表现为肩关节脱位的症状与体征。已复位或未发生肩关节脱位的,则主要有以下几种表现。

1.疼痛 于肩峰下方有痛感及压痛,但无明显传导叩痛。

2.肿胀 由于骨折局部出血及创伤性反应,显示肩峰下方肿胀。

3.活动受限 肩关节活动受限,尤以外展、外旋时最为明显。

(三)诊断

主要依据:外伤史、临床表现和X射线片检查(可显示骨折线及移位情况)。

(四)治疗

根据损伤机制及骨折移位情况不同,其治疗方法可酌情掌握。

1.无移位 无移位的肱骨大结节骨折,上肢悬吊制动3~4周,而后逐渐功能锻炼。

2.有移位 有移位的肱骨大结节骨折,先施以手法复位,在局部麻醉下将患肢外展,压迫骨折片还纳至原位,之后在外展位上用外展架固定。固定4周后,患肢在外展架上功能活动7～10 d,再拆除外展架让肩关节充分活动。手法复位失败的年轻患者大结节移位大于5 mm,老年患者大结节移位大于10 mm,可在臂丛神经阻滞麻醉下行开放复位及内固定术。

(五)预后

肱骨近端骨折患者预后一般良好。

二、肱骨小结节撕脱骨折

肱骨小结节撕脱骨折除与肩关节脱位及肱骨近端粉碎性骨折伴发外,单独发生肱骨小结节骨折者罕见。

(一)致伤机制

肱骨小结节撕脱骨折多由肩胛下肌突然猛烈收缩牵拉所致,并向喙突下方移位造成。

(二)临床表现

主要临床表现为局部疼痛、压痛、肿胀及上肢外旋活动受限等,移位明显的可于喙突下方触及骨折片。

(三)诊断

除外伤史及临床症状外,主要依据X射线片进行诊断。

(四)治疗

1.无移位 无移位的上肢肱骨小结节撕脱骨折,悬吊固定3～4周后即开始功能锻炼。

2.有移位 有移位的上肢肱骨小结节撕脱骨折,将上肢内收、内旋位制动多可自行复位,然后用三角巾及绷带固定4周左右,复位失败且移位严重者,可行开放复位及内固定术。

3.合并其他骨折及脱位 将原骨折或脱位复位后,多可随之自行复位。

三、肱骨头骨折

临床上肱骨头骨折较为少见,但其治疗甚为复杂。

(一)致伤机制

肱骨头骨折与直接暴力所致的肱骨大结节骨折发生机制相似,即来自侧方的暴力异常剧烈,可同时引起大结节及肱骨头骨折;或是此暴力未造成大结节骨折,而是继续向内传导以致引起肱骨头骨折。前者骨折多属粉碎型,而后者则以嵌插型多见。

(二)临床表现

因属于关节内骨折,临床症状与前两者略有不同。

1. **肿胀** 肩关节弥漫性肿胀,范围较大,主要由于局部创伤反应及骨折端出血积于肩关节腔内所致,嵌插型则出血少,因而局部肿胀也轻。

2. **疼痛及传导叩痛** 除局部疼痛及压痛外,叩击肘部可出现肩部的传导痛。

3. **活动受限** 活动范围明显受限,粉碎性骨折患者受限更严重,骨折嵌入较多、骨折端相对较为稳定的,受限则较轻。

(三)诊断

依据外伤史、临床症状及 X 射线片诊断多无困难,X 射线片应包括正、侧位,用来判定骨折端的移位情况。

(四)治疗

根据骨折类型及年龄等因素不同,对其治疗要求也有所差异。

1. **嵌插型** 嵌插型肱骨头骨折,无移位的仅以三角巾悬吊固定 4 周左右。有成角移位的应先行复位,青壮年患者以固定于外展架上为宜。

2. **粉碎型** 粉碎型肱骨头骨折,手法复位后以外展架固定 4~5 周。手法复位失败时可将患肢置于外展位牵引 3~4 周,并及早开始功能活动。也可行开放复位及内固定术,内固定物切勿突出到关节腔内,以防继发创伤性关节炎。开放复位后仍无法维持对位或关节面严重缺损(缺损面积超过 50%)的,可采取人工肱骨头置换术,更加适用于年龄 60 岁以上的老年患者。

3. **游离骨片者** 游离骨片者,手法复位一般难以还纳,可行开放复位;对难以复位者,可将其摘除。

4. **晚期病例** 对于晚期病例应以补救性手术为主,包括关节面修整术、肱二头肌腱的腱沟修整术、关节内游离体摘除术、肩关节成形术及人工肩关节置换术等。

四、肱骨近端骨骺分离

肱骨近端骨骺分离在骨骺闭合前均可发生,但以 10~14 岁的学龄儿童多见,易影响到肱骨的发育,应引起重视。

(一)致伤机制

肱骨近端骨骺一般于 18 岁前后闭合,在闭合前该处解剖学结构较为薄弱,可因作用于肩部的直接暴力,或通过肘、手部向上传导的间接暴力而使骨骺分离。外力作用较小时,仅使骨骺线损伤,断端并无移位;作用力大时,则骨骺呈分离状,且常有 1 个三角形骨片撕下。根据骨骺端的错位情况可分为稳定型与不稳定型,前者则指骨骺端无移位或移位程度较轻者;后者指向前成角大于 30°,且前后移位超过横断面 1/4 者,此多见于年龄较大的青少年。

(二)临床表现

肱骨近端骨骺分离与一般肱骨外科颈骨折相似,患者年龄多在 18 岁以下,为骨骺发育期,个别病例可达 20 岁。

(三)诊断

主要根据外伤史、患者年龄、临床症状及 X 射线片所见等进行诊断。无移位的则依据骨骺线处的环状压痛、传导叩痛及软组织肿胀等。

(四)治疗

根据骨骺移位及复位情况而酌情灵活掌握。

1. 无移位 无移位的肱骨近端骨骺分离,一般悬吊固定 3~4 周即可。

2. 有移位 有移位的肱骨近端骨骺分离,先行手法复位。多需在外展、外旋及前屈位状态下将骨骺远折端还纳原位,之后以外展架固定 4~6 周。手法复位失败而骨骺端移位明显(横向移位超过该处直径 1/4 时),且不稳定者则需开放复位,之后用损伤较小的克氏针 2~3 根交叉固定,并辅助上肢外展架固定,术后 3 周拔除。

(五)预后

肱骨近端骨骺分离患者一般预后良好。错位明显,或外伤时骨骺损伤严重的,则有可能出现骨骺发育性畸形,主要表现为上臂缩短(多在 3 cm 以内)及肱骨内翻畸形,但在发育成人后大多被塑形改造而消失。

五、肱骨外科颈骨折

肱骨外科颈骨折较为多见,占全身骨折的 1% 左右,多发于中老年患者。该年龄的患者此处骨质大多较为疏松、脆弱,易因轻微外力而引起骨折。

(一)致伤机制及分型

因肱骨骨质较薄,较易发生骨折。外伤时因机制不同,所造成的骨折类型各异,临床上多将其分为外展型及内收型两类,实际上还有其他类型,如粉碎型等。

1. 外展型 外展型指跌倒时患肢呈外展状着地,由于应力作用于骨质较疏松的外科颈部而引起骨折。骨折远侧端全部、大部或部分骨质嵌插于骨折的近侧端内。多伴有骨折端向内成角畸形,临床上最为多见。

2. 内收型 内收型指跌倒时上肢在内收位着地时所发生的骨折,在日常生活中此种现象较少遇到。在发生机制上,患者多处于前进状态下跌倒,以致手掌或肘部由开始的外展变成内收状着地,且身体多向患侧倾斜,患侧肩部随之着地。因此,其在手掌及肘部着地,或肩部着地的任何一种外伤机制中发生骨折。此时骨折远端呈内收状,而肱骨近端则呈外展外旋状以致形成向前、向外的成角畸形。了解这一特点,将有助于骨折的复位。

3. 粉碎型 粉碎型更为少见,由外来暴力直接打击所致,移位方向主要取决于暴力方向及肌肉的牵拉力。此型在治疗上多较复杂,且预后不如外展型和内收型。

(二)临床表现

肱骨外科颈骨折与其他肩部骨折的临床表现大致相似,但其症状多较严重。

1. **肿胀** 因骨折位于关节外,局部肿胀较为明显,内收型及粉碎性骨折患者更为严重。可有皮下淤血等。

2. **疼痛** 外展型者较轻,其余二型多较明显,活动上肢时更为严重,同时伴有环状压痛及传导叩痛。

3. **活动受限** 内收型和粉碎型患者最为严重。

4. **其他** 应注意有无神经、血管受压或受刺激症状;错位明显者患肢可出现短缩及成角畸形。

(三)诊断

1. **外伤史** 外伤史多较明确,且好发于老年患者。

2. **临床表现** 临床表现均较明显,易于检查。

3. **X射线片检查** 需拍摄正位及侧位片,并以此决定分型及治疗方法的选择。

(四)治疗

1. **外展型** 外展型肱骨外科颈骨折多属稳定型,成角畸形可在固定的同时予以矫正,一般多不用另行复位。

(1)中老年患者:指60~65岁以上的年迈者,可用三角巾悬吊固定4周左右,等到骨折端临床愈合后,早期功能活动。

(2)青壮年患者:指全身情况较好的青壮年患者,应予以外展架固定,并在石膏塑形时注意纠正其成角畸形。

2. **内收型** 内收型肱骨外科颈骨折在治疗上多较困难,移位明显的高龄者更为困难,常成为临床治疗中的难题。

(1)年迈、体弱及全身情况欠佳者:局部麻醉下手法复位,之后以三角巾制动,或对肩部用宽胶布及绷带固定。这类病例以预防肺部并发症及早期功能活动为主。

(2)骨折端轻度移位者:局麻后将患肢外展、外旋位置于外展架上(外展60°~90°,前屈45°),在给上肢石膏塑形时或塑形前施以手法复位,主要纠正向外及向前的成角畸形。操作时可让助手稍许牵引患肢,术者一手在骨折端的前上方向后下方加压,另一手掌置于肘后部向前加压,这样多可获得较理想的复位。X射线片或透视证实对位满意后,将患肢再固定于外展架上。

(3)骨折端明显移位者:需将患肢置于上肢螺旋牵引架上,一般多采取尺骨鹰嘴骨牵引,或牵引带牵引,在臂丛神经阻滞麻醉或全身麻醉下先行手法复位,即将上肢外展、外旋。并用上肢过肩石膏固定,方法与前述相似。X射线片证明对位满意后再以外展架固定,并注意石膏塑形。

(五)预后

肱骨外科颈骨折一般预后良好,肩关节大部功能可获恢复。老年粉碎型、有肱骨头缺血性坏死及严重移位而又复位不佳的骨折,预后欠佳。

六、肱骨近端骨折的手术治疗

(一)开放复位内固定术

1. 手术适应证　开放复位内固定术适用于手法复位失败及移位严重,以及对上肢要求较高者。实际上,近年来由于内固定设计及手术技术的进步,加上内固定后肩关节可以早期功能锻炼,开放复位内固定术的手术适应证已大为拓宽,这是目前骨折治疗的趋势。对于具体病例可参照 AO 手术指征,即切开复位内固定患者主要包括年轻患者,或者活动量较大的老年患者,合并下列至少一种骨折情况:①结节移位超过 5 mm。②骨干骨折块移位超过 20 mm。③肱骨头骨折成角大于 45°。

决定是否手术时,患者的功能期望是非常重要的考虑因素。年轻患者希望重新达到受伤前的水平,活动量较大的老年患者希望能继续进行伤前的体育活动,其他患者则希望能恢复正常的日常生活。

2. 手术方法

(1)胸大肌三角肌入路:切口起自喙突,向肱骨的三角肌方向延伸,在三角肌和胸大肌间隙进入,保护头静脉。将三角肌拉向外侧,切开喙肱筋膜,即可显露骨折端,手术中需注意结节间沟和肱二头肌长头腱的位置,是辨认各骨折块和复位情况的参考标志。

(2)经三角肌外侧入路:用于单独的大、小结节骨折及肩袖损伤。切口起自肩峰前外侧角的远端,向下不超过 5 cm(为防止腋神经损伤),沿三角肌前束和中间束分离达到三角肌下滑囊。

3. 内固定方法及种类

(1)肱骨近端锁定钢板内固定:是目前最新的内固定器材,锁定钢板为解剖型设计,有独特的成角稳定性,并有缝合肩袖的小孔设计,尤其适用于骨骼粉碎严重及肱骨近端骨质疏松患者。

(2)经皮微创接骨术(MIPO):通过肩外侧横形小切口,经三角肌插入锁定钢板,通过间接复位方法完成骨折内固定。可降低出血量,减少软组织剥离,保护肱骨头血运,有利于肩关节功能恢复,降低骨不连及肱骨头坏死等并发症。

(3)髓内钉:主要用于外科颈及干骺端多段骨折,而大、小结节完整者,也可用于病理性骨折固定。

(4)其他:常用的还有支撑钢板及螺钉,以三叶草钢板为首选。

(二)肱骨近端粉碎性骨折的手术治疗

手术治疗主要指 Neer 分类中的三部分和四部分骨折,或 AO 分型中 $C_1 \sim C_3$ 骨折,应首选切开复位内固定术进行肱骨近端重建。考虑到术中肱骨头不能重建、术后有复位丢失及肱骨头缺血性坏死等因素,老年患者也可一期行半肩关节置换术。

第四节　肱骨干骨折

肱骨骨折约占所有骨折的 3%。治疗方法包括手术治疗和非手术治疗的多种方式。由于肱骨有其内在的软组织夹板效应及生物学的潜在优势,大多数的肱骨干骨折非手术治疗可以取得很好的疗效,尤其是低能量损伤的肱骨骨折;但高能量损伤的肱骨骨折多为粉碎性,常合并软组织损伤,常需手术治疗。

一、诊断

肱骨干骨折的诊断一般无困难,主要依据如下。

(一)外伤史

较明确。

(二)临床表现

1. **疼痛**　疼痛多表现为局部疼痛、环状压痛及传导叩痛等,一般均较明显。

2. **肿胀**　完全骨折,尤以粉碎性肱骨干骨折局部出血可达 200 mL 以上,并因创伤性反应,局部肿胀明显。

3. **畸形**　在创伤后,患者多先发现上臂出现成角及短缩畸形,除不完全骨折外,一般多较明显。

4. **异常活动**　在伤后立即出现,患者可听到骨擦音,就诊检查时无须重复检查,以免增加患者痛苦。

5. **功能受限**　功能受限较明显,且患者多采取用健手扶托患肢的被迫体位。

6. **并发症**　骨折线多波及桡神经沟,桡神经干紧贴骨面走行,甚易被挤压或刺伤;周围血管也有可能被损伤。因此,在临床检查及诊断时务必对肢体远端的感觉、运动及桡动脉搏动等加以检查,并与健侧对比观察;凡有此并发症时,应在诊断时注明。

(三)影像学检查

正、侧位 X 射线片可明确显示骨折的确切部位及骨折特点。

二、治疗

根据骨折部位、类型及患者全身具体情况等不同,可酌情灵活掌握。

(一)不完全骨折

不完全骨折,仅用上肢石膏托、中医夹板+三角巾或充气性夹板固定均可。

(二)一般移位的骨折

一般移位的骨折,指小于 30° 成角移位,不超过横断面 1/3 的侧向移位,以及斜形或螺旋形骨折、短缩移位在 2 cm 以内者,可按以下程序处理。

1. 复位　局部麻醉或臂丛神经阻滞麻醉下,采取徒手操作即可,无须特殊设备或骨牵引。

2. 固定　上肢悬垂石膏固定方便、易行。固定 5 d 左右,当石膏松动时,可更换石膏,而后持续 4～6 周后酌情拆除。

3. 功能锻炼　在石膏固定期间即开始做肩及手部的功能活动,拆除石膏后应加强肘部的功能锻炼,以防僵硬。

(三)明显移位的骨折

指骨折端移位程度超过前者,骨折大多发生在肱骨中上 1/3 者,可酌情选择以下疗法。

1. 尺骨鹰嘴牵引+外固定　对移位明显的年迈者,可通过尺骨鹰嘴克氏针,患肢 0° 外展位持续骨牵引,使骨折端达到复位。持续 2～3 周,局部较为稳定后再更换上肢悬吊石膏固定,并开始肩、手部早期功能活动。

2. 手技复位+外展架固定　对青壮年,尤其是骨折线位于三角肌附着点以下的,可利用上肢螺旋牵引架及尺骨鹰嘴骨牵引施以手法复位,并以上肢石膏加压塑形,经 X 射线片检查对位满意后行上肢外展架固定。4～5 周后酌情拆除上肢石膏,先在外展架上活动,1～2 周后再拆除外展架。复位失败者,可行开放复位+内固定术,术后也可在外展架上持续牵引。

3. 骨外固定架复位及固定　骨外固定架复位及固定,多用于开放性骨折伴有明显移位者,可于清创术后采用 Hoffmann 架或其他形式的外固定架进行复位及固定。在穿针时应避开神经及血管,一般多在上臂的前外侧处进针,以免误伤。

4. 开放复位+内固定　对闭合复位失败的,原则上均应考虑开放复位及内固定术,尤其是年龄较小及伴有桡神经受压症状需做神经探查术者。复位后可根据骨折端的形态、部位及术者的习惯等来选用相应的内固定物。目前以交锁髓内钉最为常用,也可用钢板固定,但有骨折愈合不良,术中有时需显露桡神经,二次手术取出内固定时易损伤桡神经。

(1)手术适应证

1)绝对适应证:包括开放性骨折、漂浮肩或漂浮肘、血管损伤、双侧肱骨骨折及继发性桡神经损伤。

2)相对适应证:包括节段骨折、保守治疗失败、横形骨折、肥胖、病理性骨折、骨折不愈合、神经系统功能障碍(帕金森病)、臂丛损伤及原发性桡神经损伤。

(2)内固定选择

1)髓内钉:肱骨干骨折一般首选髓内钉固定,包括交锁髓内钉和普通髓内钉。交锁髓内钉目前应用最为广泛,有助于避免术后继发骨折端旋转移位;普通髓内钉临床应用逐渐减少,如"V"形钉、Ender 钉和膨胀钉。

2)术前准备:除常规准备外,主要是根据肱骨髓腔的粗细,选择及准备相应规格的髓内钉或其他内固定物。根据患者健侧肱骨正侧位摄片,选择相应直径和长度的髓内钉。

3)麻醉:臂丛神经阻滞较为多见,也可选用全身麻醉。

4)体位:仰卧位,将患肢置于胸前即可。

5)肩部切口:将上臂内收内旋,在肩峰下缘肱骨大结节部的皮肤上做1个纵形小切口,分开三角肌,显露大结节,并在大结节部凿1个小骨孔。

6)复位:复位技术包括闭合复位和切开复位,闭合复位优势在于保护骨折端血运,应优先予以考虑。但当骨折复位不充分,尤其对于斜形或螺旋形骨折,髓内钉固定可能导致骨折端接触减少或骨缺损,增加骨不连风险。一般以骨折部位为中心做上臂前外侧切口,长度6~8 cm。沿肱二头肌与肱三头肌间隙纵向分开即显露骨折断端,保护桡神经干,清除局部凝血块及嵌压坏死的软组织,将骨折复位(或试复位)。

7)顺行髓内钉内固定术:酌情选用相应的内固定物。

8)逆行交锁髓内钉固定术:采用逆行交锁髓内钉固定时,患者取俯卧位,在肱骨远端背侧自鹰嘴尖起向上做1个长约8 cm的切口,肱骨髁上区域的背侧皮质可以通过劈肱三头肌入路显露。进针点位于鹰嘴窝附近,并依次使用3.2 cm与4.5 cm的钻头进行开孔,然后用逐渐加粗的扩髓钻进行扩髓,避免发生髁上骨折。应轻柔插入髓内钉,并保证钉头少许插入肱骨头。

9)钢板:应用钢板对医师的技术及经验要求较高。使用钢板可以降低肩、肘关节僵硬的发病率。目前,钢板仍是肱骨骨折畸形矫正及骨折不愈合治疗的理想方法。

三、并发症及其治疗

1. 桡神经损伤　桡神经损伤约占肱骨干骨折的8%,以肱骨中下1/3为多发,处理原则如下。

(1)仅有一般桡神经刺激症状:依据骨折移位情况按前述的原则进行处理,对桡神经症状进行观察,大多可自行恢复。

(2)有桡神经损伤症状:应及早行手术探查。术中显示断裂者,予以吻合,包括鞘内断裂的病例;有神经干挫伤的,可酌情切开外膜及束膜进行减压。

(3)疑有桡神经嵌于骨折端:在手术复位时必须小心,应尽量利用牵引使骨折复位,桡神经也随之回归原位;因骨折端十分锐利,易加重桡神经损伤,因此切忌粗暴手法。

(4)陈旧性桡神经损伤:①完全性损伤者,应行探查+松解吻合术。失败者可行腕部肌肉转移术来改善手腕部功能,效果也多满意。②不完全性损伤者,可行探查+松解性手术,术中显示部分断裂者,也应行吻合术。

2. 血管损伤　骨折合并血管损伤是创伤外科的一种紧急情况,必须进行急救,以便迅速恢复血液供应,在止血的同时应准备手术。对开放性骨折应行内固定后对血管损伤予以修复。

血管造影对于判断肱骨骨折损伤血管的部位及程度是一种有价值的辅助诊断手段。

动脉损伤修复的方法可根据损伤的部位和类型而异。动脉壁裂伤且洁净而裂口较小者可行侧壁缝合术,完全断裂者则需吻合或行血管移植。

3.延迟愈合或不愈合　肱骨干骨折的正常修复过程因各种因素受到影响时,骨折正常的愈合时间则被延长,甚至完全停止,从而引起骨折延迟愈合或不愈合。时间上二者难以绝对界定,一般认为超过 4 个月为延迟愈合,超过 8 个月为不愈合。导致骨不连的因素有以下几种。

(1)局部因素

1)骨折节段的血供:肱骨干骨折以中段最多,又以中下 1/3 骨折不愈合率为最高。主要是由于肱骨中下 1/3 交界处骨折时易导致骨营养动脉的损伤。大多数人只有一支骨营养动脉,直接由肱动脉分出,通常在肱骨中下 1/3 交界处或中点附近的前内侧进入骨内,并在骨皮质内下行至髓腔内分出上行支和下行支,一旦损伤易导致延迟愈合或不愈合。

2)骨折类型:粉碎性骨折易发生延迟愈合和不愈合,也因碎骨块缺乏血供所致。

3)开放性骨折:除骨折断端由内刺出者外,开放性骨折多为直接暴力致伤,软组织损伤严重,骨折类型也多为粉碎型,易发生感染而影响骨折的正常愈合。

4)骨缺损及感染:也是造成骨不连的重要原因。

(2)医源性因素

1)反复多次或粗暴的手法复位:不仅可以加重软组织损伤及血管损伤,还会加重骨折端血供障碍,影响骨折正常愈合。

2)外固定不牢固:包括外固定时间不足、范围不够、不能维持骨折端稳定,过度牵引造成断端分离等。

3)手术治疗的干扰:骨折本身有损伤骨营养动脉的可能性,而手术切开复位又进一步增加了可能损伤的机会。术中骨膜剥离使本来已缺血的骨端又失去了由骨膜而来的血运。手术内固定使骨端达到良好的复位及稳定的作用,同时破坏了骨端的正常血液循环而影响愈合。未植骨修复内固定术中残留的骨缺损也是重要原因之一。

4)内固定不牢固:包括内固定器材选用不当及固定技术不合理。内固定器材都必须切实稳定骨折断端,如内固定后骨折端不稳定,易发生骨不连。使用钢板螺丝钉内固定时,骨折两端各至少固定 3 枚螺钉,方能起到稳固固定作用。过细的髓内钉与髓腔接触面较少,内固定术后骨折端不稳定,易发生骨不连。

5)过度运动:重体力劳动者过早恢复工作,容易导致骨不连,可致内固定疲劳断裂,在残留骨缺损情况下更易发生。

(3)肱骨骨不连:分为肥大性骨不连和萎缩性骨不连两大类。前者血供较好,为断端不稳定所致;后者血供差,往往有骨缺损。对骨不连及延迟愈合的病例,如非手术疗法无效,则应从病因角度酌情选择相应的术式进行治疗。

1)手术基本原则:①稳定的内固定。②保证骨折端良好的血运。③清除骨不连处硬化骨及瘢痕组织。④有效植骨。

2)具体术式:①交锁髓内钉。②加压钛板+植骨。③锁定加压钢板+植骨。该钢板稳定性好,并可保护骨折端血运,应优先选择。对于内固定术后的骨不连,需考虑更换内固定种类,使骨折端达到确实稳定,促进骨折愈合。

4.晚期并发症 晚期并发症主要包括肩、肘关节僵硬,活动受限,老年患者发病率更高。合并肘部损伤者可发生骨化性肌炎。应在医师指导下进行早期的功能锻炼,改善肩、肘关节功能。

第五节 肘关节损伤

一、肘关节解剖

肘关节是连接前臂和上臂的复合关节,包括肱尺、肱桡关节和桡尺近侧关节。在解剖上,肘关节是只有1个关节腔的关节,然而在生理上它却有2种不同的功能:①旋前、旋后运动发生在上尺桡关节。②屈曲和伸直运动发生在肱桡和肱尺关节。

(一)肘部的表面解剖

肘关节有3个显著的标志,即尺骨鹰嘴突、肱骨内上髁和外上髁。伸肘时此3点标志处于同一条线上,屈肘时此3点标志构成一个等腰三角形。当肱骨髁上骨折时,虽然骨折发生移位,但3点标志关系不变;而肘关节脱位时,3点标志关系就会改变。这是区别肘关节脱位和肱骨髁上骨折重要体征。

鹰嘴突和肱骨内上髁之间有尺神经通过,较表浅,易于损伤。肱骨外上髁的下方可以触知肱桡关节间隙和桡骨头的旋转运动。

(二)肘部骨骼

1.肱骨远端 肱骨远端前后位扁平,其远端有2个关节面滑车和肱骨小头。滑车关节面的上方有2个凹陷:①前侧凹陷为冠状窝,屈肘时容纳尺骨冠状突。②后侧凹陷为鹰嘴窝,伸肘时容纳尺骨鹰嘴突。有时两窝如此之深,以致间隔的薄骨板缺如,使两窝相沟通。肱骨远端的坚实部分位于窝的两侧,形成叉状支柱。一个终止于内上髁,另一个终止于外上髁,其间,肱骨小头-滑车关节复合体受到支持。肱骨远端侧面观时,向前凸出,与肱骨干呈30°~45°角,以致肱骨小头-滑车复合体处于骨干轴线的前方。

2.肱骨远端关节面

(1)滑车:位于内侧,呈线轴形,带有位于矢状位的中心沟和2个凸唇界限。

(2)肱骨小头:位于滑车的外侧方,为一半球形关节面。小头的正上方有一浅凹称桡骨头窝,肘屈时容纳桡骨头的边缘。

(3)滑车和肱骨小头所形成的关节复合体就像一个球体和一个线轴穿在同一个轴上,这个轴大致是肘关节的屈伸轴。

（4）小头滑车沟：呈截锥形，其较宽的基底部位于滑车的外侧唇上，小头滑车沟在前臂旋前时与桡骨小头的半月形斜坡相关节。

3. **肱尺关节**　尺骨的滑车切迹与滑车相关节，称肱尺关节。滑车切迹上有一纵向的横形嵴，起于上方的鹰嘴突，向下向前延伸，至尺骨冠状突。此嵴的形态与滑车中央沟相一致，嵴的两侧凹面恰与滑车的凸缘相吻合，因而肱尺关节的剖面形态好像由一个嵴两个沟形成的波浪。由于肱骨的滑车尺侧低于桡侧 5～6 mm，滑车的关节面呈倾斜状肱尺关节也形成倾斜，故在肘关节伸展时，形成外翻角即提携角，男性为 5°～10°，女性为 10°～15°。

4. **肱桡关节**　桡骨头近侧关节面称杯形面，呈浅凹形，与肱骨小头关节面相关节，称肱桡关节。由于肱骨小头关节面位于骨轴线的前侧，且为半球形，所以当肘关节完全伸直时仅桡骨头杯形面的前侧与之接触，而后侧并无接触。

5. **桡尺近侧关节**　桡骨头的柱形唇与尺骨的桡骨头切迹及环状韧带形成上尺桡关节，虽然在解剖上为肘关节的一部分，但主司旋转功能。实际上可将尺骨滑车切迹和桡骨头的环形面看作为一个关节面。肘关节囊围成单一的解剖关节腔，包括了 2 种功能不同的关节：真正的肘关节（肱桡关节、肱尺关节）和上尺桡关节。

（三）肘部骨骺

儿童肘关节的骨化中心较为复杂，熟悉各骨化中心出现和闭合的年龄，在诊断和治疗上有重要意义。肘部骨化中心共有 6 个，分别是肱骨内髁（滑车）、肱骨外髁（小头）、内上髁、外上髁、桡骨头和尺骨鹰嘴。骨化中心出现最早为肱骨外髁，在出生后 1～2 岁出现，闭合时间为 15～16 岁；内上髁 7～8 岁出现，闭合时间为 16～17 岁；肱骨内髁为 10～12 岁出现，闭合时间为 16～18 岁；外上髁在出生后 11～12 岁出现骨化中心，闭合时间为 16～20 岁；桡骨头在 5～6 岁出现，闭合时间为 18 岁左右；尺骨鹰嘴为 9～12 岁出现，闭合时间为 17～20 岁。

（四）肘关节囊及其周围韧带

1. **关节囊**　肘关节囊前面近侧附着于冠状窝上缘，远侧附着于环状韧带和尺骨冠状突前面；两侧附着于肱骨内、外上髁的下方及半月切迹两侧；后面附着于鹰嘴窝上缘，尺骨半月切迹两侧及环状韧带。其前后方较薄弱，又称肘关节前、后韧带，分别由肱二头肌和肱三头肌加强。两侧有侧副韧带加强。

2. **尺侧副韧带**　尺侧副韧带呈扇形，行于肱骨内上髁、尺骨冠状突和鹰嘴之间。该韧带可稳定肘关节内侧，防止肘关节外翻，尤其是当肘关节屈曲 30°以上时。

3. **桡侧副韧带**　桡侧副韧带起于肱骨外上髁下部，止于环状韧带。作用是稳定肘关节外侧，并防止桡骨头向外脱位。

4. **环状韧带**　环状韧带围绕桡骨颈，前后两端分别附着于尺骨的桡骨切迹前后缘，形成 3/4～4/5 环。环的上口大、下口小，容纳桡骨头，可防止桡骨头脱出。

（五）肘关节的生物力学

1. **肘关节的力学功能**　肘关节是位于上臂和前臂之间的中间关节，由肱尺、肱桡和上尺桡关节组成,三者共有 1 个关节腔。该关节具有 3 个功能:①作为前臂杠杆的一部分,与肩关节一起,保证手能在距身体一定距离的空间中停留在任何位置和自由移动。②前臂杠杆的支点。③对用拐杖的患者来说肘关节为负重关节。

任何关节的作用均包括节段活动和力的传导。作用力可来自多方面,最基本的是负压。身体各部位的平衡均需要除关节外的肌肉、韧带或二者的力量,肘关节也不例外。

肘关节用力有以下几种:上肢伸直推物、提物、上肢围绕身体活动、前臂于水平位举起或握持重物。

2. 肘关节的运动学 肘关节屈伸活动范围为 0°(伸)～150°(屈),可有 5°～10°过伸,其功能活动范围为 30°～130°。旋前活动为 80°,旋后活动为 85°～90°,其功能活动范围为前后各 50°。提携角在伸直位最大,随肘关节的屈曲而逐渐减小。

3. 肘关节的动力学 肘部的肌肉为肘关节活动提供动力,按其功能可分为屈肘肌、伸肘肌、旋前肌和旋后肌 4 组(表 2-1)。

表 2-1 运动肘关节和桡尺关节的肌肉起止点及功能

肌肉名称	起点	止点	关节功能				注
			屈曲	伸直	旋前	旋后	
肱二头肌	长头:盂上粗隆 短头:肩胛骨喙突	桡骨粗隆	√			√	能运动并加固肩关节
肱肌	肱骨前面下段	尺骨粗隆	√				
肱桡肌	肱骨外上髁稍上	桡骨茎突	√			√	
旋前圆肌	肱骨内上髁及尺骨冠状突	桡骨中段外侧	√		√		
旋前方肌	尺骨远端前面	桡骨远端前面			√		
旋后肌	肱骨外上髁	桡骨上端1/3				√	
肱三头肌	长头:盂下粗隆 外侧头:肱骨后外面上部 内侧头:肱骨后面下部	尺骨鹰嘴		√			能运动并加固肩关节
肘肌	肱骨外上髁	鹰嘴及尺骨后面上端		√			

4. 骨间膜与力的传导 骨间膜的主要作用是力的传导,其力的传导能力,与原始紧张度有关。在中立位时,骨间膜处于紧张状态,旋后位时其紧张度低于中立位,但加载后二者的紧张度均立即增加。反之在旋前位,骨间膜在任何情况下均不紧张且基本上不参与力的传导。

二、肘部脱位及韧带损伤

(一)肘关节脱位

肘关节脱位很常见,多发生于青少年,成人和儿童也时有发生,约占全身四大关节脱位总数的一半。由于肘关节脱位类型较复杂,并以后脱位最常见,可早期正确诊断及处理,后遗症少见。早期若未能及时处理或合并肘部及其他结构损伤时,常留有不同程度的肘关节功能障碍或畸形。

1. 致伤机制及类型　肘关节脱位主要由于间接暴力所致。肘部是前臂和上臂的连接结构,暴力的传导和杠杆作用是引起肘关节脱位的基本外力形式。

(1)肘关节后脱位:是肘关节脱位中最多见的一种类型,以青少年为主。如摔倒后,手掌着地,肘关节完全伸展,前臂旋后位,由于人体重力和地面反作用力引起肘关节过伸,尺骨鹰嘴的顶端猛烈冲击肱骨下端的鹰嘴窝,即形成力的支点。外力继续加强引起附着于喙突的肱前肌和肘关节囊的前侧部分撕裂,则造成尺骨鹰嘴向后移位,而肱骨下端向前移位的肘关节后脱位。

由于构成肘关节的肱骨下端内、外髁部宽而厚,前后又扁薄,侧方有副韧带加强其稳定,但如发生侧后方脱位,很容易发生内、外髁撕脱骨折。

(2)肘关节前脱位:单纯肘关节前脱位较少见,常合并尺骨鹰嘴骨折。其损伤原因多为直接暴力,如肘后直接遭受外力打击或肘部在屈曲位撞击地面等,导致尺骨鹰嘴骨折和尺骨近端向前脱位。这种类型肘部软组织损伤较严重。

(3)肘关节侧方脱位:多见于青少年。分为内侧脱位和外侧脱位2种,通常是肘关节处于内翻或外翻应力所致,伴有肘关节的侧副韧带和关节囊撕裂,肱骨的下端可向桡侧或尺侧破裂的关节囊侧移位。因强烈内、外翻作用,前臂伸或屈肌群猛烈收缩引起肱骨内、外髁撕脱骨折,尤其是肱骨内上髁更容易发生骨折。有时骨折片可嵌在关节间隙内。

(4)肘关节分裂脱位:这种类型脱位极少见。由于上下传导暴力集中于肘关节时,前臂呈过度旋前位,环状韧带和尺桡骨近侧骨间膜被劈裂,引起桡骨头向前方脱位,而尺骨近端向后脱位,肱骨下端便嵌插在两骨端之间。

2. 临床表现　外伤后,肘关节肿痛,关节置于半屈曲状,伸屈活动受限。如肘后脱位,则肘后方空虚,鹰嘴部向后明显突出;侧方脱位,肘部呈现肘内翻或外翻畸形,肘窝部充盈饱满,肱骨内、外髁及尺骨鹰嘴构成的倒等腰三角形关系改变。

X射线片检查可确定诊断,是判断关节脱位类型和合并骨折及移位状况的重要依据。

3. 治疗

(1)手法复位:多用牵引复位法。局部麻醉或臂丛神经阻滞麻醉,如损伤在半小时内亦可不使用麻醉。术者一手握住伤肢前臂旋后,使肱二肌松弛后进行牵引,助手双手紧握患肢上臂作反牵引,先纠正侧方移位,再在继续牵引下屈曲肘关节,同时将肱骨稍向后

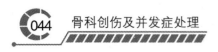

推,复位时可感到响声。如已复位,关节活动和骨性标志即恢复正常。如果一人操作,可用膝肘复位法或椅背复位法。

注意事项:复位前应检查有无尺神经损伤。复位时应先纠正侧方移位,有时要先将肘稍过伸牵引,以便使嵌在肱骨鹰嘴窝内的尺骨冠状突脱出,再屈肘牵引复位。若合并肱骨内上髁骨折,复位方法基本同单纯肘关节脱位,肘关节复位之时,肱骨内上髁多可随之复位;但有时骨折片嵌入肱尺关节间隙,此时将肘关节外展或外翻,使肘关节内侧间隙增大,肱骨内上髁撕脱骨折借助于前臂屈肌的牵拉作用而脱出关节得以复位。若骨折片虽脱出关节,但仍有移位时,加用手法复位及石膏固定时加压塑形。如果嵌顿无法复位者,需要考虑手术切开。

对于某些肘关节陈旧性脱位(早期)的手法复位,需在臂丛神经阻滞麻醉下,做肘部轻柔的伸屈活动,使其粘连逐渐松解。将肘部缓慢伸展,在牵引力作用下逐渐屈肘,术者用双手拇指按压鹰嘴,并将肱骨下端向后推按,即可使之复位。如不能复位时,切不可强力复位,应采取手术复位。如合并有尺神经损伤,手术时应先探查神经,在保护神经下进行手术复位,复位后宜将尺神经移至肘前,如关节软骨已破坏,应考虑作肘关节成形术或人工关节置换术。复位后的处理:复位后,用石膏或夹板将肘固定于屈曲90°位,3~4周后去除固定,逐渐练习关节自动活动,要防止被动牵拉,以免引起骨化性肌炎。

(2)手术治疗

1)手术适应证:①新鲜脱位闭合复位失败者。②肘关节脱位合并肱骨内上髁撕脱骨折,骨碎片复位差。③陈旧性肘关节脱位,不宜闭合复位者。④一些习惯性肘关节脱位患者。

2)开放复位:需在臂丛神经阻滞麻醉下。取肘后纵形切口,肱骨内上髁后侧暴露并保护尺神经。肱三头肌腱做舌状切开。暴露肘关节后,将周围软组织和瘢痕组织剥离,清除关节腔内的血肿、肉芽及瘢痕。辨别关节骨端关系并加以复位。缝合关节周围组织。为防止脱位可采用一枚克氏针自鹰嘴至肱骨下端固定,1~2周后拔出。

4.并发症　僵直和创伤性关节炎是肘关节脱位后的常见并发症。早期解剖复位对防止关节炎改变是必要的,但可能会有一定程度的关节伸直受限。

异位骨化很常见,包括侧副韧带和关节囊的钙沉积,但它很少需要治疗。严重的异位骨化几乎可以造成肘关节的完全融合。异位骨化在脱位后很常见,最早可于伤后3~4周在X射线摄片上看到,它的严重程度似乎与损伤的大小及固定时间的长短有关,也与肘关节早期被动牵拉有关。坚强的内固定、骨折修复后彻底冲洗软组织、早期活动也许可减少异位骨化。

(二)桡骨头脱位

1.解剖与分型　桡骨头参与2个关节的组成:桡骨头环状关节面与尺骨桡切迹环状韧带和方形韧带的束缚构成上桡尺关节;桡骨头凹与肱骨小头构成肘关节的肱桡部分。在临床上诊断桡骨头脱位一般都以肱桡关系的改变进行判断。正常情况下,在肘关节正位X射线片上,桡骨干上段轴线向近侧的延长线应通过肱骨小头关节面的中点,向内侧或向外侧的偏移均视为桡骨头脱位。在侧位片上,肱骨小头与桡骨头凹在肘关节任何的屈伸位置上都是一个相应的杵臼关系。在肘关节屈曲90°的侧位X射线片上,桡骨干轴线向近侧的延长线应通过肱骨小头中心,向前或向后的移位分别诊断为前脱位或后脱位。

桡骨头脱位一般分为前脱位和后脱位2种类型。

(1)前脱位:桡骨头脱位于肱骨小头前方,为前臂旋前暴力所致。当前臂处于旋前位,桡侧突然遭受暴力冲击时,也可造成桡骨头前脱位。暴力大者,将桡骨头推向尺侧嵌入肱肌肌腱中,闭合复位难以成功。

(2)后脱位:桡骨头脱位于肱骨小头后方,为前臂轴向暴力所致。其发生机制为当肘关节过度屈曲时,桡骨头与肱骨小头上位的桡骨窝相抵,前脱位已无空间。当前臂于旋前位,桡骨干即斜向交叉在尺骨干上,其纵轴方向为自内下斜向外上,桡骨头已具向外后脱位之势。此刻若前臂遭受轴向暴力,自腕部沿桡骨干向上传达,即迫使桡骨头冲破环状韧带向后外方脱出,由于与肱骨小头撞击,常合并桡骨头前侧边缘骨折。若暴力仍未中止,进而发生了桡尺关节分离,形成前臂两极性脱位或同时发生尺骨骨折。

根据桡骨头脱位的程度分为2度。

Ⅰ度:肱桡关节的杵臼关系移位,但未完全分离,即桡骨头半脱位。

Ⅱ度:肱桡关节的杵臼关系完全移位,桡骨头脱出在肱骨小头的前方或后方,即桡骨头完全脱位。

陈旧性孤立性桡骨头脱位在X射线片上的特点是桡骨头凹发育呈凸状,桡骨干发育较长,这是由于桡骨头长期失去肱骨小头的生理挤压所造成的。陈旧性蒙泰贾(Monteggia)骨折应伴有尺骨弯曲畸形,必要时拍摄健侧前臂X射线片对比。先天性桡骨头脱位是双侧性的,一般无临床症状。

2.鉴别诊断　桡骨头脱位的诊断一般不困难,关键在于与陈旧性桡骨头脱位、陈旧性蒙泰贾骨折和先天性桡骨头脱位相鉴别,以便选择正确的治疗方法。可从以下几个方面考虑:外伤史、临床体征、X射线片显示的桡骨头形状、尺骨是否异常弯曲,以及健侧前臂的X射线片对比,给予正确诊断,杜绝医源性伤害。

3.治疗　新鲜性桡骨头脱位的复位一般比较容易。复位后,前脱位肘关节屈曲90°,前臂旋后位固定;后脱位肘关节半伸位,前臂中立位固定,固定时间为3周,固定器材为长臂石膏托。前脱位复位后不稳定的病例,肘关节固定在过屈位,以不影响前臂血运为度。复位失败的病例,应及时切开复位,修补环状韧带,不稳定者用1根克氏针固定,肘关节屈曲90°位,针自肘后穿入桡骨头,3周后拔除。

小儿陈旧性桡骨头脱位可采用切开复位术、环状韧带重建术等。环状韧带取材于肱三头肌外缘。对桡骨头凹呈凸状改变,桡骨干超长的病例,可同时行桡骨头关节面成形术和桡骨干短缩术,小儿不应行桡骨头切除术。成人陈旧性桡骨头脱位有临床症状者可行桡骨头切除术。

先天性桡骨头脱位无症状者不予处理,有疼痛、功能障碍和外观明显畸形者,可用桡

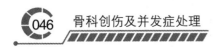

骨头切除术治疗。但对儿童桡骨头骨折不应做桡骨头切除术,术后容易发生桡尺骨交叉愈合或桡骨头再生,不建议用该术式。

(三)桡骨头半脱位

桡骨头半脱位又称牵拉肘,其名称形象地描述其受伤机制和特征。本病的其他诊断名称有:桡骨头半脱位、牵拉性桡骨头半脱位、上尺桡关节环状韧带半脱位和保姆肘等。

本病为幼儿常见损伤,4岁以下最常见,占90%,发病高峰期在1~3岁,男童居多,左侧较右侧多见。

1. 解剖特点及其发病机制　牵拉肘是在幼儿肘部伸直和前臂旋前位突然牵拉手腕部所致,在其要跌倒的瞬间猛然用力向上拽其胳膊,或给幼儿穿衣服时用力猛拉其手所致,也可在摔倒后造成,比较少见。其好发于幼儿,与其肌肉、关节囊韧带薄弱、松弛和富于弹性的特点有关。

2. 临床表现与诊断　患儿牵拉伤后,常立即出现哭闹,患肢拒绝活动和持物。大多数患儿家属能明确指出是由于胳膊被拽伤后引起。

检查可见患肢常处在旋前位,肘关节屈曲,或用健侧手扶患肢。肘部一般无肿胀,桡骨头外侧拒按,肘部被动屈伸尚可,但旋前旋后活动受限,有交锁感。施力抗阻旋后引起患儿瞬间剧痛,可感关节内有弹响。

X射线影像表现骨关节无明显改变,诊断价值不大。

根据牵拉伤病史和局部检查无明显骨折征象便可初步诊断,手法复位后症状消失便能确诊。仅对个别伤因不明确或临床表现不典型者须拍片排除骨折。

3. 治疗及预后　本病治疗比较简单,手法复位容易,操作前最好先哄得患儿合作。复位方法:术者一手握住患儿肱骨下段与和肘部,另一手握住前臂远端,使肘关节屈曲90°,并小心保持前臂旋前位置不变,在两手对抗牵引下迅速施力使前臂旋后,此时常可感觉关节内有弹响,随后疼痛消失,患肢活动自如。复位后三角巾悬吊数日或1周,应告知患儿父母在5岁前牵拉手腕有再脱位的危险性。

个别患儿前臂旋后时无复位感觉,弹响可能在反复旋转前臂1~2次后出现。早期国外文献曾报道1例5岁患儿因环状韧带陷入关节较多而需手术切开韧带复位,这种情况十分罕见。

大多数患儿手法复位后症状马上消失,若患肢活动完全恢复正常则无须制动,但要避免再受牵拉。个别患儿复位后局部仍有疼痛不适感,或患肢尚不敢随意活动,可能是就诊晚,复位距受伤时间长,或合并环状韧带撕裂,故症状还会持续3~5 d,宜用颈腕带或长臂后托石膏固定1~2周,直至症状消失。

本损伤预后良好,2岁以下患儿容易复发,约5%的患儿因牵拉手腕再发脱位,这些患儿最好予以石膏托固定2~3周。随着年龄的增长,以及肌肉与关节囊韧带的增强则此病有自限能力,5岁后发病已很少见。

(四)肌腱韧带损伤

1. 肱二头肌腱断裂　肱二头肌腱断裂可发生在肩胛骨盂上粗隆的长头腱起始部,肌腱上端的长短头,肌腹肌腱联合部,其中以肱二头肌长头腱的结节间沟部断裂最常见,占50%以上。

(1)致伤机制:急性损伤多因屈肘位突然急剧收缩,或同时有暴力突然作用于前臂所致,多为拉断伤或撕脱伤。之所以在结节间沟部位或关节囊内易发生肱二头肌长头腱断裂,是因为该处肌腱经常受到磨损及挤压,逐渐发生退行性病变及瘢痕化,加速了肌张力的减退。

(2)临床表现及诊断:①发病年龄。急性断裂多见于青壮年,慢性磨损所致断裂多好发于中老年及运动员。②病史。多数有急性外伤史,突感上臂部剧痛并闻及肌腱断裂声。③症状。臂前侧疼痛,屈肘力减弱。④体征。肩前侧肿胀、压痛,屈肘肌力明显下降,屈肘时可见上臂中下段有向远端退缩的肱二头肌肌腹隆起的包块,能左右推动,有压痛,包块近侧出现凹陷。

根据典型病史、症状及体征,急性断裂的早期诊断并不困难。但对慢性磨损所致的断裂,由于其他肌肉的代偿仍有一定屈肘力,容易漏诊或误诊。

(3)治疗:一般采用手术治疗,效果良好。对长头肌腱断裂,由于肌腱本身多已有病变,常不能直接缝合,可根据情况将其固定在肩胛骨喙突,肱骨结节间沟下方,肩胛下肌、肱二头肌短头或三角肌止点处等。固定时应有适当张力。术后屈肘90°固定4~6周后逐渐进行肘关节功能锻炼。对年老体弱或皮肤病损不宜手术者,可行非手术治疗。

2.肘关节内侧副韧带损伤

(1)致伤机制:一般情况下,肘关节屈曲时内侧副韧带后束呈紧张状态,此时做肘外翻,应力不易集中于内侧副韧带,常分散至肱骨下端和尺骨上端;肘关节完全伸直时,内侧副韧带前束紧张,此时做肘外翻,应力常集中于内侧副韧带,易引起肘关节内侧副韧带损伤;若内侧副韧带不断裂,则外翻应力转化为对肱桡关节的纵向压缩力而导致肱骨外髁骨折或桡骨头、颈骨折。

(2)临床表现及诊断:①病史。多有明确外伤史。②症状。肘部疼痛,活动时加重。③体征。肘关节周围压痛,以内侧关节间隙压痛最明显,并明显肿胀、瘀斑;肘关节活动受限,难以完全伸直或屈曲;被动活动肘关节可致剧烈疼痛和异常外翻活动;一般外翻角达30°以上时表示肘关节内侧副韧带断裂。④结合X射线片检查,诊断不困难。

(3)X射线片检查:正常情况下肘关节内侧关节间隙无增宽,若外翻应力位X射线片显示内侧关节间隙明显增宽,则表明有肘关节内侧副韧带断裂。同时X射线片也可明确是否有骨折等并发症。

(4)治疗:①保守治疗。对内侧副韧带损伤较轻、症状轻、被动外翻畸形较轻者,可屈肘位70°~90°石膏固定3周后进行主动功能锻炼。②手术治疗。对韧带损伤严重,症状明显,明显被动外翻畸形者,宜手术治疗。在修复内侧副韧带同时修复撕裂的关节囊前部和前臂屈肌群起点。若合并桡骨头骨折,应在修复内侧副韧带的同时行桡骨头骨折的复位固定。术后屈肘90°石膏固定2~3周后进行主动功能锻炼。

三、肘关节骨折

(一)肱骨髁上骨折

肱骨髁上骨折常发生于 5~12 岁的儿童,占儿童肘部骨折中的 50%~60%。骨折后预后较好,但容易合并血管、神经损伤及肘内翻畸形,诊治时应注意。

1. 致伤机制和骨折类型

(1)伸展型:占肱骨髁上骨折的 95%。跌倒时肘关节呈半屈状手掌着地,间接暴力作用于肘关节,引起肱骨髁上部骨折,骨折近侧端向前下移位,远折端向后上移位,骨折线由后上方至前下方,严重时可压迫或损伤正中神经和肱动脉。按骨折的侧方移位情况,又可分为伸展尺偏型和伸展桡偏型骨折;其中伸展尺偏型骨折易引起肘内翻畸形,可高达 74%。

(2)屈曲型:约占肱骨髁上骨折的 5%。由于跌倒时肘关节屈曲,肘后着地所致,骨折远侧段向前移位,近侧段向后移位,骨折线从前上方斜向后下方。

2. 临床表现及诊断　肘关节肿胀、压痛、功能障碍,有向后突出及半屈位畸形,与肘关节后脱位相似,但可从骨擦音、反常活动、触及骨折端及正常的肘后三角等体征与脱位鉴别。检查患者应注意有无合并神经、血管损伤。约 15% 的患者合并神经损伤,其中以正中神经最常见。应特别注意有无血运障碍,血管损伤大多是损伤或压迫后发生血管痉挛。血管损伤的早期症状为剧痛、桡动脉搏动消失、皮肤苍白、麻木及感觉异常等"5P"征,若处理不及时,可发生前臂肌肉缺血性坏死,致晚期缺血性肌挛缩,造成严重残疾。

3. 治疗

(1)手法复位外固定:绝大部分肱骨髁上骨折手法复位均可成功,据统计达 90% 以上。手法复位应有良好麻醉,力争伤后 4~6 h 进行早期手法复位,以免肿胀严重,甚至发生水疱。复位时对桡侧移位可不必完全复位,对尺侧方向的移位要矫枉过正,以避免发生肘内翻畸形。二次手法复位不成功者则改行开放复位,因反复多次手法复位可加重损伤和出血,诱发骨化性肌炎。伸直型骨折复位后用小夹板或石膏固定患肢于 90° 屈肘功能位 4~6 周;屈曲型则固定于肘关节伸直位。

(2)骨牵引复位:适用于骨折时间较久、软组织肿胀严重,或有水疱形成,不能进行手法复位或不稳定骨折患者。采用上肢悬吊牵引,牵引重量 1~3 kg,牵引 5~7 d 后再手法复位,必要时可牵引 2 周。

(3)手术治疗:①血管损伤探查。合并血管损伤必须早期探查。探查的指征是骨折复位解除压迫因素后仍有"5P"征。探查血管的同时可行骨折复位及内固定。②经皮穿针固定。用于儿童不稳定骨折,可从内、外上髁分别穿入克氏针或肘外侧钻入 2 枚克氏针固定。③开放复位内固定。适用于手法复位失败者。儿童用克氏针固定,成人用钢板螺钉内固定。

(4)肱骨髁上骨折并发症:①神经损伤。以桡神经最为多见,其次为正中神经和尺神经,掌侧骨间神经损伤症状易被忽视。②肱动脉损伤。由骨折断端刺伤所致,严重者可致完全断裂。典型的有"5P"征。可发生前臂肌肉缺血性坏死,至晚期缺血性肌挛缩,最严重的会发生坏疽而截肢。确诊有血管损伤,必须立即行血管探查术。血管连续性存在但表现为痉挛者,可行星状神经节阻滞,也可局部应用罂粟碱或局部麻醉药解除痉挛;若上述处理无效或血管断裂,切除损伤节段行静脉移植术,恢复肢体远端血供。若存在前臂骨筋膜室综合征,必须行前臂骨筋膜室切开减压术。③前臂骨筋膜室综合征。发生于儿童肱骨髁上骨折多因肱动脉损伤、血管痉挛或破裂,也有部分为前臂严重肿胀时不适当的外固定引起前臂骨筋膜室压力升高所致。临床上必须予以高度重视,处理不当可形成 Volkmann 缺血性肌挛缩。除"5P"征外,前臂骨筋膜室压力测压大于 30 mmHg(1 mmHg=0.133 kPa)可作为诊断依据。一旦确诊,必须行前臂骨筋膜室切开减压术,同时探查修复肱动脉,部分病例需掌侧和背侧两处减压。对筋膜室切开减压术,须牢记"宁可操之过早,不可失之过晚"。对于肿胀重、移位明显的肱骨髁上骨折,上肢过头悬吊牵引是最好的预防方法。④肘关节畸形。可出现肘内翻及肘外翻,并以内翻常见。畸形原因为复位不良导致骨折远端成角和旋转,并非骨骺因素。可行肱骨髁上截骨矫正。⑤骨化性肌炎。多为粗暴复位和手术所致。

(二)肱骨髁间骨折

肱骨髁间骨折是青壮年严重的肘部损伤,常呈粉碎性,复位较困难,固定后容易发生再移位及关节粘连,影响肘关节功能。该骨折较少见。

1. 致伤机制及分类　肱骨髁间骨折是尺骨滑车切迹撞击肱骨髁所致,也可分为屈曲型和伸直型两类;按骨折线可分为"T"形和"Y"形;有时肱骨髁部可分裂成 3 块以上,即属粉碎性骨折。

Riseborough 根据骨折的移位程度,将其分为 4 度。

Ⅰ度:骨折无移位或轻度移位,关节面平整。

Ⅱ度:骨折块有移位,但两髁无分离及旋转。

Ⅲ度:骨折块有分离,内、外髁有旋转,关节面破坏。

Ⅳ度:肱骨髁部粉碎成 3 块以上,关节面严重破坏。

2. 临床表现及诊断　外伤后肘关节明显肿胀,疼痛剧烈,肘关节位于半屈位,各方向活动受限。检查时注意有无血管、神经损伤。

X 射线片不仅可明确诊断,而且对骨折类型及移位程度的判断有重要意义。

3. 治疗　治疗的原则是良好的骨折复位和早期功能锻炼,促进功能恢复。目前尚无统一的治疗方法。

(1)手法复位外固定:麻醉后先行牵引,再于内、外两侧加压,整复分离及旋转移位,用石膏屈肘90°位固定 5 周。

(2)尺骨鹰嘴牵引:适用于骨折端明显重叠,骨折分离、旋转移位,关节面不平,开放性或严重粉碎性骨折,手法复位失败或骨折不稳定者;牵引重量 1.5～2.5 kg,时间为3 周,再改用石膏或小夹板外固定2～3 周。

（3）钢针经皮撬拨复位和克氏针经皮内固定：在 X 射线透视下进行，对组织的损伤小。

（4）开放复位固定：手术适应证，适用于以下几种情况。①青壮年不稳定骨折，手法复位失败者。髁间粉碎性骨折，不宜手法复位及骨牵引者。开放性骨折患者。②手术入路。采用肘后侧切口手术，以鹰嘴截骨入路最为常用，采用标准肘关节后侧入路，绕尺骨鹰嘴桡侧使其稍有弯曲，掀起皮瓣，游离及妥善保护尺神经。为显露滑车和肱骨小头，行尺骨鹰嘴截骨。将肱三头肌向上方翻起，从而显露整个肱骨远端。术后鹰嘴截骨块复位，以张力带和（或）6.5 mm 松质骨螺钉固定。该入路显露良好，但有截骨端内固定失效及骨不愈合的风险。其他尚有肱三头肌腱舌形瓣法和肱三头肌腱剥离法显露肱骨远端，有导致肱三头肌腱撕脱的危险，已较少使用。③内固定种类。用克氏针张力带、重建钢板和"Y"形解剖钢板等内固定。最近开始应用 AO 设计的分别固定内、外侧柱的锁定加压钢板，双侧接骨板设计使骨折固定更为牢固；后外侧接骨板在肘关节屈曲时起张力带作用，内侧接骨板对肱骨远端内侧提供良好的支撑。强调术后早期能锻炼，防止关节僵硬。

（三）肱骨外髁骨折

肱骨外髁骨折是常见的儿童肘部骨折之一，约占儿童肘部骨折的 6.7%，其发生率仅次于肱骨髁上骨折，常见于 5～10 岁儿童。骨折块常包括外上髁、肱骨小头骨骺、部分滑车骨骺及干骺端骨质，属于 Salter-Harris 骨骺损伤的第Ⅳ型。

1. 致伤机制及分类　引起肱骨外髁骨折的暴力，与引起肱骨髁上骨折的暴力相似，再加上肘内翻暴力共同所致。根据骨折块移位程度，分为 4 型。

Ⅰ型：外髁骨骺骨折无移位。

Ⅱ型：骨折块向外后侧移位，但不旋转。

Ⅲ型：骨折块向外侧移位，同时向后下翻转，严重时可翻转 90°～100°，但肱尺关节无变化。

Ⅳ型：骨折块移位伴肘关节脱位。

2. 临床表现及诊断　骨折后肘关节明显肿胀，以肘外侧明显，肘部疼痛，肘关节呈半屈状，有移位骨折可扪及骨折块活动感或骨擦感，肘后三角关系改变。

肱骨外髁骨折的 X 射线片表现为成人可清楚显示骨折线，但对儿童可仅显示外髁骨化中心移位，必须加以注意，必要时可拍摄健侧肘关节 X 射线片进行对比。

3. 治疗　肱骨外髁骨折属关节内骨折，治疗上要求解剖复位。

（1）手法复位：多数病例手法复位可获得成功。对Ⅰ型骨折，用石膏屈肘 90°位固定患肢 4 周。对Ⅱ型骨折，宜首选手法复位，复位时不能牵引，以防骨折块翻转；前臂旋前屈曲肘关节，用拇指将骨折块向内上方推按、复位。对Ⅲ型骨折可试行手法复位，不成功则改为开放复位。对Ⅳ型骨折则应先推压肱骨端复位肘关节脱位，一般骨折块也随之复位，但禁止牵引以防止骨折块旋转。

（2）撬拨复位：在透视条件下用克氏针撬拨骨折复位，术中可将肘关节置于微屈内翻位以利操作。此法操作简单,损伤小,但应熟悉解剖结构,避免损伤重要的血管、神经。

(3)开放复位:适用于以下情况。①严重的Ⅲ型骨折移位或旋转移位。②肿胀明显的移位骨折,手法复位失败。③某些陈旧性移位骨折。复位后儿童可用丝线或克氏针内固定,成人可用克氏针及螺钉固定,术后用石膏托固定3~4周。

(四)肱骨外上髁骨折

肱骨外上髁骨折多发于成年男性患者,约占肱骨远端骨折的7%。

1.致伤机制 多由于患者前臂过度旋前内收时跌倒,伸肌剧烈收缩而造成撕脱骨折。骨折片可仅有轻度移位或发生60°~180°旋转移位。

2.临床表现及诊断 有跌倒外伤史;肘关节半屈位,伸肘活动受限;肱骨外上髁部肿胀、压痛;有时可扪及骨折块。结合X射线片显示,不难诊断。

3.治疗

(1)手法复位:肘关节屈曲60°~90°并旋后,挤压骨折片复位,术后石膏外固定3周。

(2)撬拨复位:适用于手法复位困难者或骨折后时间较长、手法复位困难者。

(3)开放复位:适用于上述方法复位失败和陈旧骨折病例,复位后用克氏钢针内固定,术后长臂石膏托屈肘90°固定3~4周。

(五)肱骨内髁骨折

肱骨内髁骨折,是指累及肱骨内髁包括肱骨滑车及内上髁的一种少见损伤,好发于儿童。

1.致伤机制及分类 多是间接暴力所致,摔倒后手掌着地,外力传到肘部,尺骨鹰嘴关节面与滑车撞击可导致骨折,而骨折块的移位与屈肌牵拉有关。由于肱骨内髁后方是尺神经,所以肱骨内髁骨折可引起尺神经损伤。

根据骨折块移位情况,可将骨折分为3型。

Ⅰ型:骨折无移位,骨折线从内上髁上方斜向外下达滑车关节面。

Ⅱ型:骨折块向尺侧移位。

Ⅲ型:骨折块有明显旋转移位,最常见为冠状面上的旋转,有时可达180°。

2.临床表现及诊断 肘关节疼痛、肿胀;压痛,以肘内侧明显;活动受限;肘关节呈半屈状;有时可触及骨折块。X射线片对肱骨内髁骨折有诊断意义,但对儿童肱骨内髁骨化中心未出现前则较难辨别,必要时应拍摄健侧肘关节X射线片进行对比。

3.治疗

(1)手法复位:一般手法复位可成功。复位后前臂旋前,屈肘90°石膏外固定3~5周。

(2)开放复位:适用于以下情况。①旋转移位的Ⅲ型骨折。②手法复位失败的有移位骨折。③肘部肿胀明显,手法复位困难的Ⅱ型骨折。④有明显尺神经损伤者,复位后用克氏针交叉固定,尺神经前移至内上髁前方,术后石膏外固定4~5周。

第六节　前臂骨折

一、尺桡骨上端骨折

尺桡骨上端除自身的尺桡上关节外,通过尺骨鹰嘴与肱骨远端滑车相咬合和肱骨小头与桡骨小头之间的咬合构成了可以使上肢屈伸的肘关节,从而可以使手部功能得以发挥。因此在处理此段骨折时,应以维持肘部正常的屈伸功能为着眼点。尺骨鹰嘴骨折、尺骨喙突骨折、桡骨头骨折、桡骨颈骨折和蒙泰贾骨折占全身骨折的 2% ~3% ,占肘部骨折的 20% ~25% 。

(一)前臂的解剖

由尺桡骨与软组织组成的前臂,其上方为肘关节,下方为腕关节。尺骨和桡骨以上、下尺桡关节和骨间膜连在一起,外侧为屈肌群和伸肌群等包绕,形成一个运动整体。从正面看尺骨较直,而桡骨约以 9.3° 的弧度突向桡侧,可使其中段远离尺骨。从侧面观尺骨与桡骨均有 6.4° 的角度突向背侧,便于前臂的旋转运动。当肘关节屈曲至 90° 时,其前臂的旋转范围分别为旋后 90°,旋前 85°。

前臂的骨间膜是一坚韧的纤维膜,连结于桡、尺骨间嵴。前部的纤维斜向内下方,止于尺骨;后部的纤维则斜向内上方,止于尺骨。下部的纤维则横形连接两骨之间;骨间膜中部略厚,上、下两端则略薄。当前臂处于中立位时,两骨间距最大为 1.5 ~2.0 cm。旋后位时,间距变窄,旋前位时更窄,此时骨间膜松弛。通过骨间膜可将腕部受力经桡骨传递至尺骨;此与前臂骨折的致伤机制相关。

前臂除伸肌群和屈肌群外,还有旋前肌群(包括旋前圆肌和旋前方肌)和旋后肌群(有肱二头肌及旋后肌)。两组肌肉协调前臂的旋转运动。

骨折时,因旋肌的附着点不同,可出现不同形式的移位,纵向位移受伸屈肌群影响,而骨折端的旋转畸形主要由于旋转肌群的牵拉所致。

(二)桡骨颈骨折

桡骨颈骨折并不多见,常与桡骨头骨折伴发,也可单发,二者的致伤机制及诊治要求均相似。

1. 致伤机制　提携角、肘关节多呈自然外翻状,在跌倒手部撑地时暴力由远及近沿桡骨向肘部传导,当抵达桡骨上端时,桡骨头与肱骨小头撞击,引起桡骨头、桡骨颈或两者并存的骨折。如暴力再继续下去,则还可出现尺骨鹰嘴或肱骨外髁骨折及脱位等。

2. 临床表现　①疼痛:桡骨头处有明显疼痛感、压痛及前臂旋转痛。②肿胀:较一般骨折轻,且多局限于桡骨头处。③旋转活动受限:除肘关节屈伸受影响外,主要表现为前臂的旋转活动明显障碍。④其他:应注意有无桡神经深支损伤。

3. 诊断及分型　除外伤史及临床症状外,主要依据 X 射线片确诊及分型。影像学所见一般分为以下 4 型。①无移位型:指桡骨颈部的裂缝及青枝骨折,此型稳定,一般无须复位。多见于儿童。②嵌插型:多由桡骨颈骨折时远侧断端嵌入其中,此型也较稳定。③歪戴帽型:即桡骨颈骨折后,桡骨头部骨折块偏斜向一侧。④粉碎型:指桡骨、颈和(或)头部骨折呈 3 块以上碎裂。

4. 治疗

(1)无移位型及嵌插型:仅将肘关节用上肢石膏托或石膏功能位固定 3～4 周。

(2)有移位者:先施以手法复位,在局部麻醉下由术者一手拇指置于桡骨头处,另一手持住患者腕部在略施牵引情况下快速向内、外 2 个方向旋转运动数次,一般多可复位。复位不佳的,可行桡骨头开放复位,必要时同时行螺钉内固定术或微型钢板内固定术。不稳定及粉碎型者,则需行桡骨头切除术或人工桡骨头置换术,但骨骺损伤者切勿将骨骺块切除。

5. 预后　一般均良好,个别病例如后期出现创伤性肱桡关节炎症状时,可行桡骨头切除术。此外还有少数病例可引起骨骺早闭、骨骺坏死及上尺桡关节融合等。前两者对肘部功能影响不大,后者因手术操作不当所致,应加以预防。

二、尺桡骨干双骨折

尺桡骨干双骨折在临床上十分多见,占全身骨折的 6%～8%,多见于工伤及交通事故,以青壮年居多。现按桡骨干骨折、尺骨干骨折及尺桡骨干双骨折等进行分述。其中合并桡骨头脱位的尺骨上 1/3 骨折及合并尺桡下关节脱位的桡骨中下 1/3 骨折,在尺桡骨上端及尺桡骨下端骨折两节中分述,不再赘述。

(一)尺桡骨干双骨折

1. 分类　对尺桡骨干双骨折的分类意见不一,Müller 按照 AO 内固定原理,将长管骨分为简单骨折、楔形骨折及复杂骨折 A(简单骨折)、B(楔形骨折)、C(复杂骨折)3 型;每型中又有 3 个亚型;而每个亚型又有 3 个骨折形态。其虽有规律,但较烦琐,临床上常难以对号入座。因此,简明而实用的分类方法还有待探索。

2. 症状及体征　成人的尺桡骨干双骨折绝大多数为移位骨折,无移位骨折罕见。主要症状为骨折处疼痛、肿胀、畸形及手和前臂的功能障碍。体检时需注意前臂三大神经的功能、血运及肿胀情况。前臂肿胀明显时,需考虑有发生骨筋膜室综合征的可能性。

3. X 射线片显示　必须拍全长尺桡骨正、侧位片,包括肘关节和腕关节,以免漏诊合并的骨折,有时须加摄斜位片。牢记无论摄片时前臂处于何种位置,通过桡骨头颈中心的延长线都始终通过肱骨小头的中心,这一关系对避免漏诊蒙泰贾骨折尤为关键。

4. 治疗　临床上无移位的尺桡骨干少见,绝大多数均有移位。除无移位骨折可采用非手术治疗外,基于下列原因,目前临床上对有移位骨折采用切开复位内固定术:①尺桡骨干双骨折必须精确复位,从而恢复上下尺桡关节,恢复前臂的长度、力线及旋转。②非手术治疗不能保证精确复位及骨折再移位。③牢固内固定后可早期行功能锻炼。内固定首选加压钢板及螺钉,可通过骨折端轴向加压或应用骨折块间拉力螺钉技术结合钢板技术获得骨折稳定,可早期行功能锻炼,恢复前臂和手部的旋转功能。其他内固定如髓内钉、外固定架固定不如加压钢板稳定,较少使用。

AO 尺桡骨干双骨折手术指征:①有移位的尺桡骨干双骨折。②成角大于 10°、旋转移位大于 10°的有移位单一尺骨或桡骨骨折。③蒙泰贾骨折、加莱亚齐骨折,以及 Essex-Lopresti 骨折。④开放性骨折。此外,骨折合并骨筋膜室综合征也是切开复位内固定的适应证。

切开复位加压钢板内固定术如下。

(1)手术时机:有移位的成人尺桡骨应尽早行切开复位内固定术,最好是在软组织肿胀之前开始手术,一般在伤后 24 ~ 48 h 进行。软组织肿胀较明显及合并其他严重损伤时,延迟手术。开放性损伤可急诊行内固定术。

(2)手术入路:桡骨手术入路有桡骨掌侧入路(Henry 入路)和背外侧入路(Thompson 入路)。Henry 入路可显露桡骨全长,切口于肱桡肌和桡侧腕屈肌之间进入,钢板置于掌侧,优点在于显露桡骨上端骨折时直接显露桡神经深支,从而避免损伤。Thompson 入路切口在桡侧腕伸短肌和指伸总肌间,钢板置于桡骨的背外侧;显露桡骨上端骨折时,必须将旋后肌连同桡神经深支一起从桡骨上剥离,从而起到保护作用。桡骨上端骨折显露时由于涉及桡神经深支,可根据具体情况选用 2 种入路。由于尺骨全长处于皮下,较为浅在,于尺侧伸腕肌和尺侧腕屈肌间进入,显露较易,钢板可置于掌侧或背侧。对于尺桡骨双骨折,必须用 2 个切口分别显露骨折,两者间皮桥尽量要宽,以免皮肤坏死;不能应用 1 个切口显露两处骨折,否则有造成尺桡骨交叉愈合可能。

(二)桡骨干骨折

1.损伤机制　直接暴力、传导暴力均可引起桡骨干骨折,骨折多为横形、短斜形。因有尺骨的支撑,桡骨干骨折的短缩、重叠移位甚少,但常有桡骨干骨折端之间的旋转畸形存在。

由于桡骨各部附着的肌肉不同,因此,不同部位的桡骨干骨折将出现不同的旋转畸形。成人桡骨干上 1/3 骨折时,骨折线位于肱二头肌,旋后肌以远、旋前圆肌近端、附着于桡骨结节的肱二头肌及附着于桡骨上 1/3 的旋后肌,牵拉骨折近段向后旋转移位,使之位于旋后位;而附着于桡骨中部及下端的旋前圆肌和旋前方肌,牵拉骨折远段向前旋转移位,使之位于旋前位。桡骨干中段或中下 1/3 段骨折时,骨折线位于旋前圆肌抵止点以下,由于肱二头肌与旋后肌的旋后倾向被旋前圆肌的旋前力量相抵消,骨折近段处于中立位,而远段受附着于桡骨下端旋前方肌的影响,位于旋前位。

2.临床症状　临床检查时,局部肿胀,骨折端压痛,旋转功能障碍。可闻及骨擦音。拍摄 X 射线片时,应包括腕关节,注意有无下尺桡关节脱位。

3.治疗

(1)桡骨单骨折:桡骨单骨折多可闭合复位,夹板或石膏固定。桡骨干中段或中下

1/3 段骨折,因其周围软组织相对较薄,多可通过闭合复位治疗。若移位较多,不能复位者可考虑切开整复内固定。而桡骨近 1/3 骨折,由于周围软组织丰富,闭合复位如有困难,应考虑行切开复位钢板固定。如钢板固定可靠,术后不用外固定,早期进行功能锻炼。

桡骨中下 1/3 处掌面较平坦,此部位的桡骨骨折行切开复位内固定术时,切口可选择掌侧或背侧切口。桡骨近侧骨折时掌侧切口对桡神经损伤的概率要小于背侧切口,所以选择掌侧切口可能更为妥当。

(三)尺骨干骨折

无桡骨头脱位的尺骨单骨折是常见损伤。它们通常是对前臂直接打击的结果并且时常是无移位的或仅有少量移位。

Dymond 将在任何平面成角超过 10°或者移位超过骨干直径 50% 的尺骨干骨折称为移位骨折。这些移位骨折比无移位骨折更不可预知,而且应该注意下述情况:①移位的尺骨干骨折可能伴有桡骨头不稳定。②移位的尺骨干骨折有成角倾向,或许因为骨间膜支撑稳定性的损失所引起。③远端尺骨干骨折可能出现短缩畸形并引起下尺桡关节的症状。

尺骨全长处于皮下,浅在,闭合复位多能成功。不稳定骨折,经皮穿入克氏针是个简便有效的办法,但仍需应用石膏外固定。使用加压钢板可免去外固定,且有利于愈合和功能恢复。多节段骨折应用 1 个长钢板在尺骨表面固定或髓内钉固定。对所有开放移位的尺骨干骨折在伤口冲洗和清创之后使用钢板固定。尺骨下 1/4 移位骨折,因旋前方肌的牵拉,可造成远骨折段的旋后畸形,整复时将前臂旋前,放松旋前方肌,可以纠正远骨折段的旋后畸形,以利复位。

第七节　腕关节损伤

一、腕舟骨骨折

腕舟骨骨折是最常见的腕骨骨折,最典型见于年轻人。当手背伸时倒地,桡偏和腕关节背伸>90°可能导致腕舟骨骨折。腕舟骨腰部骨折是最常见的。早期评估和适当的治疗在避免骨不连、缺血性坏死(AVN)和晚期腕骨塌陷中起重要作用。

(一)解剖

腕舟骨的近端是完全在关节内的(无软组织附着),从远端(掌侧和背侧)接收它的所有的血液供应的桡动脉的分支。近极骨折取决于骨内动脉血流,骨折愈合较远端骨折更慢。此骨折也有发生不愈合和缺血性坏死的风险。

(二)评估

"鼻咽窝压痛"是一个典型症状,提醒医师有腕舟骨骨折的可能性。诊断用标准的后前位、侧位和手腕斜位 X 射线片来证实。当最初的 X 射线片看起来模棱两可时,需拍摄正位与尺偏位(手舟骨位)X 射线片以显示手舟骨。相关韧带损伤,必须通过仔细影像学检查或造影排除。如果最初没有看到骨折,应用夹板固定腕关节 1～2 周,待骨折线局部吸收后再拍摄一次 X 射线片。隐匿性骨折可能以这种方式发现,或使用骨核素扫描或 MRI 来检查。已证实 CT 扫描在建立对骨折不愈合、腕骨塌陷的评估是有用的。

(三)分类系统

大多数系统强调骨折部位关乎治疗和后期并发症的重要性。腰部骨折是最常见的(65%),其次是近端(25%)和远端(10%)的骨折。

1. Russe 分型　Russe 分型系统把腕舟骨骨折分为横断型、水平型、斜型和垂直斜型。垂直斜型骨折被认为是不稳定的。

2. Herbert 分型　Herbert 分型系统更全面,包括延迟愈合和不愈合。

(四)治疗

治疗方式由骨折部位和移位的程度来确定。

1. 无移位骨折　无移位的腕舟骨骨折通常是稳定的,可以通过闭合的方法进行治疗。采用短臂拇"人"字形石膏是标准的方法,通常会在治疗 6～12 周后愈合。近端骨折愈合更慢(12～24 周)。长臂石膏固定(用于初始 6 周)已被推荐为治疗近极骨折和腰部骨折的垂直斜型。

2. 移位骨折　骨折移位>1 mm 或任何成角移位都被认为是不稳定的,要求手术治疗。切开复位内固定是通过桡侧腕屈肌腱与桡动脉之间的掌侧入路(Russe)执行。这种做法使掌侧血供受到损害,但不是至关重要的背侧动脉分支,背侧动脉分支供应 80% 的手舟骨。骨折复位应该是解剖复位,固定用任何克氏针或螺钉实现。Herbert 螺钉无头,中间无螺纹(提供骨折压缩),非常适合用于此骨折。新版螺钉包括空心和锥形螺杆设计。当刚性固定实现,立即的运动范围是可能的。如果有显著的粉碎性骨折,克氏针可以指示需不需要补充骨移植物。当用克氏针时,建议短周期固定 2～3 周。

3. 特殊情况　在移位的近极骨折情况下,背侧入路的办法是必要的。这是通过背侧第三间隔室显露,谨慎操作来保护背侧动脉分支。固定采用克氏针或螺钉。

二、月骨骨折、脱位及周围脱位

(一)月骨骨折

月骨骨折十分少见,多因跌倒手掌着地,或重物撞击所致,多表现为掌背侧极的撕脱骨折;也可因反复多次的轻微暴力作用引起疲劳性骨折。临床症状主要表现为局部的肿胀、疼痛、压痛及腕部活动受限,沿中指纵向加压时疼痛加剧。X 射线片较容易显示骨折线。月骨疲劳性骨折常为患者所忽视,就诊较迟,临床上应予以高度重视。

对早期来诊患者,可用前臂石膏固定 4～6 周,拆除石膏后拍片检查,未愈合者需延长制动时间。月骨骨折有发生坏死的可能,应注意向患者解释清楚;对已发生月骨坏死者,则应将其切除,并酌情行硅胶人工假体置换术。

(二)月骨脱位

月骨脱位及月骨周围脱位在腕部损伤中占8%～12%,多见于儿童,临床上较为少见,因此年轻医师常易忽视。月骨脱位分为掌侧(前)脱位和背侧脱位,后者极少见。

1. 致伤机制　月骨形态如锥状体,掌侧位宽大呈四方形,背侧小而尖。当手掌着地时腕部过伸、尺偏使腕中部强烈旋转之暴力使月骨被挤于头状骨和桡骨之间,其形态决定其易于向掌侧脱位。若头状骨脱向月骨背侧,手舟骨近端向背侧旋转,则为月骨周围(背侧)脱位。这一机制已从新鲜尸体力学试验中所证实。

2. 临床特点　①局部肿胀及压痛:以腕中部偏桡侧处为明显,并伴有压痛。②活动受限:腕关节活动明显受限,手指呈半屈曲位,由月骨顶压肌腱所致;正中神经也可受压,手部功能受影响。③其他:手掌部可有皮肤擦伤,腕部韧带有松弛感等。

3. 诊断　①外伤史:均较明确。②临床特点:以腕部肿痛及活动受限为主。③X射线片:易明确月骨脱位的方向及类型。侧位及正位片上显示头状骨向桡骨关节面靠拢,月骨翻至桡骨前缘,像茶杯倾倒状,根据与月骨连接的韧带损伤程度不同,其影响有所差异。

4. 并发症　除了一般的脱位并发症外,在月骨脱位中,并发症主要是无菌性坏死,其发生机制与损伤时来自桡骨掌侧与背侧的前、后韧带受损情况有关。如前韧带断裂,月骨旋转在90°左右,一般不易引起血供中断;如月骨旋转达180°以上,甚至270°,月骨的血供将受到部分或大部影响,呈现部分血供中断状。如前后韧带均断裂,表明月骨的血供完全中断,而易引起月骨无菌性坏死。

5. 治疗　基本原则与要求如下。

(1)立即复位:尽可能在伤后最早期复位,操作较容易,数小时后至数日内可能因局部肿胀而影响复位,但仍应尽早使其还纳。

(2)一步到位:应采用效果确实的臂丛神经阻滞麻醉,助手徒手牵引5～10 min,使腕关节先背屈,术者用拇指压住月骨在使其还纳原位的同时使腕关节掌屈,当手感发现月骨回至月骨窝内后而使手腕呈旋前状。对单纯的月骨掌侧脱位,术者可一手牵引,略背屈,另一手拇指将月骨推回原位,再将腕关节置于旋前位。

(3)重视复位后处理:复位后立即用前臂石膏或石膏托固定4～6周,开始每3 d复查X射线片一次,之后每周复查一次以防再脱位。如发现月骨复位后不稳定,也可施行克氏针固定术,即在C型臂X射线机透视下同时固定头状骨、舟状骨及月骨。克氏针固定术后仍需石膏固定6周左右。

(4)手术复位及内固定:闭合复位失败的可行月骨脱位开放复位术(或切除术)。其操作步骤如下。①麻醉:臂丛神经阻滞麻醉。②切口:以腕横纹为中心向近、远侧做"Z"形切口。③切开关节囊:月骨复位(或切除),纵向切开腕关节囊即显露脱位的月骨,在直视下,略加牵引即可放归原位。若月骨已坏死,也可将其切除。④术后:前臂石膏托功能位加压塑形固定3～4周,拆石膏后加强功能锻炼。

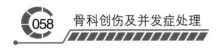
（三）月骨周围脱位

月骨周围脱位是指月骨周围的腕骨相对于桡骨远端的掌侧和背侧脱位，与月骨及桡骨远端的正常关系丧失，而月骨与桡骨的解剖关系正常。月骨周围脱位多为背侧脱位，常合并其他腕骨骨折，如经手舟骨、月骨骨折脱位等。

1. 致伤机制　致伤机制基本与月骨脱位相同。当手掌着地时腕部过伸、尺偏及使腕中部强烈旋转的暴力使舟月韧带损伤，发生舟、月骨分离，然后作用力依次使头月关节和月三角关节分离，从而形成月骨周围脱位。

2. 诊断　诊断主要依据是 X 射线片：侧位片上显示头状骨位于月骨背侧而月骨位置未变，手舟骨近端则向背侧旋转；正位片下两排腕骨有重叠征，舟、月骨之间可有间隙。由于手舟骨旋转，X 射线片上显示变短。

（1）闭合复位外固定术：月骨周围脱位行闭合复位外固定术的基本原则及要求与月骨脱位一致，但以下几点仍有所不同。①复位手法：采用臂丛神经阻滞麻醉，助手徒手牵引 5 ~ 10 min，术者用拇指压住月骨掌侧使其稳定，先背伸腕关节再逐渐掌屈，用放在关节背侧的拇指向掌侧推压脱位的腕骨，直至头状骨回到月骨远侧凹，此时可有特征性的弹响出现。②复位后处理：复位后立即用长臂石膏托将腕关节固定于 30°屈曲位，前臂和手旋前位 4 ~ 6 周，开始每 3 d 复查 X 射线片一次，之后每周复查以防再脱位。如发现舟、月骨分离或骨折移位，也可加以克氏针固定术，即在 C 型臂 X 射线机透视下同时固定舟头状骨、舟月骨及远、近骨折段。克氏针固定后仍需石膏固定 6 周左右。

（2）手术复位及内固定：闭合复位失败及经舟状骨的月骨周围脱位的可行月骨周围脱位开放复位术（或切除术），其操作步骤如下。①麻醉：臂丛神经阻滞麻醉。②切口：腕关节背侧"S"形切口。③切开伸肌支持带显露关节囊：切开皮肤、皮下牵开头静脉后即显露腕背部的伸肌支持带，延伸拇长屈肌腱切开腱鞘，牵开伸肌肌腱后即显露腕关节背侧关节囊。④月骨复位或切除："十"字形或"L"形切开关节囊，脱位的手舟骨即显露于术野，在辨清近排腕骨及头骨后，边牵引、边挤压脱位的手舟骨及头骨，使其恢复与月骨的正常关系。如复位后呈现不稳定状，则可加用克氏针或 2.0 mm 空心钉内固定月骨周围关节。对已坏死的月骨也可采用切除术治疗。⑤术后：与月骨脱位相似，只是石膏应超过肘部及拇指关节，3 周后可更换前臂石膏。

（3）其他：陈旧性骨折切开后仍不能复位，或软骨损伤严重的，可考虑行腕中关节融合术或近排腕骨切除术。腕骨或关节软骨广泛破坏时可做全腕关节融合术。

三、其他腕骨骨折

除三角骨外其发病率较低，仅占前两种骨折的 1/10，其他腕骨骨折好发顺序依次为三角骨、大多角骨、豌豆骨、钩骨、头状骨及小多角骨。

对其诊断主要依据临床表现及正、侧位 X 射线片，约半数病例需加拍斜位片、点片，以及切位片等，用以辅助诊断。

本组病例治疗大致相似,用前臂石膏固定6周左右;头状骨颈部骨折需延长固定时间4~6周;出现腕关节不稳定的多发骨折,也可复位后选用克氏针固定3~4周。对陈旧性损伤,如已出现创伤性关节炎时,则多需行关节融合术。

(一)三角骨骨折

三角骨骨折仅次于手舟骨骨折,占腕骨骨折的20.4%,可与手舟骨骨折同时存在。骨折发生机制也是由于腕关节过度的强力尺偏屈曲产生。

临床表现为腕尺侧肿痛及压痛,活动受限,X射线斜位片易看到骨折线。治疗以前臂石膏固定4~6周。骨折不愈合时,需手术去除碎骨片,并修复损伤的韧带。

(二)豌豆骨骨折

豌豆骨骨折常因直接暴力所致,骨折为线状或粉碎性骨折,也可由尺侧腕屈肌牵拉而引起撕脱骨折。表现为局部肿痛及压痛,用力屈腕疼痛加重,早期用前臂石膏固定4~6周。如拆石膏后3个月仍有疼痛,可能为豌豆骨、三角骨关节病变时,可将豌豆骨切除。

(三)钩骨骨折

钩骨骨折少见,症状表现为腕尺侧和手掌侧肿胀、疼痛,握拳时加重。钩骨骨折用石膏固定腕关节背伸位4周即可。如同时合并有尺神经功能障碍,可酌情行开放复位切除致压骨碎块或用克氏针固定3~4周。如骨折不愈合或影响尺神经时,可将钩骨手术切除。

第八节　掌指骨骨折、关节脱位

一、掌指关节脱位

掌指关节脱位多见于拇指和示指,发生于其他手指者少见。且多为掌侧脱位,背侧脱位者罕见。通常是手指于过度伸展位受到纵向而来的暴力,致使掌指关节的掌侧关节囊破裂,掌侧纤维板从膜部撕裂。掌骨头通过破裂的关节囊,并从屈指肌腱的一侧,脱至手部掌侧皮下,近节指骨基底部则移向掌骨头背侧。

(一)临床表现

临床上表现为伤指局部肿胀、疼痛及活动功能障碍。典型的表现是掌指关节于过伸位弹性固定,不能主动和被动屈曲;伤指缩短,指间关节呈屈曲状;在远侧掌横纹处于皮下可以触及脱向掌侧的掌骨头,并有明显压痛。拍摄手部正、斜位X射线片可以明确诊断。

(二)治疗

掌指关节脱位首先应行手法复位,甚至有的患者在伤后自己已将其复位,就诊时仅见局部肿胀。复位方法是术者握住伤指并予以牵引,用拇指在掌侧顶住脱出的掌骨头并

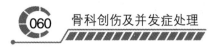

向背侧加压,在牵引的过程中逐渐屈曲掌指关节,使其复位。将手指在掌指关节屈曲位固定 3 周后,进行活动功能锻炼。

手法复位失败者应行切开复位。造成手法复位困难的原因是脱位的掌骨头嵌卡于背侧的关节囊及掌板和掌浅横韧带,以及屈肌腱和蚓状肌腱之间。牵引力越大,则掌骨头被夹得越紧,复位越困难。在拇指掌指关节脱位,则可能由于籽骨卡入关节腔内,或拇短屈肌两个头夹住掌骨头,或拇长屈肌腱卡在关节内,导致复位困难。切开复位时,应注意检查和解除以上因素,以便顺利复位。

二、掌骨骨折

掌骨骨折很常见,可发生在掌骨的不同部位,也可产生不同类型的骨折。

掌骨基底部骨折时,由于四周均有韧带固定,除拇指外,其他掌骨的基底部骨折很少发生移位。而且第 2~5 指腕掌关节活动范围较小,骨折愈合后很少引起明显功能障碍。大多数都能通过手法复位石膏固定治疗,由于局部血供良好,骨折愈合较快,通常 4 周左右即可拆除固定,进行功能锻炼。掌骨干和掌骨颈骨折时,由于伸指肌腱、屈指肌腱、腕伸肌腱和骨间肌的相互作用,骨折部位形成向背侧成角畸形。掌骨头倒向掌侧,掌指关节出现过伸。

(一)临床表现

掌骨直接位于手背皮下,位置表浅,伤后手背部肿胀、疼痛,局部明显压痛,由于掌骨干和掌骨颈骨折易向背侧成角,常在手背出现畸形。对可疑掌骨骨折者拍摄 X 射线片即可确诊。

(二)治疗

大多数掌骨骨折可采用手法复位、夹板或石膏固定治疗。对于多发性掌骨骨折,肿胀明显,难以手法复位,或者移位明显的斜形或螺旋形等不稳定骨折及手法复位失败者,可行切开复位,克氏针或螺钉内固定。术后应将掌指关节和指间关节固定于屈曲位。对于粉碎性骨折或伴有掌骨缺损的开放性骨折,还可选用外固定器固定,以牵开、支撑、维持复位。

三、指骨骨折

指骨骨折在手部最为常见,多为开放性骨折。多由直接暴力所致,可在手指的任何部位发生各种不同类型的骨折。指骨骨折由于部位不同,受到来自不同方向的肌腱的牵拉作用,产生不同方向的移位,如近节指骨中段骨折是受骨间肌和蚓状肌的牵拉,而致向掌侧成角;中节指骨在指浅屈肌腱止点远侧骨折,由于其牵拉也产生向掌侧成角;如在指浅屈肌腱止点近端骨折,则受伸肌腱牵拉造成向背侧成角。近节指骨基底部关节内骨折可分为副韧带撕裂、压缩骨折及纵形劈裂骨折 3 类。远节指骨骨折多为粉碎性骨折,常无明显移位,而远节指骨基底部背侧的撕脱骨折,通常形成锤状指畸形。

（一）临床表现

指骨位置表浅，伤后除明显的疼痛、肿胀、压痛和活动功能受限外，有明显畸形可见。对于怀疑骨折者，X 射线片即可确诊。指骨骨折的治疗常未能引起高度重视，常因对位不佳或固定不牢固而产生畸形愈合或不愈合，也常因固定不当或固定时间过长而致关节囊和侧副韧带挛缩，导致关节僵硬；特别是关节附近或经关节的骨折，常导致关节强直，严重影响手指的功能。

（二）治疗

指骨骨折的治疗，既要达到准确复位，又要达到牢固固定，还要尽可能早地进行功能锻炼，以恢复手指灵活的活动功能。

无移位的骨折，可用铝板或石膏将伤指固定于掌指关节屈曲和指间关节微屈位，4 周左右拆除固定，进行功能锻炼。

有移位的闭合性骨折，可行手法复位外固定。其固定的位置应根据骨折移位的情况而定，如掌侧成角者将手指固定于屈曲位；末节指骨基底部背侧撕脱骨折，应于近侧指间关节屈曲位、远侧指间关节过伸位固定。4～6 周拆除固定。

开放性骨折和闭合性骨折复位后位置不佳者，应行切开复位内固定。其固定的方法很多，按具体情况而定，常用的方法仍为克氏针固定，但应以牢固可靠为原则。横形或短斜形可用 2 枚克氏针交叉固定；长斜形采用平行克氏针固定。对于粉碎性、伴缺损、严重开放及靠近骨端的不稳定骨折，可选用外固定器、张力带钢丝、指骨钢板等方法固定。

（袁君杰）

第三章　下肢骨、关节损伤

第一节　股骨颈骨折

各年龄段均可能发生股骨颈骨折,但以 50 岁以上的老年人最为多见,女性多于男性。由于其常在骨质疏松的基础上发生,外伤暴力可以较轻。而中青年股骨颈骨折常由较大暴力引起。股骨颈骨折的致残率和致死率均较高,已成为导致老年人生活质量下降甚至死亡的主要威胁之一。

股骨颈位于股骨头与股骨粗隆部之间,是人体承受剪力最大的解剖段。

一、致伤机制

(一)引起股骨颈骨折最常见的外伤机制

一是外力从侧面对大转子的直接撞击;二是躯干在倒地时相对于持重下肢旋转,而股骨头则卡在髋臼窝内不能随同旋转,加上股骨颈前方强大的髂腰韧带和后方的髂股韧带挤压股骨颈。正常股骨颈部骨小梁的走向呈狭长卵圆形分布,长轴线与股骨头、股骨颈的轴心线一致,有利于在正常生理情况下承受垂直载荷,但难以对抗上述横向水平应力而易于发生断裂。

(二)绝经后和老年性骨质疏松

绝经后和老年性骨质疏松造成骨量下降和松质骨结构异常,最终导致骨的力学强度下降、骨折危险性增加,股骨颈为骨质疏松性骨折的好发部位之一。

(三)股骨颈部在同一段时间内受到反复超负荷的外力作用

股骨颈部骨小梁可不断发生显微骨折而未及时修复,即使是中青年也可能最终导致疲劳性骨折。

二、诊断

老年人摔倒后主诉髋部或膝部疼痛的,应考虑股骨颈骨折的可能。检查时可发现大转子上移至髂前上棘与坐骨结节连线以上,腹股沟韧带中点下方有压痛,患肢轻度屈曲、内收并有外旋、短缩畸形,肿胀可不明显,叩击患者足跟时可致髋部疼痛加重。多数患者伤后即不能站立和行走,部分骨折端嵌插的患者症状很轻,甚至可以步行赴医院就诊,下肢畸形也不明显,极易漏诊。正侧位摄片可明确诊断和确定骨折类型。疑有骨折而急诊X射线片检查不能确诊的患者,应嘱咐其卧床休息,2周后再次摄片复查。

三、分类

股骨颈骨折分类方法甚多,常用的有以下几种。

(一)按骨折部位分类

头下型:骨折线完全在股骨头下。

头颈型:骨折线的一部分在股骨头下,另一部分则经过股骨颈。

经颈型:全部骨折线均通过股骨颈中部。

基底型:骨折线位于股骨颈基底部,其后部已在关节囊外。

(二)按骨折移位程度分类

根据 Gardem 分类法分为以下几种类型。

Ⅰ型:不完全骨折或外翻嵌插骨折。

Ⅱ型:完全骨折无移位。

Ⅲ型:完全骨折部分移位,远侧端轻度上移并外旋。

Ⅳ型:骨折完全错位,远侧端明显上移并外旋。

Garden 分类法目前使用较广,但也有不少学者认为在临床实践中很难完全区分这4种类型。因此,可以更简单地按移位情况将股骨颈骨折分为无移位骨折(Garden Ⅰ、Ⅱ型)和有移位骨折(GardenⅢ、Ⅳ型),同样能起到指导治疗的作用。

(三)按骨折线走向分型

按骨折线与股骨干纵轴垂线交角(Linton 角)可分为以下几种。

外展型:最稳定,Linton 角小于30°。

中间型:尚稳定,Linton 角为30°~50°。

内收型:不稳定,Linton 角大于50°。骨折部所受剪力最大。

四、治疗

(一)非手术治疗

非手术治疗通常仅限于无法行走且手术风险太高或活动时有轻微疼痛的老年患者。对于这些患者,治疗目标应该是尽快从卧床状态转换至轮椅活动,以减少长期卧床的并发症,如肺不张、血栓栓塞性疾病、尿路感染和压疮。

(二)手术治疗

1. 手术时机　只要患者病情稳定,应尽快接受手术治疗。对于老年患者,手术应延期至患者的体液和电解质紊乱得到纠正后进行。研究表明,骨科和老年医学科联合治疗骨折的模式对于减少如谵妄等并发症的发生和提高生存率有优势。对于年轻患者,移位性股骨颈骨折需要进行急诊手术,为了降低骨坏死的风险,应进行切开复位内固定术。

2. 麻醉注意事项　对于无法接受早期手术的患者,可考虑放置股神经阻滞导管以辅助控制疼痛并减少老年患者麻醉药品的使用。对于全身麻醉和局部麻醉,围术期病死率的差异性在研究上并没有得出一致的结论。

3. 非移位性股骨颈骨折治疗　非移位性股骨颈骨折的推荐治疗包括多枚拉力螺钉平行的内固定。建议使用3枚或4枚螺钉。如果使用3枚拉力螺钉,可呈倒三角形排列。倒三角形排列下方的螺钉应紧贴股骨颈下部。后上的2枚螺钉应紧贴股骨颈后方。

关节囊切开:一些学者建议治疗非移位性股骨颈骨折时切开关节囊。他们的理论是切开关节囊可以降低囊内血肿所形成的压力,进而降低骨坏死的风险。对于关节囊切开是否能真正降低骨坏死的风险确实存在争议,然而这一技术仍有它的支持者,特别是针对年轻患者时。手术前,保持患肢处于屈曲、外展、外旋位已被证实可以减少关节囊内的压力。

4. 移位性股骨颈骨折　移位性股骨颈骨折的治疗方式大部分取决于患者的年龄及活动能力。对于年轻患者,可进行闭合复位或切开复位内固定术。手术目标是解剖复位,手术入路可以采取 Smith-Petersen 入路或 Watson-Jones 入路以达到恰当的复位。对于年龄更大、活动更少的患者,大部分学者建议行人工股骨头置换术。对于老年人中接受切开复位内固定术和股骨头置换的两组患者,临床研究表明股骨头置换组在提高预后和降低手术翻修率方面有显著优势。

(1)内固定:当选择进行内固定时,为了尽量降低骨不连和骨坏死并发症的风险,解剖复位是必要的。如果尝试进行闭合复位不能达到解剖复位,则应行切开复位,通常使用多枚平行的拉力螺钉实现固定。对于股骨颈基底部骨折,也可以使用动力髋螺钉。

(2)人工股骨头置换:人工置换要么选择股骨头置换的方式,使用双极假体或单极假体,要么选择全髋置换。双极假体相对于单极假体有一个理论上的优势,双极假体的第2个关节可以减少髋臼磨损。然而在临床上,双极假体的第2个关节经常失去功能,最终双极假体变为单极假体。另外,不像单极假体,双极假体通常有一个金属-聚乙烯关节,如果这个关节像设计那样发挥功能的话,可导致髋臼磨损和骨质溶解。对于大部分要求不高的老年患者来说,假体材料推荐使用单极假体。

(3)全髋关节置换:既往患有髋关节退行性改变的疾病(如类风湿关节炎、Paget病和骨关节炎)的患者发生股骨颈骨折时,应考虑行全髋关节置换术。一些研究表明,即使在那些无关节炎的老年患者中,在疼痛控制和功能改善方面,全髋关节置换术也优于股骨头置换术。此外,在不能遵循髋关节脱位预防措施警示的痴呆患者中,全髋关节置换术有着更高的脱位概率。神经系统疾病如帕金森病或瘫痪的患者脱位的概率更高,通常采取股骨头置换术治疗。

(五)术后管理

股骨颈内固定术后的负重范围是由完全无负重到患者可以承受的负重。生物力学研究表明,即使患者无负重,由于肌肉收缩,髋关节和膝关节之间实际上仍存在肌肉收缩的反作用力。许多老年患者无法耐受关节不负重。基于此,老年患者为避免长期卧床的并发症,可以承受一定的负重,以辅助行动。对于年轻患者,只有在骨折内固定存在问题时,才考虑限制负重。

五、并发症的治疗

（一）内固定失败

内固定失败的危险因素包括骨量减少、粉碎性骨折和非解剖性复位。患者通常表现为腹股沟疼痛、臀部疼痛或两者都有。治疗手段包括内固定翻修术、外翻截骨术、股骨头置换或全髋关节置换。翻修术或截骨术通常应用于年轻患者,而假体置换通常倾向应用于老年患者。

（二）股骨粗隆骨折

股骨粗隆骨折发生的原因包括股骨外侧多个未使用的钉孔和骨折内固定的起始钉孔在转子的末端。股骨粗隆骨折的治疗方法包括使用长滑动板和滑动鹅头钉来进行翻修或将内固定更换为髓内钉。2 种方法都需要实现股骨颈解剖复位。

（三）关节置换失败

关节置换失败归因于无菌性松动、感染或髋臼磨损。切口表面感染可通过外科清创和使用第四代头孢类抗生素治疗,而深部感染可能需要分期手术或取出假体。髋臼磨损在单极假体或双极假体中都可能发生。许多研究表明,双极假体髋臼磨损的发生率在 1 年内基本上相当于单极假体。股骨头置换术后继发的髋臼磨损通常表现为腹股沟疼痛,治疗上通常更换假体为全髋关节。临床出现大腿疼痛前,可在影像学上显现出股骨干松动的迹象。

第二节　股骨转子间骨折

股骨转子间骨折是指股骨颈基底以下、小转子下缘水平以上部位的骨折,是老年人的常见损伤,患者平均年龄较股骨颈骨折高。老年人的转子间骨折常在骨质疏松基础上发生,股骨上端的结构变化对骨折的发生与骨折的固定有较大影响。转子部血运丰富,骨折时出血多,但愈合好,很少发生骨不连。

一、损伤机制

当身体失去平衡而跌倒时,负重侧下肢将承受过度外旋、内旋或内翻的传导暴力,或于跌倒时大转子直接受力而导致股骨转子间骨折。老年人的股骨上端因骨质疏松而力学强度下降,骨折危险性明显增加。转子部受到内翻及向前成角的复合应力时,往往在小转子部形成高应力区,导致小转子或包括股骨距的蝶形骨折,或该部的压缩骨折——骨折近端嵌入远端,而将远骨折片内侧松质骨压缩,复位后可在远骨折端留下三角形骨缺损。小转子区的蝶形或嵌插骨折,均可显著减弱股骨后内侧支柱的稳定性,复位后有明显的髋内翻倾向。

二、诊断

老年人跌倒后髋部疼痛,不能站立或行走。局部肿胀压痛,伤肢外旋一般较股骨颈骨折明显,可伴短缩、内收畸形。由于是囊外骨折且局部血供较丰富,伤后出血较多,加之患者多是老年人,应警惕发生创伤性休克的可能。

三、分类

(一)Evans 分类法

1. 第一大类　第一大类指骨折线从股骨大粗隆的外上方斜向内下方(小粗隆)。该类又分为以下4型。

第Ⅰ型:指通过大小粗隆之间的裂缝骨折,或骨折间移位不超过3 mm 者。此型不仅稳定,且愈合快、预后好。

第Ⅱ型:指大粗隆上方开口,而小粗隆处无嵌顿或稍许嵌顿(不超过5 mm)者,伴有轻度髋内翻畸形。此型经牵引后易达到解剖对位,且骨折端稳定、预后好。

第Ⅲ型:于小粗隆部有明显嵌顿,多为近侧断端内侧缘嵌插至远侧端松质骨内。不仅髋内翻畸形明显,牵出后,被嵌顿处残留骨缺损,以致很容易再次髋内翻,甚至持续牵引达4个月以上,也仍然无法消除这一缺损。因此,属于不稳定骨折。此种特点在临床上常不被初学者所注意。

第Ⅳ型:指粉碎性骨折,与前者同样属于不稳定骨折,主要问题是因小粗隆部骨皮质碎裂、缺损或嵌入等而易继发髋内翻畸形。因此,在治疗上问题较多。

2. 第二大类　第二大类指骨折线由内上方(小粗隆处)斜向外下方(股骨干上端),实际上是粗隆下骨折,易引起变位。主要是近侧端外展、外旋及前屈,而远侧端短缩及内收,这类骨折多需手术治疗。本型又分为两型,即单纯性与粉碎性骨折。

(二)改良 Boyd 分类法

Ⅰ型:Ⅰ型无移位骨折,稳定。

Ⅱ型:Ⅱ型有移位,伴小转子小块骨折,近骨折段内翻,稳定。

Ⅲ型:Ⅲ型有移位,伴后内侧粉碎性骨折和大转子骨折,近骨折段内翻,不稳定。

Ⅳ型:转子间及后内侧皮质粉碎性骨折,伴转子下骨折,不稳定。

Ⅰ、Ⅱ型骨折的后内侧支柱和股骨距保持较好的整体性,骨折面整复对合后能够支撑股骨上端的偏心载荷而不易发生塌陷。Ⅲ、Ⅳ型骨折后,转子部后内侧支持结构失去完整性,受载时骨折端内后侧易塌陷而内翻。

四、治疗

(一)非手术治疗

非手术治疗通常仅限于无法行走且手术风险太高或活动时仅轻微疼痛的老年患者。如果选择非手术治疗,尽早让患者从早期卧床过渡到轮椅活动,以减少长期卧床的并发症(如血栓栓塞性疾病、肺不张和肺炎)。如果骨折畸形愈合,而患者的身体状况较前改善,可考虑行重建手术。另一种治疗方法是给予患者持续的骨牵引,以确保在骨折愈合期间保持骨折的对线。后一种治疗方法在护理上非常困难,并且需要承担长期卧床而发生的各种并发症的风险。

(二)手术治疗

事实上,手术治疗适用于几乎所有可耐受手术的患者。只要患者的各项生理状态,包括心肺功能、体液和电解质紊乱等得到评估和治疗,就可以进行手术。

1. **历史** 最早用于治疗转子间骨折的工具是固定角度钉板固定,如 Jewett 三翼钉。这些装置可以提供骨折的固定,但骨折端无法加压。失败原因通常为螺钉穿入髋关节,螺钉从股骨头切出或内固定断裂。为了解决不稳定骨折的高失败率,在尝试重建后内壁骨质中,复位技术得到了发展。如 Hughston-Dimon 内移截骨术、Sarmiento 外翻截骨术及 Wayne County 侧移复位术。下一代的内固定物如 Massie 钉,就像现在的滑动鹅头钉,使得螺钉固定在股骨头中,在滑动钢板的滑槽中压缩。这样的设计提高了骨的接触,但由于股骨头的固定质量较差和螺钉锋利的边缘,仍存在螺钉切除的风险。现代的滑动鹅头钉通过大直径的拉力螺钉外螺纹提高了股骨头的内固定强度。

2. **滑动鹅头钉** 在置入滑动鹅头钉前,应先取得骨折的复位,这通常在牵引床上通过患肢持续牵引完成。下肢处于内旋位,通过正侧位的 X 射线片来检查复位情况。应注意避免旋转不良、内旋对线和下沉。下沉可通过在髋关节下放置支撑物或手术中使用提升装置来纠正。复位后,经外侧入路到达股骨近端。接下来进行拉力螺钉的置入,应特别注意的是,螺钉的位置在正位和侧位应同时位于股骨头中心。螺钉应放置在软骨下骨质 1 cm 以内,尖顶距>2.5 cm 时,内固定失败风险增大。钢板角度通常为 130°~150°。钢板角度增大的优点是可增加螺钉与滑槽间的滑动及减少成角运动;缺点包括螺钉置入股骨头中心难度增加,螺钉的放置所致远端皮质压力增高。最常使用的 135°钢板可以提供合适的螺钉放置,并且降低骨皮质的应力增加幅度。新一代的置入物可以调整钢板的角度来适配患者的解剖结构。下一步是置入滑动钢板。尽管生物力学研究已经表明 2 孔的滑动钢板也许能提供足够的固定强度,但这是假定 2 个螺钉都能够把持住骨质的前提下。如果存在任何疑问,应使用 4 孔钢板;如果大转子出现粉碎或移位,复位和固定可通过张力带技术达成;如果大转子没有复位,外展功能可能需要代偿,这会导致臀中肌步态(又称 Trendelenburg 步态)。

3. **髋关节髓内钉** 髋关节髓内钉由 1 个滑动髋螺钉搭配 1 个髓内钉构成。理论上的优势包括有限的骨折部位暴露和较滑动鹅头钉更小的屈曲力矩。研究表明,髋关节髓内钉与滑动鹅头钉在手术时间、失血量、感染率、螺钉切出率或螺钉移位率上没有显著差异。最近的研究显示,针对股骨转子间骨折,髓内钉的使用率迅速增加。髓内钉在钉尖或远端锁定螺钉进针点处发生股骨干骨折的风险增高。

4. **假体置换术** 假体置换术已用于粉碎性、不稳定的转子间骨折。假体置换术是一种创伤更大的手术,失血量更多,同时也存在髋关节骨不连的风险。对于某些患者,特别是那些患有严重骨质疏松的患者,常见于终末期肾衰竭患者,假体置换相对于切开复位内固定术有一个更好的预期。假体置换也可以作为内固定失败的补救措施。

5. **术后管理** 术后患者应尽早活动,并且通常允许患者的髋关节适当负重。在患者可以下床行走前,应持续进行预防血栓的治疗。

五、损伤并发症

在血栓栓塞性疾病和死亡率方面,转子间骨折基本上和股骨颈骨折相同。由于转子间具有良好的血供,骨坏死和骨不连的风险比股骨颈骨折明显要低。

六、并发症的治疗

(一)股骨近端的外翻移位

股骨近端的外翻移位通常发生在那些缺乏对后内壁进行重建的不稳定骨折中。这可能导致置入物断裂、螺钉切出、螺钉穿入关节或钢板外侧与股骨的分离。导致这种并发症的潜在原因包括螺钉放置偏前上,不当的扩髓而导致形成第 2 个钉道,缺乏稳定的复位,骨折的极度塌陷(超过内固定装置的滑动极限),以及由于严重骨质疏松而导致的螺钉固定不牢。处置方式包括切开复位内固定翻修术、关节置换术或患者接受无痛关节融合术、畸形愈合。

(二)旋转畸形

远端的骨折块过度偏内或过度旋转都可以导致旋转不良。在不稳定骨折复位过程中,应避免过度内旋远端骨折块,并且进行内固定时应确保下肢处于中立或轻度外旋位。

(三)骨不连

使用滑动鹅头钉治疗转子间骨折发生骨不连的概率约为2%。其症状包括臀部或腹股沟的疼痛。治疗方法为内固定翻修手术或关节置换手术。

(四)螺钉-套筒脱离

螺钉-套筒脱离是较为罕见的并发症,如果螺钉-套筒的接触不充分,可使用加压螺钉来避免发生螺钉-套筒脱离。如果加压螺钉停留在原位,则可能发生螺钉退出的风险,引起相应的症状,需要再次手术取出螺钉。

（五）失血

行转子间骨折内固定手术，当采用股骨近端的外侧入路时，出血常发生在切开股外侧肌，最有可能来自股深动脉的分支。

第三节　股骨干骨折

股骨干骨折是指转子下 2~5 cm 的股骨干骨折。该骨折青壮年和儿童常见，约占全身骨折的 6%。其致伤原因多为强大的直接暴力或间接暴力，直接暴力包括车辆撞击、机器挤压、重物击伤及火器伤等，常引起股骨横断或粉碎性骨折；间接暴力多由高处跌下、产伤等所产生的杠杆作用及扭曲作用所致，常导致股骨的斜形或螺旋形骨折。

一、致伤机制

股骨干骨折的发生率略低于粗隆部骨折和股骨颈骨折，约占全身骨折的 3%，但其伤情严重，多发于 20~40 岁的青壮年，对社会造成的影响较大。10 岁以下的儿童及老年人也时有发生。

（一）发病原因

由于股骨被丰富的大腿肌肉包绕，健康成人的股骨骨折通常由高强度的直接暴力所致，如机动车辆的直接碾压或撞击、机械挤压、重物打击及火器伤等均可引起。高处坠落到不平地面所产生的杠杆及扭曲传导暴力也可导致股骨干骨折。儿童股骨干骨折通常由直接暴力引起且多为闭合性损伤，包括产伤。暴力不大而出现的股骨干骨折者除老年骨质疏松外，应警惕病理性因素。

（二）骨折移位

股骨周围肌群丰富且强大，股骨干完全骨折时断端移位距离较大，尤其是横形骨折更明显。骨折后断端移位的方向部分取决于肌肉收缩的合力方向，另外则根据外力的强度与方向以及骨折线所处的位置而定。整个股骨干可以被看成 1 个坚固的弓弦，正常情况下受内收肌群、伸膝肌群及股后肌群强力牵引固定。股骨干骨折后该 3 组肌肉强力牵引使弓弦两端接近，使得骨折端向上、向后移位，结果造成重叠畸形或成角畸形，其顶端常朝前方或前外方。具体按照骨折不同部位，其移位的规律如下。

1. 股骨干上 1/3 骨折　近侧断端因髂腰肌及耻骨肌的收缩向前屈曲，同时受附着于股骨大转子的肌肉（如阔筋膜张肌、臀中肌及臀小肌）的影响而外展外旋；近侧骨折断端越短，移位越明显；远侧断端因股后肌及内收肌群的收缩向上，并在近侧断端的后侧。由于远侧断端将近侧断端推向前，使后者更朝前移位。

2. 股骨干中 1/3 骨折　骨折断端移位情况大致与上部骨折相似，只是重叠现象较轻。远侧断端受内收肌及股后肌收缩的作用向上向后内移位，在骨折断端之间形成向外的成角畸形,但如骨折位于内收肌下方,则成角畸形较轻。除此以外,成角或移位的方向还取决于暴力的作用方向。这一部位骨折还常由于起自髋部止于小腿的长肌的作用而将股骨远断端和小腿一起牵向上方,导致肢体短缩,Nelaton 线变形,大粗隆的最高点比股骨颈骨折更位于髂前上棘与坐骨结节连线的上方。其另一个特点是,足的位置由于重力的作用呈外旋位。

3. 股骨干下 1/3 骨折 除纵向短缩移位外,腓肠肌的作用可使骨折远端向后移位,移位造成的危险是锐利的骨折端易伤及腘后部的血管和神经。

二、临床表现

股骨干骨折多因强暴力所致,因此应注意全身情况及相邻部位的损伤。

(一)全身表现

股骨干骨折多由于严重的外伤引起,出血量可达 1000 ~ 1500 mL。如果是开放性或粉碎性骨折,出血量可能更大,患者可伴有血压下降、面色苍白等出血性休克的表现;如合并其他部位脏器的损伤,休克的表现可能更明显。因此,对于此类情况,应首先测量血压并严密动态观察,并注意末梢血液循环。

(二)局部表现

可具有一般骨折的共性症状,包括疼痛、局部肿胀、成角畸形、异常活动、肢体功能受限及纵向叩击痛或骨擦音。此外,应根据肢体的外部畸形情况初步判断骨折的部位,特别是下肢远端外旋位时,注意勿与粗隆间骨折等髋部损伤的表现相混淆,有时可能是两种损伤同时存在。如合并有神经、血管损伤,足背动脉可无搏动或搏动轻微,伤肢有循环异常的表现,可有浅感觉异常或远端被支配肌肉肌力异常。

(三)X 射线片表现

一般在 X 射线正、侧位片上能够显示骨折的类型、特点及骨折移位方向,但如果导致骨折的力量不是十分剧烈,而骨折情况严重,应注意 X 射线片征象中骨质有无病理改变。

三、诊断

根据患者的外伤史,结合临床表现及 X 射线片,诊断一般并不复杂。但诊断股骨干骨折时,首先应注意有无休克和休克趋势的判断,其次注意对合并伤的诊断。对于股骨干骨折本身的诊断应做出对临床处理有意义的分类。传统的分类包括开放性、闭合性骨折,以及稳定或不稳定骨折,其中横形、嵌插及不完全骨折属于稳定骨折。国际内固定研究协会(AO/ASIF)对于长管状骨骨折进行了综合分类,并以代码表示,用来表示骨骼损伤的严重程度并作为治疗及疗效评价的基础。

四、治疗

股骨干骨折的治疗方法多样,现代生物医用材料、生物力学及医疗工程学的发展,为股骨干骨折的治疗提供了许多方便和选择。在做出合适的治疗决策前,必须综合考虑骨折的类型、部位、粉碎程度和患者的年龄、职业要求、经济状况及其他因素,再酌情选择最佳疗法。保守治疗的方法包括闭合复位及髋"人"字形石膏固定、骨骼持续牵引和股骨石膏支架等。

近年来,手术疗法随着内交锁髓内钉的发展和应用,取得了令人鼓舞的进步。但总的来说,不外乎以下方法。首先是内固定装置系统,包括传统髓内钉(可分为开放性插钉、闭合性插钉),以及内交锁髓内钉和加压钢板固定等。其次是骨外固定装置系统,此系统仍在不断改进及完善中。现从临床治疗角度进行分述。

(一)非手术治疗

以下病例选择非手术疗法已达成共识。

1. 新生儿股骨干骨折　新生儿股骨干骨折常因产伤导致,可采用患肢前屈用绷带固定至腹部的方法,一般愈合较快,即使有轻度的畸形愈合也不会造成明显的不良后果。

2. 4 岁以下患儿　4 岁以下的患儿,不论何种类型的股骨干骨折均可采用 Bryant 悬吊牵引,牵引重量以使臀部抬高离床一拳为度,双下肢相距应大于双肩的距离,以防骨折端内收成角畸形,一般 3 ~ 4 周可获骨性连接。

3. 5 ~ 12 岁患儿　5 ~ 12 岁患儿的股骨干骨折按以下步骤处理。

(1)骨牵引:Kirshner 针胫骨结节牵引,用张力牵引弓,置于儿童用 Braunes 架或 Thomas 架上牵引,重量 3 ~ 4 kg,时间 10 ~ 14 d。

(2)髋"人"字形石膏固定:牵引中床边摄片,骨折对位满意有纤维连接后,可在牵引下行髋"人"字形石膏固定。再摄片示骨折对位满意即可拔除克氏针。

(3)复查:石膏固定期间应定时摄片观察,发现成角畸形时应及时采取石膏楔形切开的方法纠正。

(4)拆除石膏:一般 4 ~ 6 周可拆除石膏,如愈合欠佳可改用超髋关节的下肢石膏固定。功能锻炼拆除石膏后积极进行下肢功能训练,尽快恢复肌力及膝关节的功能。

4. 13 ~ 18 岁的青少年及成人　13 ~ 18 岁的青少年及成人的股骨干骨折的治疗方法与前述基本相似,多采用胫骨结节持续骨牵引,初期(1 ~ 3 d)牵引重量可采用体重的1/8 ~ 1/7,摄片显示骨折复位后可改用体重的 1/10 ~ 1/9;在牵引过程中应训练患者每日3 次引体向上活动,每次不少于 50 下。牵引维持 4 ~ 6 周,再换髋"人"字形石膏固定3 个月,摄片证明骨折牢固愈合后方能下地负重。

(二)手术治疗

保守疗法对于儿童骨折的治疗比较满意。因为股骨周围骨膜较厚,血供丰富,且有强大的肌肉包绕;成人股骨干骨折极少能被手法整复和石膏维持对位的。持续牵引由于长期卧床易导致严重的并发症,会加重经济负担,目前已被弃用。现代骨科对股骨干骨折的治疗,在无禁忌证的情况下,多主张积极手术处理。

1. 髓内钉固定术　1940 年,Kuntscher 介绍髓内钉内固定用于股骨干骨折,创立了髓内夹板的生物力学原则。目前,关于股骨髓内钉的设计和改进的种类很多,但最主要体现在以下几方面:①开放复位髓内钉固定或闭合插钉髓内钉固定。②扩大髓腔或不扩髓插钉。③是否应用交锁。④动力或静力型交锁髓内钉。

为了便于权衡考虑和适当选择,有必要对以下几个方面进行阐述。

(1)与闭合性插钉比较,开放性插钉的优点:①不需要特殊的设备和手术器械。②不需要骨科专用手术床及影像增强透视机。③不需早期牵引使断端初步分离对位。④直视下复位,易发现影像上所不能显示的骨折块及无移位的粉碎性骨折,更易达到解剖复位及改善旋转的稳定性。⑤易于观察处理陈旧性骨折及可能的病理因素。

(2)与闭合复位相比,开放性插钉的不足:①骨折部位的皮肤表面留有瘢痕,影响外观。②术中失血相对较多。③对骨折愈合有用的局部血肿被清除。④复位时的操作破坏了血供等骨折愈合条件,并增加了感染的可能性。

(3)扩髓与否:一般认为,扩髓后髓内钉与骨接触点的增加提高了骨折固定的稳定性,髓腔的增大便于采用直径较大的髓内钉,钉的强度增大自然提高了骨折的固定强度。扩髓可引起髓内血液循环的破坏,但由于骨膜周围未受到破坏,骨痂生长迅速,骨折愈合可能较快。因此,对于股骨干骨折,多数学者主张扩髓,扩髓后的骨碎屑可以诱导新骨的形成,有利于骨折的愈合。对于开放性骨折,由于有感染的危险性,应慎用或不用。有文献报道,由于扩髓及髓内压力的增加,可导致肺栓塞或成人呼吸窘迫综合征,因此对多发损伤或肺挫伤的患者不宜采用。

(4)内交锁髓内钉:内交锁髓内钉是通过交锁的螺钉横形穿过髓内钉而固定于两侧皮质上,目的是防止骨折旋转、短缩及成角等畸形的发生。但是髓内钉上的内锁孔是应力集中且薄弱的部分,易因强度减弱而发生折断。因此,应采用直径较大的髓内钉,螺钉尽可能远离骨折部位,螺钉充满螺孔,延迟负重时间。不带锁髓内钉以 Ender 钉、Rush 钉及膨胀髓内钉为代表,临床上也有一定的适应证。内交锁髓内钉通过安置锁钉防止骨折的短缩和旋转,分别形成静力固定和动力固定;由于静力型固定的髓内钉可使远、近端均用锁钉锁住,适宜于粉碎、有短缩倾向及旋转移位的骨折。静力型固定要求术后不宜早期负重,以免引起髓内钉或锁钉的折断导致内固定失败。动力型固定是将髓内钉的远端或近端一端用锁钉锁住,适用于横形、短斜形骨折及骨折不愈合者,方法为一端锁定,骨折沿髓内钉纵向移动使骨折端产生压力,因而称为动力固定。静力固定可在术后 6～8 周短缩及旋转趋势消除后拔除一端的锁钉,改为动力型固定,利于骨折愈合。总之,由于影像增强设备、弹性扩髓器等的应用,扩大了内交锁髓内钉的应用范围。股骨内交锁髓内钉的设计较多,常见的有 Grosse-Kempf 交锁髓内钉、Russell-Taylor 交锁髓内钉及AO 通用股骨交锁髓内钉,这几种髓内钉基本原理及手术应用是相似的。

(5)手术操作步骤

1)手术切口及导针入点:在大粗隆顶点近侧做一个 2 cm 长的切口,再沿此切口向近侧、内侧延长 8～10 cm,按皮肤切口切开臀大肌筋膜,再沿肌纤维方向做钝性分离;识别臀大肌筋膜下组织,触诊确定大粗隆顶点,在其稍偏内后侧为梨状窝,此即为进针点,选好后用骨锥钻透骨皮质。

正确选择进针点非常重要。进针点太靠内侧易导致医源性股骨颈骨折或股骨头坏死,甚至引起髋关节感染,还可造成钉的打入困难,引起骨折近端外侧皮质骨折。进针点太靠外侧,则可能导致髓内钉打入受阻或引起内侧骨皮质粉碎性骨折。

2)骨折的复位:骨折初步满意的复位是手术顺利完成的重要步骤,手术开始前即通过牵引手法复位;一般多采用轻度过牵的方法,便于复位和导针的插入。应根据不同节段骨折移位成角的机制来进行闭合复位,特别是近端骨折仰卧位复位困难时,可采取在近端先插入一根细钢钉作杠杆复位,复位后再打入导针。非不得已,一般不应作骨折部位切开复位。

对于粉碎性骨折无须强求粉碎性骨块的复位,只要通过牵引,恢复肢体长度,纠正旋转及成角,采用静力型固定是可以取得骨折的功能愈合的。

3)放置导针、扩大髓腔:通过进针点插入圆头导针,不断旋转进入,并保持导针位于髓腔的中央部分,确定其已达骨折远端后,以直径 8 mm 弹性髓腔锉开始扩髓,每次增加 1 mm,扩大好的髓腔应比插入的髓内钉粗 1 mm。扩髓过程中遇到阻力可能是将要通过髓腔的狭窄部,通过困难时可改用小一号的髓腔锉,直到顺利完成为止。要防止扩髓过程中对一侧皮质锉得过多引起骨皮质劈裂造成骨折。

4)髓内钉的选择和置入:合适的髓内钉的长度应是钉的近端与大粗隆顶点平齐,远端距股骨髁 2~4 cm,直径应比最终用的髓腔锉直径小 1 mm。此时,将选择好的髓内钉与打入器牢固连接,钉的弧度向前,沿导针打入髓腔;当钉尾距大粗隆 5 cm 时,需更换导向器,继续打入直至与大粗隆顶平齐。打入过程中应注意不能旋转髓内钉,以免此后锁钉放置困难,遇打入困难时不能强行打入,必要时重新扩髓或改小一号髓内钉。

5)锁钉的置入:近端锁钉在导向器的引导下一般比较容易,只要按照操作步骤进行即可,需要注意的是导向器与髓内钉的连接必须牢固,松动将会影响近端锁钉的置入位置。远端锁钉的置入也可采用定位器,临床实际中依靠定位器往往效果并不理想,这可能是由于髓内钉在打入后的轻微变形影响了其准确性,一般采用影像增强透视结合徒手技术置入远端锁钉,为减少放射线的照射,需要医师掌握熟练的操作技巧。

2. 接骨板螺钉内固定术　既往认为接骨板螺钉固定术的适应证为手术复位髓内钉固定不适合的患者,如股骨上 1/3 或下 1/3 骨折者,对股骨干骨折切开复位接骨板螺钉固定的观点已有所不同。由于传统髓内钉疗效满意,以及当前闭合性髓内钉手术,特别是交锁髓内钉技术的发展,人们看到更多的是接骨板螺钉内固定的缺点。经验不足的骨科医生可能会造成一些力学上的错误,如钢板选择不当、太薄或太短、操作中螺钉仅穿过一层皮质以及骨片的分离等。尤其是当固定失败、发生感染时,重建就成了大问题,并且接骨板的强度不足以允许患者早期活动。此外,由于钢板的应力遮挡导致骨质疏松,使得在拆除内固定后仍应注意保护骨组织,逐步增加应力,才能避免再骨折。这些方面严重影响了接骨板螺钉内固定术在股骨干骨折中的应用和推广,有学者建议应慎重选择。

3. 外固定支架固定术　关于外固定支架,国内、外有多种设计,其应用的范围适用于

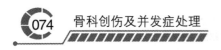

股骨干各段、各种类型的骨折,对开放性骨折、伤口感染需定期换药者尤其适用。应用外固定支架患者可早期下地活动,有益于关节功能的恢复。应注意防止穿针孔的感染和手术操作中误伤血管、神经。由于大腿部肌肉力量强大,宜选用环形或半环形的支架,单侧支架很难维持对位对线,除非伴有其他损伤需卧床休养的病例。

第四节　膝关节损伤

一、膝关节骨软骨骨折

膝关节损伤大都会造成不同程度的关节软骨损害。软骨的创伤可以是软骨的直接损伤,如手术操作中器械对软骨的创伤,但更多见的是由间接损伤所致,关节内骨折、半月板损伤和交叉韧带损伤等大多伴有关节软骨面的损伤。关节透明软骨在结构与功能上的特殊性,使得关节软骨面的修复成为近年来活跃的研究课题。关节镜对关节面损伤的直接观察可以比包括 X 射线片、CT 和磁共振(MR)等任何其他的检查手段更明确地评价关节面损伤的程度,并可以在关节镜下直接进行必要的手术处理,或是在关节镜辅助下进行切开手术,以更小的创伤更准确地修复关节软骨。

(一)诊断与处理原则

关节镜检查是诊断关节面损伤最好的方法。通过关节镜技术不仅可以对损伤或病灶的部位、大小、骨软骨块的形态和是否已发生坏死等情况做出准确的评价,还可以通过关节镜技术将正常的骨软骨块在局部清创后复位,并进行镜下内固定或将游离体和已坏死的骨软骨块去除,并进行病灶基底的清创,以促进关节软骨面的修复。

此外,高分辨率的 MR 也可获得准确的诊断信息。对伴有软骨下骨的损伤或骨折的病例,X 射线片、CT 有明确的诊断价值。

骨软骨骨折的整复要通过手术治疗。如果是儿童骨折且没有移位,可试用保守疗法。如患者为成人,游离骨片通常要切除。骨软骨骨折的骨片通常来自股骨外髁或髌骨内侧面,手术目的是防止由于内部紊乱而致关节进一步损伤。若骨片很大,应尽可能地修复。一般骨软骨骨片很小,无法将其固定在原位;当骨软骨骨片较大时,可使用沉头螺丝钉固定,固定时不要使钉头突出关节面而进入关节内再造成损伤。如果诊断和手术都被延误,骨片的边缘和缺损已成为钝圆形,则不可能达到恢复原位的要求。骨片切除时,切除处的松质骨面应该是光滑的。锐性切除、分离磨损的软骨边缘,以斜形削除为佳,不要影响负重面。

对于关节软骨面的划伤、割伤和轻度挫伤,一般不需特殊处理。通过减少负重和使用 CPM 训练,以及适当的对症处理可获得满意疗效。

(二)不同类型关节骨软骨损伤的评价与治疗

对临床骨科医生而言,许多软骨损伤在没有关节镜的观察和诸如 MR 等高分辨率辅助诊断结果的帮助下是难以获得准确诊断的。在关节镜下对关节软骨损伤的描述可按照软骨划伤和挫伤、软骨裂伤或软骨骨折、软骨缺损及关节内骨折的分类进行。

1. **软骨挫伤**　软骨挫伤是关节软骨损伤的最常见的类型。在急性或亚急性的关节损伤中,膝关节镜下可发现损伤的软骨出现表浅的缺损和明显的摩擦痕迹,较长时间后可以发现局部的软骨发生纤维化或瘢痕软骨修复。在半月板破裂的病例中,几乎均可以观察到与半月板破裂的部位相应的股骨和胫骨的关节面有程度不等的软骨挫伤与磨损。同样,在交叉韧带断裂或慢性膝关节不稳定的病例中,也都有类似的表现。

对未达全层的软骨挫伤和划伤,可在关节镜下进行局部的修整使其成为光滑的表面,去除可能成为游离体的软骨片,并处理同时存在的膝关节内其他病损。

2. **软骨划伤**　软骨的划伤经常由膝关节的开放或关节镜下手术操作所致。在操作关节镜的过程中,使用任何金属器械的粗暴动作,包括镜头移动不慎均可造成关节软骨面的划伤,轻微的划伤在关节镜下可以见到表浅的划痕和 1 条被掀起的较薄的膜状软骨,关节镜下将其去除后一般不引起症状。而较深大的划伤则可导致术后恢复期延长和损伤软骨的瘢痕化。

3. **软骨裂伤(软骨骨折)与软骨缺损**　软骨裂伤或软骨骨折,以及由其引起的关节软骨面的缺损是较严重的关节软骨损伤,通常由较大的直接或间接暴力造成。关节镜观察可发现关节软骨裂伤、掀起、软骨下出血,有时软骨骨折片脱落成为关节内游离体,而关节面出现软骨缺损。值得注意的是,对关节损伤的病例,当关节镜下发现有较大的软骨缺损时,一定存在软骨的游离体,而软骨片在 X 射线片上并不显影,术前难以定位,一定要仔细寻找软骨的骨折片,并将其形态、大小与关节面缺损区加以对照,因为 1 个较大的关节面缺损可能存在数个软骨的骨折碎片。对新鲜的软骨骨折可考虑在开放或镜下复位与固定,而对后期的软骨缺损则需要通过局部清创、磨削或以骨软骨、骨膜或软骨膜进行二期修复。

4. **关节内骨折**　关节内的骨折不可避免地影响到关节软骨。部分闭合性的关节内骨折,如交叉韧带的胫骨止点的撕脱骨折、胫骨平台骨折或陈旧性关节内骨折,都伴有关节软骨的损伤。在处理骨折和韧带撕裂时需考虑到关节面的重建。

对已通过 X 射线片明确了关节面骨软骨骨折的病例,如果骨折块直径大于 10 mm 且位于功能区,则可以通过切开手术的方法进行内固定。通常采用前内侧切口可以良好获得显露。清除骨折基底后,将带有软骨面的骨软骨块复位,并以沉头螺钉固定,注意使螺钉尾部沉入关节软骨平面以下。复位后的软骨面与正常软骨面的结合缘应修整光滑。

在早期病例中,采用克氏针固定的常见并发症,如克氏针断裂,即使用石膏固定也可发生。此外,皮肤上克氏针针眼的感染也较为常见。目前普遍提倡使用沉头空心螺钉进行固定,手术并发症已显著减少。

术后患者需扶拐行走,避免完全负重 8 周以防止胫骨关节面损伤,并结合持续被动运动(CPM)及相应的康复训练。

5. **关节面软骨骨折性游离体**　关节面软骨的剥脱可导致关节内游离体的产生。而较大的软骨性游离体将产生交锁等体征。游离体可能存在于髌上囊、髁间窝,以及内、外侧沟,甚至滞留在腘窝内。

(三)关节面缺损的修复手术

如关节软骨面较大和较深的创伤未获得及时处理,脱落的骨软骨块已坏死,关节面可能残留缺损,并将因此出现明显的临床症状和体征。时间久后必然将导致创伤性骨关节炎的结果。近年来,相继有学者报道了各种不同的修复关节软骨面负重缺损的手术方法。

1. 关节内自体骨-软骨移植 取自同侧膝关节带正常关节软骨的自体骨-软骨移植修复膝关节负重面缺损的方法已经被膝关节外科医生广泛接受。有学者报道了使用关节镜进行移植手术的技术。目前被认为是解决膝关节负重区中等范围缺损的较理想的方案。应该注意的是,大块的骨软骨移植,其软骨面将发生退变。

手术方法:无论是开放手术或关节镜手术,其移植物获取和植入方法均相同。以特制的直径 5~7 mm 的环形取骨器获取外侧髁前外侧缘或髁间凹前上缘带软骨面的圆柱状自体骨软骨块;在缺损区用相对应直径的打孔器打孔,使与移植物相匹配。将移植物紧密嵌入使移植的软骨面与关节面相平或稍低。对较大的缺损,可使用数个移植物充填。

2. 自体骨-骨膜移植 骨膜移植诱导透明软骨再生已经动物实验和临床实践所证实,但骨膜移植在修复膝关节骨软骨缺损时存在技术上的问题,如缺损深度的充填和骨膜的固定等,尚难以解决。吴海山等报道采用取自胫骨上端的自体骨-骨膜移植修复膝关节骨软骨缺损的技术也获得了满意的疗效。

手术方法:①前内侧入路显露膝关节,取出游离体,暴露缺损区。②将缺损区清创并修凿成标准的几何形状,精确测量其大小与深度。③在切口远端的胫骨干骺端凿取带骨膜的骨块,并精确修整使其与缺损区相匹配。④以紧密嵌入法将骨膜-骨移植物植入缺损区,使骨膜面稍低于正常关节软骨面,也可采用环锯法和矩形凿法准备手术区和获取移植物,以得到更紧密的固定。

二、半月板损伤

半月板对于膝关节的正常功能是必不可少的,内侧半月板比较大,呈"C"形;外侧半月板较小,呈"O"形。半月板具有多种功能,如承重、吸收震荡、稳定关节和润滑关节等,有些是已知的或已经证实的,有些是理论上的推测。半月板可加强关节在所有平面上的稳定性,是非常重要的旋转稳定器。半月板的血管供应主要来源于内、外侧膝上及膝下血管。这些血管的分支在滑膜和关节囊组织内产生半月板周围毛细血管丛。根据血供情况分为:红区(完全在血管供应区内)、红白区(血管区的边缘)和白区(无血管区)。

(一)致伤机制

半月板损伤通常是关节部分屈曲,遭受旋转性外力而导致的。当膝关节屈曲时,股骨在胫骨上强力内、外旋的过程中,股骨将半月板压向后方和关节的中央。后方坚强的周边附着部可防止半月板损伤,但如果附着部发生拉伸或撕裂,半月板的后部被压向关节的中心并卡在股骨和胫骨间,当关节突然伸直时就会发生半月板损伤。如足球运动员的射门动作,煤矿工人的蹲位工作,都容易造成半月板损伤。

(二)损伤类型

损伤类型:①纵裂。②中 1/3 撕裂。③前角撕裂。④前 1/3 撕裂。⑤后 1/3 撕裂。⑥层裂。

(三)半月板损伤的诊断

对半月板撕裂引起的膝关节内紊乱的诊断并非十分简单。仔细地询问病史,详尽准确的物理检查,结合站立位 X 射线片,特别是 MRI 和关节镜检查,可以使半月板撕裂的误诊率保持在 5% 以下。

1. 病史与临床表现　年轻患者较正常的半月板更容易产生撕裂,通常伴有明显的创伤,屈膝时半月板会陷入股骨和胫骨髁之间,膝关节伸直后发生撕裂。而本身已有退变的半月板撕裂,则可能完全无法获得外伤史的主述,此类患者常因为关节交锁或疼痛就诊。交锁通常仅发生在纵向撕裂,在内侧半月板的桶柄状撕裂中也较常见。关节内游离体和其他的一些原因也可能引起交锁。当患者无交锁症状时,诊断半月板撕裂可能是困难的。

半月板损伤后的常见临床表现包括局限性的疼痛、关节肿胀、弹响和交锁、股四头肌萎缩、膝软及在关节间隙或半月板部位有明确的压痛。

弹响、交锁和关节间隙的压痛是半月板损伤的重要体征,关于膝关节周围肌肉的萎缩,特别是股内侧肌萎缩,提示膝关节有复发的病症,但不能提示是何原因。

2. 物理检查

(1)压痛:最重要的物理检查是沿关节的内侧、外侧间隙或半月板周围有局限性压痛。除了边缘部分,半月板本身没有神经纤维,所以压痛或疼痛是与邻近关节囊和滑膜组织的牵拉痛或局部的创伤反应有关。

(2)操作检查:McMarray 试验和 Apley 研磨试验是最常用的操作检查方法。在做 McMarray 试验时,患者处于仰卧位,使膝关节剧烈地、强有力地屈曲,检查者一手摸到关节的内侧缘,控制内侧半月板;另一手握足,保持膝关节完全屈曲,小腿外旋内翻,缓慢地伸展膝关节,可能听到或感觉到弹响或弹跳;再用手摸到关节的外侧缘,控制外侧半月板,小腿内旋外翻,缓慢伸展膝关节,听到或感觉弹响或弹跳。McMurray 试验产生的弹响或患者在检查时主诉突然疼痛,常对半月板撕裂的定位有一定意义。膝关节完全屈曲到 90° 之间弹响,常见的原因是半月板后面边缘撕裂;当膝关节在较大的伸直位时,关节间隙有明确的弹响提示半月板中部或前部撕裂。但 McMarray 试验阴性,不能排除半月板撕裂。做 Apley 研磨试验时,患者俯卧位,屈膝 90°,大腿前面固定在检查台上,足和小腿向上提,使关节分离并做旋转动作,旋转时拉紧的力量在韧带上,当韧带撕裂,试验时患者有显著的疼痛。此后,膝关节在同样位置,足和小腿向下压并旋转关节,缓慢屈曲和伸展,当半月板撕裂时,膝关节间隙可能有明显的弹响和疼痛。其他有用的试验包括"下蹲试验":以重复完全的下蹲动作,同时足和小腿交替地充分内旋和外旋诱发弹响和疼痛,疼痛局限于关节内侧或外侧间隙。内旋位疼痛提示外侧半月板损伤,外旋位疼痛提示内侧半月板损伤。此外,侧卧位利用小腿的重力挤压关节间隙,反复伸、屈膝关节动作能"重力实验"对判断膝关节盘状软骨也有一定帮助。

膝关节的操作检查必须是双膝关节对照检查,以避免将膝关节生理性的弹响误作为半月板损伤。

3. X射线片检查　前后位、侧位以及髌骨切线位的X射线片,应作为常规检查。摄片不是为了诊断半月板撕裂,而是排除骨软骨游离体、剥脱性骨软骨炎和可能类似于半月板撕裂的其他膝关节紊乱。站立位的膝关节前后位片可提示关节间隙情况,在层次清晰的X射线片上有时能反映盘状软骨的轮廓。关节造影术是提供分析膝关节疾病的有价值的辅助措施,临床常用气碘双重造影技术。对有经验的医师来说,在各种应力位拍摄的造影片可以获得半月板撕裂、交叉韧带断裂等较准确的信息。但由于现代MRI等非侵入性和高准确性的检查手段,造影技术目前已较少应用。

4. MRI和其他影像学诊断　MRI是迄今为止阳性敏感率和准确率最高的影像学检查手段。在使用1.5T的MRI机并使用肢体线圈的条件下,适当地控制检查条件,可使其对半月板、交叉韧带等结构病损的诊断准确率达98%。对半月板撕裂的MRI诊断根据Lotysch-Crues分级的Ⅲ度标准,即低信号的半月板内线状或复杂形状的高信号贯穿半月板的表面。其他的影像学诊断方法如膝关节高分辨率超声、高分辨率CT等对膝关节内紊乱的诊断也有一定帮助。

5. 关节镜技术　关节镜技术已被公认为最理想的半月板损伤的诊断与外科处理手段。对半月板撕裂诊断不明的膝关节紊乱,关节镜是最后的确诊方法。但关节镜不应成为半月板撕裂的常规检查手段。只有在临床得出半月板撕裂的初步诊断之后,关节镜检查作为证实诊断并同时进行关节镜手术处理时,关节镜手术才能显示其优越性。

(四)半月板撕裂的处理

1. 非手术治疗　在半月板的周围血供区(红区)发生急性撕裂是非手术治疗的指征。对于急性损伤的同时伴有慢性或反复出现的症状,以及既往有半月板损伤体征者,非手术治疗往往无效。血管供应区内1个小的移位或不完全撕裂,在损伤初期适当处理是能够愈合的;通过MRI或应用关节镜观察到血管供应区内小的、稳定的急性撕裂,石膏固定3~6周后,大多数在这个固定期内能够愈合。慢性撕裂即使在血管区,不应用手术清创缝合也将不能愈合。非手术治疗对于桶柄状半月板撕裂引起的膝关节交锁的患者是不适当的。因为这种撕裂发生在半月板的无血管部位,将不可能愈合,必须手术治疗。

但临床上医师多数无法对半月板是在"红区"或"白区"的撕裂做出定位诊断,因此,即使是急性撕裂,保守治疗是否能获得愈合仍然是不可知的。但不应放弃愈合的机会。

非手术治疗的措施包括长腿石膏固定4～8周,允许患者用拐杖带石膏负重。在石膏固定中,进行股四头肌的等长训练,并在石膏去除后继续膝关节康复训练。假如非手术治疗症状复发,则说明半月板未获得愈合。

非手术治疗最重要的是治疗过程中的康复训练,避免膝关节肌群的萎缩。

鉴于半月板在膝关节中的重要功能和半月板切除后对关节退变进程的显著影响,对半月板损伤的处理原则应该是尽可能地保留正常、稳定的半月板组织。因此,针对半月板损伤的类型,采用个体化的手术方案包括半月板缝合、半月板部分切除、半月板次全切除和半月板全切除。此外,近年来,半月板移植术也已经在临床开展并取得了短期随访的成功。

2. 关节镜下半月板手术　为了在对半月板损伤进行有效治疗时将创伤控制到最小,关节镜技术无疑是最好的选择。在关节镜下可以完成治疗半月板的所有术式。

3. 半月板切除术

(1)注意事项:正常半月板是膝关节重要的结构,虽然患者切除了半月板仍然可以正常活动,但常发生关节内晚期退行性改变。另外,半月板的许多其他作用的丧失可影响到膝关节长期的功能。因此,选择半月板的切除手术方案应该慎重。

半月板切除术的成功与否取决于许多因素,包括适当的操作器械、熟练的手术技巧、针对性的术后护理及康复训练。

半月板切除术应该在止血带下操作,尽量清晰地显露半月板,避免盲目地切除可能是正常的半月板和损伤关节面。为更好地完成开放的半月板手术,需要的特殊器械包括叶状半月板拉钩、Kocker钳、半月板刀、脑膜剪和髓核钳等。关节镜专用的手工操作工具和电动刨削器等同样适用于切开手术操作,并且更有益于开放手术中进行半月板部分切除和次全切除的操作。

做内侧半月板切除术切口时,要保护隐神经的髌下支。隐神经由后经过缝匠肌,在缝匠肌腱与股薄肌之间穿出筋膜,位于小腿内侧皮下;切断隐神经的髌下支将产生膝关节前方的知觉迟钝或者疼痛的神经瘤。

(2)内侧半月板切除术:髌骨内侧做1个前内侧切口,与髌骨和髌腱平行,长约5 cm,到达关节线下方,再延伸的话易导致隐神经髌下支损伤的危险。但过小的切口是得不偿失的,因为小切口可能使重要的关节内损伤遗漏。切开关节囊与滑膜,分别延伸两端滑膜切口,吸出关节液。当切开前内侧关节囊和滑膜时,小心保护半月板前角,用探针系统地检查关节结构,包括内侧半月板、髌骨关节面、内侧股骨和胫骨的关节面、交叉韧带、胫骨前肌。最好使用专门的光源,以获得清晰的观察。用探针触摸半月板下面,暴露半月板下面的撕裂及后角。然后充分伸膝检查髌上囊,因切口小,仅能看到内侧部分,轻微屈曲并用力外翻膝关节,牵开胫侧副韧带,检查内侧半月板的前2/3部。确定有撕裂时,切除半月板。桶柄状撕裂的内侧部分半月板可仅切除桶柄部分,而不必全切除。

直视下显露半月板前角附着部,用Kocher钳抓住前部分向关节中央维持轻微的牵引,助手用叶状牵开器小心牵开胫侧副韧带,直视下游离半月板中部。用半月板刀的凹面,切开半月板周围附着部向后推进。后角部分可能向后回缩,在膝关节屈曲胫骨外旋位,牵拉半月板后部向前,以弧形半月板刀将整个后角附着部分离,牵拉半月板进入髁间凹,剩余的后角附着部能够在直视下,用半月板刀,通过髁间凹完整地切除。

当关节间隙狭窄,半月板刀通过胫骨髁的内侧缘困难时,加用辅助的后内侧切口,可以更完全和更容易分离后角,同时可收紧或恢复关节囊结构,特别是后斜韧带和半膜肌的关节囊延伸部。通过这个切口可暴露半月板的后部分,并经前切口牵开、游离半月板前2/3,用止血钳将游离的半月板拉向后内侧切口。在直视下切开后角周围附着部,以完成内侧半月板的完整切除,或在经前内切口切除内侧半月板大部后,再经此辅助切口将半月板后角碎片切除。彻底冲洗并检查关节,切除残余的半月板,取出关节内切削碎片。逐层缝合。

(3)内侧半月板桶柄状撕裂的部分切除术:如半月板撕裂的"桶柄"进入髁间凹,则横形切断中央部与周围部分前面的连接处,用 Kocher 钳抓住"桶柄",拖向前面,用半月板切除刀在直视下向后切断"桶柄"的后附着。"桶柄"通常少于半月板宽度的1/2,保留周围部分,将继续保持部分功能。注意检查有无其他撕裂,并用探针检查残余的半月板周围缘。保证留下稳定平衡的半月板边缘以保持其在关节稳定中的作用。

(4)外侧半月板切除术:患者仰卧并悬垂小腿,膝关节充分屈曲,做前外侧切口。切口线自髌骨外侧中点,向远端伸延,与髌骨和髌韧带平行,到胫骨面上方。切开股四头肌腱膜,前外侧关节囊,沿皮肤切口线切开滑膜,避免切断外侧半月板的前周围附着部,用叶状拉钩牵开髌下脂肪垫和黏膜韧带,另一把叶状拉钩保护外侧关节囊和腓侧副韧带。用尖刀片游离外侧半月板的前1/3并用 Kocher 钳夹住,维持牵引,用半月板刀游离外侧半月板体部,在体部和后角的交界处小心地从关节囊分离半月板,避免切断该处的肌腱,肌腱切断可能导致膝关节旋转不稳定。内旋足和小腿能清楚看到胫骨外侧平台的前面,继续轻柔地牵引,游离前部,以弧形半月板刀切开外侧半月板的后角附着部,完整切除外侧半月板。

(5)半月板切除术后并发症的预防与处理:半月板切除后,术后的关节血肿和慢性滑膜炎是最常见的2个并发症。由于操作不当,半月板残留、关节面及关节内结构的损伤等也可以导致术后症状不缓解。预防措施包括手术结束时放松止血带,结扎膝下外侧动脉的出血,使关节血肿减少到最小程度,再缝合伤口。慢性滑膜炎可能是膝关节术后患者很快下地活动,下肢肌肉还未恢复足够的肌张力前过早地负重,以及关节内血肿的结果。膝关节穿刺、减少负重,加强肌肉等张性操练,半月板碎片的残留,特别是后角残留或者血管损伤通常是可以通过后侧的辅助切口或手术中仔细的操作而避免的。隐神经髌下支神经瘤,可能是在做前内侧切口时,忽视了局部解剖和过度牵拉神经分支所致,早期的关节不稳也可以是半月板切除术后的并发症。半月板目前被认为是膝关节重要的稳定结构,因此,术前无症状,在术中没有发现病理改变,则不应切除半月板。术前评价包括特殊的诊断性检查,可避免切除正常的半月板。

4.半月板缝合术

（1）半月板缝合的适应证：半月板周围约 1/3 的区域（红区）有血液供应，该区域内的撕裂在得到稳定的缝合后可以愈合。因此，对于红区的撕裂，在技术条件允许的情况下应争取缝合以保留半月板。由于半月板周缘的撕裂几乎可以发生在任何部位，而每一不同部位的缝合在技术上都有区别。

对新鲜的（3 周以内）半月板撕裂的缝合是没有争议的。但对于陈旧的半月板撕裂是否属于缝合的适应证则存在争论。目前多数学者认为，即使是陈旧的撕裂，在对撕裂边缘进行彻底的清创之后，仍然有愈合的机会，只是愈合的概率将比新鲜撕裂小。

为半月板缝合设计的特制缝合工具，如各种不同弧度的单套管系统或双套管系统等，可以在关节镜下完成大多数的半月板边缘撕裂的缝合。相反，开放手术缝合半月板往往比关节镜下缝合更加困难。只有在缺乏关节镜设备和技术的情况下，或是对某些镜下缝合困难的区域的撕裂如前角撕裂才采用开放手术缝合。因为半月板内胶原的排列方向决定了垂直缝合比水平位缝合更牢固，经关节切开，多根垂直缝线缝合半月板撕裂的周围缘比用关节镜技术更容易。

（2）切口选择：根据术前的半月板撕裂的定位诊断和关节镜检查结果选择与上述半月板切除相应的切口。

（3）手术方法：以内侧半月板后角边缘撕裂的缝合为例。

膝关节屈曲，做后内侧切口，切口自股骨内上髁向远端沿着后斜韧带方向垂直地向半膜肌腱的方向延伸。应用叶状拉钩向后牵开后关节囊，探查撕裂的半月板，撕裂通常位于半月板周围 2～3 mm，完全在血管区内。缝合前用小锉刀做撕裂边缘的修整与清创，以促进半月板及滑膜组织的愈合反应。识别后关节囊和腓肠肌内侧头之间的间隔，将内侧头向后牵开。暴露半月板及撕裂区域，用 3-0 无创尼龙线间隔 3～4 mm 缝合。缝合时从关节囊后侧面开始，缝线经过关节囊，垂直地从下到上经过半月板，再经关节囊返出，留置缝线不结扎，每根缝线的方向保持垂直。关节切口缝合前，聚集半月板缝线的两端，施加张力，看到半月板撕裂部准确地接近，维持缝线的张力，缓慢伸膝，注意观察撕裂部稳妥地接近而不分离开。在关节囊外逐根结扎半月板缝线。

（4）术后处理：膝关节屈曲 15°～20°，长腿石膏或支具固定 4～6 周，8 周内不负重，患者在石膏固定中即开始肌肉的等长训练。当石膏或支架去除后，根据患者各自情况，进行渐进抗阻训练。

5.**半月板移植术**　鉴于半月板的重要功能，对半月板缺失的病例采用半月板移植重建新的半月板是一种较新的方案。近年来，同种异体半月板移植已经从动物实验过渡到临床试验，并获得了良好的短期疗效。但长期疗效及移植半月板的转归等还有待长期随访研究。

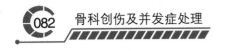
三、膝部韧带急性损伤

(一)致伤机制

战士的训练伤、车祸尤其是摩托车意外事故、对抗性运动,如足球、滑雪、体操和其他运动,是膝关节韧带损伤的普遍原因。产生膝关节周围韧带撕裂的创伤机制如下。

1. 外展、屈曲及股骨在胫骨上内旋　当运动员负重的小腿遭受来自外侧伤力的撞击,使膝关节受到外展屈曲的暴力,造成膝关节内侧结构损伤。其严重性取决于外界暴力的大小。

2. 内收、屈曲及股骨在胫骨上外旋　内收、屈曲和股骨在胫骨上外旋是不常见的,易产生外侧韧带的破裂,破裂的程度取决于外力的大小。

3. 过伸　伸直膝关节时,暴力直接作用于膝前面,使膝关节过伸,可损伤前交叉韧带。假如这个暴力异常强大并持续作用,后关节囊过度紧张并可发生破裂,后交叉韧带也可能撕裂。

4. 前后移位　前方暴力作用于股骨,可产生前交叉韧带的损伤,作用于胫骨,则容易造成后交叉韧带的损伤,撕裂程度取决于胫骨移位的程度。轻微扭伤引起的损害,其严重性可能不同,从没有韧带的破裂到单一韧带的完全破裂,或者韧带的复合损伤。

应该注意的是,关节稳定结构的撕裂常常是复合性的。当外展、屈曲及股骨在胫骨上内旋时,可发生内侧支持结构、内侧副韧带、内侧关节囊韧带的损伤。遭遇强大的暴力时,前交叉韧带也可撕裂,内侧半月板可能被挤压在股骨髁和胫骨平台之间,产生半月板周围的撕裂和内侧结构的撕裂,产生所谓的"膝关节损伤三联征"。相反,当内收、屈曲及股骨在胫骨上外旋,首先是外侧副韧带撕裂,但取决于创伤和移位力量的大小,随即发生关节囊韧带、弓状韧带复合体、腘肌、髂胫束、股二头肌的损伤。韧带结构的撕裂将导致关节的不稳定,而对膝关节的稳定性判断不仅涉及孤立性结构损伤,而且涉及复合结构的损伤。

(二)病史和临床表现

仔细询问患者病史、进行局部检查,通常能够明确膝关节韧带急性损伤的部位、分类和损伤的严重程度。损伤时膝关节的位置、负重情况,直接暴力或间接暴力,以及肢体损伤的部位等了解都是重要的。

损伤后应尽早地进行全面、正确和系统的物理检查,以便减少因严重的肿胀、疼痛保护及有关受累肌肉痉挛所带来的体检上的困难。两侧下肢应完全裸露,检查肢体有无畸形,包括髌骨位置有无异常。关节血肿提示关节内结构的损伤,但关节无血肿并不表示关节韧带损伤不严重。关节周围软组织的出血斑对损伤的定位有帮助。当膝关节有显著紊乱时,股四头肌很快出现失用性萎缩。当韧带损伤时,膝关节侧副韧带和它们的附着部位常有局限性压痛。偶然侧副韧带在胫骨部位上的止点撕裂,或外侧副韧带撕裂时,可摸到缺陷区域。

（三）关节稳定性的操作检查和评价

急性损伤后的操作检查应该在麻醉下进行。健侧肢体应先检查，以便对关节的正常松弛度有一定认识。

1. 外翻应力试验　患者仰卧位先检查健侧肢体，以便获得正常韧带张力程度，然后检查患侧。检查者将一手放置在膝关节外侧面，另一手放置在踝关节内侧，对膝关节施加外翻应力，而同时踝关节的手使小腿处于轻微的外旋位，注意膝关节屈曲30°位时的关节稳定性，将膝关节完全伸直并重复轻微的摇动，或者在外翻应力下伴有轻柔的摇摆运动，以评价关节的内侧稳定结构的损伤。

2. 内翻应力试验　内翻应力试验与外翻应力试验的操作大致相同，不同的是将手放在膝关节内侧，并施加内翻应力。完全伸直位和屈曲30°两个位置均应检查，以评价外侧结构的损伤程度。

不稳定的程度取决于结构的撕裂和撕裂的严重性，以及膝关节在屈曲或伸直位时所受的应力。当侧副韧带撕裂时，经膝关节伸直位试验时，完整的交叉韧带和后关节囊紧张，易察觉轻微的外翻或内翻不稳定，当屈膝试验时，后关节囊与交叉韧带也松弛，将出现明显的不稳定。在膝伸直位，应力试验的明显阳性，显示出明显的内翻和外翻不稳定，这表明除了侧副韧带破裂外，还可能同时存在交叉韧带的破裂。

3. Lachman 试验　对于肿胀而疼痛的膝关节，Lachman 试验是非常有用的。患者在检查台上仰卧，检查者在患侧；患肢轻度外旋，膝关节轻度屈曲，程度在完全伸直到15°屈曲之间，用一手稳定股骨，另一手放在胫骨近端的后面，而检查者拇指放在前面内侧关节缘，用手掌和4个手指直接向前用力提起胫骨，此时胫骨与股骨的关系被拇指感觉到，若胫骨前移说明阳性。若从侧面观察时，髌骨下极、髌韧带和胫骨的近端有1个轻微凹陷。前交叉韧带撕裂时，胫骨前移，髌韧带倾斜消失。

4. 抽屉试验　患者仰卧于检查台一侧，髋关节屈曲45°，屈膝90°，足置于台上，检查者坐于患者足背上以固定双足，双手放在膝关节的后面，以观察腓肠肌是否完全松弛。轻柔地并重复将小腿的近侧部分前拉后推，注意胫骨在股骨上的移动。本试验要在3个位置进行：开始胫骨在中立位，以后在30°外旋位和内旋位试验。内旋30°位能使后交叉韧带足够的紧张而使阳性前交叉韧带试验消失。记录每个旋转位置的移位程度，并与正常膝关节比较。

与健侧膝关节比较，胫骨前移6~8 mm 的前抽屉试验提示前交叉韧带撕裂。前交叉韧带测试前，必须肯定胫骨不是因后交叉韧带松弛而引起的向后移位。对缺乏经验的检查者而言，后抽屉试验阳性被误认为是前抽屉试验阳性者并不少见，克服的方法是根据健侧胫骨结节的高度确定患侧的胫骨相对于股骨的前后位移。应注意韧带稳定测试时，胫骨平台有无异常旋转。

5. Slocum 旋转轴移试验　Slocum 旋转轴移试验是前抽屉试验的一种改良。用胫骨在股骨上的不同旋转位置进行前抽屉试验，来评价膝关节的旋转不稳定。在15°内旋位、30°外旋位及中立位进行试验观察，并记录胫骨在股骨上向前移位的程度。胫骨中立位前抽屉试验阳性,如将胫骨外旋30°,前抽屉试验增强,而当胫骨15°内旋时测试,位移程度减少,这表明膝关节前内旋转不稳定。相反,则表示膝前外侧旋转不稳定。

6.其他操作检查　许多用于诊断韧带损伤和膝关节不稳的操作检查,对某些特定的关节不稳的诊断能提供更多的帮助。

(四)影像学检查

常规及应力位X射线片、关节造影、MR、CT和B超都对诊断有所帮助。X射线片应视为常规检查,MR能明确反映韧带的损伤情况,有条件者可以作为诊断的补充。而其他检查的意义则相对较小。

1.X射线检查　常规拍摄膝关节的标准前后位和侧位X射线片,以及髌骨轴位。如在麻醉下或疼痛较轻时可允许拍摄应力位X射线片,儿童的髁间隆起部位骨软骨的撕脱比交叉韧带破裂更常见;而成人也可见到交叉韧带或侧副韧带止点的骨片撕脱。在急性损伤中,成人膝关节常规X射线片经常是正常的。

2.MR检查　MR对交叉韧带撕裂几乎具有100%的敏感率,对交叉韧带的部分撕裂的诊断则更显优越性。但在进行MR检查时,为获得矢状位上完整的ACL影像,应将下肢外旋15°～20°。

3.其他　造影、CT、B超等手段的诊断价值尚难以肯定。

(五)膝关节不稳的分类

过去韧带损伤不稳定的分类是根据胫骨移位的方向分为内侧、外侧、后侧、前侧和旋转不稳定。这种分类过于简单化,没有涉及多方向的不稳定。膝关节损伤性韧带断裂,常造成复合多向不稳定,假如没有纠正,则不能恢复膝关节的正常功能。

每个不稳定的特别分类取决于在应力试验时,胫骨与股骨的移位关系。对于急性损伤患者,应在麻醉下检查,否则可能不正确,或不完全正确。分类对于慢性膝关节不稳更有意义。以下膝关节不稳分类是由美国矫形运动医学会的研究和教学委员会提出的。这是一个解剖学分类,膝关节损伤不稳定的分类是来自韧带损伤的结果,有以下几种。

1.单平面不稳定(直向不稳)

(1)单平面内侧不稳定:膝关节充分伸展,外翻应力试验时出现阳性。膝关节内侧张开,胫骨远离股骨而移动,提示内侧副韧带、内侧关节囊韧带、前交叉韧带、后斜韧带和后关节囊的内侧部破裂。此外还可能有后交叉韧带的破裂。但大多数学者认为,不能完全确定后交叉韧带一定发生破裂。屈曲外翻应力试验阳性,提示仅限于内侧间隔韧带的撕裂。膝屈曲位,胫骨离开股骨移动;当完全伸直时不发生移动。不稳定的程度取决于内侧结构受力的严重性。屈膝30°位,外展试验阳性,提示轻微的内侧不稳定,而个别人可能正常,要与对侧比较。

(2)单平面外侧不稳定:伸膝内翻应力试验时,出现膝关节外侧间隙张开,胫骨远离股骨而移动,提示外侧关节囊韧带、外侧副韧带、股二头肌腱、髂胫束、弓状韧带、前交叉韧带和常见的后交叉韧带破裂,这是一个重要的不稳定、接近严重的脱位。屈膝30°位发现有单平面外侧不稳定,可能存在轻微的外侧复合结构的撕裂,也可能正常,检查时要与对侧进行比较。

(3)单平面后侧不稳定:测试后抽屉试验时,胫骨在股骨上向后移位。提示后交叉韧带、弓状韧带(部分或完全)、斜韧带(部分或完全)破裂。Hughston 认为在急性损伤、后抽屉试验阴性时,不能证明后交叉韧带是完整的。急性损伤时,后抽屉试验阳性,Hughston 认为弓状韧带和腘斜韧带一样存在撕裂。最初仅看到单纯的后交叉韧带损伤,而且,超过这个时间,单平面后不稳定甚至可能发展到包括后内侧角和后外侧角的不稳定。在治疗单平面后侧不稳定时,这些附加的部分要仔细评价。

(4)单平面前侧不稳定:胫骨中立位测试前抽屉试验时,胫骨在股骨上向前移动,提示单平面前侧不稳定,断裂结构包括前交叉韧带、外侧关节囊韧带(部分或完全)和内侧关节囊韧带(部分或完全)。当前交叉韧带破裂伴有内侧和外侧关节囊韧带即刻的或继而产生的牵伸时,胫骨中立位前抽屉试验也可呈现阳性。虽然实验研究证实部分前交叉韧带撕裂时,即能引出前抽屉征,但临床出现不稳定表明整个韧带的功能完全丧失。Hughston 认为胫骨在中和位、胫骨两髁同时向前半脱位,内侧和外侧关节囊的中 1/3 必定撕裂。这种类型不稳定,当胫骨内旋时,试验变成阴性。这是因为在内旋位时,后交叉韧带变得紧张。胫骨中立旋转位,前抽屉试验时,两髁相等的移位,而胫骨内旋,移位可减少,表明前内、前外旋转不稳定,并可用 Jerk 试验证实。

2. 旋转不稳定

(1)前内侧旋转不稳定:应力试验时,胫骨内侧平台向前向外旋转,关节内侧间隙张开。提示内侧关节囊韧带、内侧副韧带、腘斜韧带和前交叉韧带的破裂。

(2)前外侧旋转不稳定:屈膝 90°,前抽屉试验不明显或只是胫骨前移,胫骨外侧平台在股骨上向前旋转,可有过度的关节外侧间隙张开。膝关节屈曲,胫骨在股骨上过度内旋,这表明外侧关节囊,部分弓状韧带复合体和前交叉韧带的部分或全部破裂。此不稳定在膝关节完全伸直时更易发现,应用特殊的试验(如 Slocum 前外侧旋转不稳定试验)在膝关节接近伸直时,胫骨外侧平台向前半脱位。表明前交叉韧带的破裂,并可累及外侧关节囊韧带。

(3)后外侧旋转不稳定:应力试验时,胫骨外侧平台在股骨上向后旋转,关节外侧间隙张开,表明腘肌腱、弓状韧带复合体(部分或完全)、外侧关节囊韧带的破裂,后交叉韧带过度牵引或后交叉韧带完整性的丧失。重要的是识别这种类型的不稳定,与后交叉韧带撕裂而造成的单平面后侧不稳定的区别。在后外侧旋转不稳定中,胫骨的后外侧角离开股骨的后侧,当进行外旋反屈试验,或反向旋转轴移试验时,关节的外侧间隙张开。

(4)后内侧旋转不稳定:应力试验下,胫骨内侧平台围绕股骨向后旋转,关节内侧间隙张开,表明内侧副韧带、内侧关节囊韧带、腘斜韧带、前交叉韧带和后关节囊的内侧部破裂,半膜肌牵伸或半膜肌止点严重损伤。过伸和外翻应力能够造成这些结构的撕裂,而当后交叉韧带仅仅中等度牵伸时,前交叉韧带即可撕裂,胫骨后内侧角在股骨上向后下陷,关节内侧间隙张开。

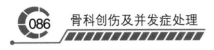

3. 复合不稳定

（1）前外侧-前内侧复合旋转不稳定：胫骨中立位前抽屉试验显著阳性，胫骨两髁同时向前移位；当胫骨外旋时，移位明显增加；当胫骨内旋位试验时，移位程度减少。前外侧旋转不稳定试验阳性。内翻和外翻应力试验可显示不同程度不稳定。

（2）前外侧-后外侧复合旋转不稳定：外旋反屈试验，胫骨外侧平台向后旋转时，可显示前外侧-后外侧复合旋转不稳定。当前外侧旋转不稳定试验时，胫骨外侧平台在股骨上可有过度向前移位，膝外侧（内翻）不稳定表明膝关节外侧大部分结构及前交叉韧带断裂。

（3）前内侧-后内侧复合旋转不稳定：当前内侧和后内侧结构的严重破裂，可出现前内侧-后内侧复合旋转不稳定，试验时，膝关节内侧间隙张开及胫骨向前旋转。如果进一步试验，将出现胫骨向后旋转，关节的后内侧角下陷，所有内侧结构包括半膜肌腱复合结构、后交叉韧带和前交叉韧带的联合破裂。

（4）其他复合不稳定：韧带破裂所造成的大多数不稳定是单纯的或直向的类型，但往往是旋转不稳定的因素，或复合的旋转不稳定的结果。重要的是建立正确诊断，制订适当的手术方案。

（六）急性韧带损伤的处理原则

急性韧带损伤的早期诊断和处理对提高疗效、避免晚期不稳定的发病率是至关重要的。争取在无痛的条件下进行应力检查，必要时进行急诊的 MR 或关节镜检查，对早期获得明确诊断具有积极意义。而明确的诊断对治疗方案的选择尤其是决定是否一期手术修复是十分重要的依据。许多临床和实验研究证明，完全断裂后失去张力的韧带在损伤后如不早期处理，将很快发生胶原纤维的变性，并将因此失去修复的机会而不得不采取替代重建的手术。因此，对已经明确诊断的韧带断裂并且预计到保守治疗效果不好的病例，应争取早期手术。同时，对选择保守治疗的病例也同样应该强调早期的处理。

四、创伤性慢性膝关节不稳

（一）致伤机制

如果膝关节由于韧带、关节囊或其他稳定结构的急性创伤未获得及时有效的修复，或膝关节急性创伤时稳定结构损伤被忽略，或不适当的治疗及反复损伤，可以导致膝关节的晚期不稳定。事实上，由于膝关节急性外伤时的肿痛、患者在物理检查时的不配合，往往会导致韧带损伤的漏诊。对部分急性膝关节韧带损伤的病例，采用石膏固定等保守治疗方法，几个月后患者可能仍表现为关节的不稳定。因此，有相当比例的膝关节不稳定是在创伤后较长的时间发现的。一般认为，创伤后经 3 个月或以上的时间仍表现为关节不稳定者，称为创伤性慢性膝关节不稳，而无外伤原因的关节松弛或膝关节发育性问题导致的膝关节不稳不属于此范畴。

（二）诊断与分类

慢性膝关节不稳的临床表现包括自觉关节松动甚至关节"脱位感"、"打软腿"、不能奔跑、易跌倒、肌肉萎缩及反复的关节肿痛等，但上述症状并不具备特征性。正确的诊断依赖于专科医师的物理检查。侧副韧带和交叉韧带损伤导致的慢性不稳定也可用诊断急性韧带撕裂的相同的应力试验进行诊断。慢性韧带损伤时应力测试更容易，诊断和分类更明确，因为此时已没有急性损伤的疼痛和保护反应。为了明确评价关节不稳定的类型和程度，前述各种操作检查方法和不稳定的分类方法同样适用于慢性膝关节不稳。富有经验的专科医生使用正确的物理检查是诊断慢性膝关节不稳的关键，必要时可借助应力位 X 射线片、特殊影像学检查如 MR 及关节镜技术帮助诊断。关节镜检查慢性膝关节不稳定，对评价关节面和半月板是有价值的，更重要的是，现代的关节镜技术已经允许在关节镜下或关节镜辅助下完成大多数的韧带重建手术，包括完成与韧带损伤相关联的半月板与关节软骨损伤的外科处理。

对交叉韧带断裂引起的膝关节不稳的定性诊断并不困难，但准确的定量诊断则有赖于某些特殊测量工具，如 KT-1000 或 KT-2000 关节测量仪。借助仪器可以精确地测量关节的松弛程度，对于手术治疗方案的选择、评价术前情况和术后随访对照均有一定的价值。

对膝关节不稳的临床诊断不难做出，但要明确损伤的结构则并非十分容易，而且导致不同类型膝关节不稳定的往往是综合因素，故需要根据临床对膝关节不稳定的分类和程度进行符合逻辑的推理。

（三）治疗原则

对创伤性慢性膝关节不稳的治疗原则应该是通过保守或手术方法增加其关节稳定因素对维持膝关节功能的作用，包括肌力及关节内、外结构等。

并非所有不稳定的陈旧性韧带损伤病例都要进行韧带重建。当患者的膝关节仅存在操作检查的阳性而无明显的症状和体征时，表明其稳定结构的损伤较轻或控制膝关节的肌肉力量足以代偿韧带损伤导致的关节不稳。慢性膝关节不稳患者的手术指征历来都是有争议的，尤其是对后交叉韧带损伤是否需要重建的观点也不一致。但近年来许多学者认为，尽管有相当比例的膝关节不稳的患者在非手术治疗后膝关节功能基本正常，但客观的膝关节不稳将导致关节的提前退变，因而在技术条件允许的情况下对韧带和膝关节稳定结构的重建持积极态度。其目的是重建关节的稳定性，恢复膝关节的正常生理和力学功能，从而避免进一步的关节退变。

对于多结构损伤导致的慢性膝关节不稳的重建手术，应该分析其在造成关节不稳定中的作用和主次关系。并非所有的损伤结构都必须重建，如前交叉韧带完全断裂伴有前内侧不稳定，在施行了成功的 ACL 重建术后，其临床症状可能完全消失。但如果单纯施行前内侧重建，则患者仍将遗留前直向不稳定而出现临床症状。因此，治疗的重点应该放在导致关节不稳定的主要结构的重建上。对交叉韧带和侧副韧带损伤同时存在的情

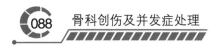

况下,优先重建交叉韧带,但在开放手术的前提下,应争取同时修复或重建其他已经松弛的稳定结构。

膝关节稳定结构的复杂性,使得重建手术将不可避免地影响和干扰膝关节的正常结构,从而导致可能的并发症产生。因此,膝关节重建手术应争取用最简单、最有效和最少影响膝关节正常生理功能的方法完成。近年来,被膝关节外科和运动医学外科普遍接受的手术方式是以关节镜下手术为代表的微创外科手术。由于关节镜下 ACL、PCL 重建术及其他一些小切口的韧带重建术式优良的随访结果,尤其是早期功能恢复等优点,已经使其更多地替代了传统的复杂开放术式。但是,当技术和设备条件不具备的情况下,开放的直视下手术比不精确的关节镜下手术可能得到更好的效果。

(四)非手术治疗

对于轻度的膝关节不稳并且不伴有明显症状与体征的病例,往往仅是由于某些韧带或关节囊结构的部分撕裂导致的松弛,而非完全断裂。对于老年病例和较低运动量的病例,通过合适的保守治疗,可以使膝关节的基本功能得以恢复。其主要治疗措施包括:股四头肌和腘绳肌的训练、理疗、膝关节支具和护膝的应用等。其中最重要的内容是股四头肌肌力的训练。强大的股四头肌将对膝关节的稳定起到重要作用。为交叉韧带损伤或侧副韧带损伤特别设计的带有膝关节活动铰链的膝关节支具,对维护膝关节的稳定也是非常有效的,但除非患者愿意终生使用支具,否则在肌力恢复后还不能保持膝关节稳定的病例仍然有手术指征。

(五)手术治疗的适应证和治疗原则

1. 手术适应证 手术治疗膝关节不稳的方法是膝关节稳定结构尤其是韧带结构的重建手术。但确定是否进行重建手术和采用何种手术方案,则需要对诸多因素进行综合分析后决定。这些因素包括膝关节不稳的类型和程度、关节面的条件、控制关节的肌肉力量、患者的运动要求、年龄和全身健康状况以及手术的器械条件和技术条件等。

对长期的关节不稳定导致的重度创伤性骨关节炎病例,由于关节面已出现明显的退变,韧带重建手术已不能改善骨关节炎症状,此时可能需要施行人工关节置换术。

如果控制关节的肌肉,如股四头肌、腘绳肌和腓肠肌没有足够的肌力,不应该考虑施行韧带的重建,而要经过几个月的肌力康复训练使肌肉的力量恢复,才可能不再需要手术,因为通过良好的康复训练使膝关节获得了满意的动力性稳定,这种不稳定程度很可能是轻度的或中度的。

韧带损伤的特性和关节不稳定的程度,是决定手术重建与否的关键。侧副韧带损伤,伴有中度外翻或内翻不稳定,若反复出现内在紊乱症状,常须手术重建,而一个"单纯性"陈旧性交叉韧带损伤(并非完全断裂),可不产生症状,因为其他稳定因素如关节囊结构等可提供足够的功能稳定,甚至当一个主要稳定因素如前交叉韧带撕裂时,仍可提供维持膝关节基本功能的稳定。单纯交叉韧带的撕裂可能在长时间里膝关节维持临床稳定。显然,当其他韧带正常时,肌肉能有效地控制关节。交叉韧带功能部分丧失,仍然有正常的功能。但是,当内侧副韧带和前交叉韧带同时存在陈旧性撕裂时,将造成前移、外翻和旋转不稳定,以及反复的膝关节损伤,通常需要重建前交叉韧带或同时重建侧副韧带。

因此,重建手术的适应证应是患者经过正规的康复训练后,仍然有明显临床症状和体征的慢性膝关节不稳,并且经仔细的评价可预见到术后的疗效。对操作检查发现的膝关节不稳或经 MR、关节镜等手段明确的交叉韧带撕裂但不出现临床不稳定症状的病例,应根据患者的运动要求和术者的技术经验慎重选择。

2.**手术治疗原则**　重建手术是"功能性重建"而不是"解剖性重建"。尽管膝关节稳定性重建手术的术式十分繁杂,但至今还没有任何一种手术方法能充分恢复原来韧带的复杂结构和全面功能。因此,重建手术的目的是解决膝关节最主要的稳定功能,而非刻意追求恢复韧带的解剖结构。重建的韧带可能改善稳定性,但不等同于正常的韧带解剖结构。因此,有许多重建术式的设计体现了重建稳定功能而不是重建解剖的观点,如交叉韧带的动力重建、"越顶"或"兜底"法重建 ACL、PCL 等术式。膝关节韧带重建手术方案设计的关键是对膝关节解剖和生物力学的熟悉,包括关节的骨形态、静力性和动力性稳定因素之间的相互关系。膝关节不稳的类型必须明确,否则手术将无法进行。诊断的疏忽或功能纠正的不足,常导致重建手术失败。缺乏对前外侧旋转不稳定和前内侧旋转不稳定共存的认识,而盲目施行鹅足移位重建术,将造成未被认识不稳定的进一步加剧。

重建手术从手术解剖上可分为关节内替代、关节外加强和关节内、外的联合手术;按照重建的生物力学范畴可分为静力性重建和动力性重建;按照重建手术所使用的材料上可分为自体组织、异体组织、人工材料,以及自体组织和人工材料的复合应用。究竟选择何种方式重建关节的稳定性并无一定的答案,需要根据患者全面的和具备的情况及手术者的经验进行合理的选择。

手术重建关节囊和侧副韧带结构的目的是恢复其适当的强度和张力。方法可用筋膜或肌腱转移、推进或折叠,以加强静力性稳定。交叉韧带的重建通常采用自体/异体腱性材料或人工材料移植,以及其他的替代手术。动力性交叉韧带重建可以提供关节的动力性稳定,改善临床症状,但通常并不能改变客观上的膝关节操作检查的阳性结果。

第五节　胫腓骨骨折

胫腓骨不仅是长管状骨中最常发生骨折的部位,且以开放性和并发症多见而被大家所重视。胫腓骨骨折的发病率约占全身骨折的 13.7%,其中以胫腓骨双骨折居多,单纯胫骨骨折次之,单纯腓骨骨折最少。胫腓骨由于位置的关系,遭受直接暴力打击、压轧的机会较大,所以开放性骨折多见。

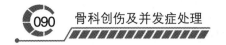

一、致伤机制

(一)直接暴力

引起胫腓骨骨折的直接暴力多来自小腿的前外侧。骨折线呈横断形、短斜形或粉碎性。两骨折线多在同一平面，骨折端多有重叠、成角、旋转移位。因胫骨位于皮下，如果暴力较大，可造成大面积皮肤剥脱，肌肉、骨折端裸露。如胫骨中下 1/3 处骨折时，由于骨的滋养血管损伤，血运较差，加上覆盖少，所以感染率高。故该处骨折易发生骨的延迟愈合或不愈合。

(二)间接暴力

引起胫腓骨骨折的间接暴力主要为扭曲暴力，多见于生活及运动伤，骨折多为螺旋形或斜形，以闭合性为常见。如从高处坠落、强力旋转扭伤或滑倒等所致的骨折，骨折线多呈长斜形或螺旋形。骨折移位，取决于外力作用的大小、方向，肌肉收缩和伤肢远端的重量等因素。

二、分型

一般依据骨折后局部是否稳定而分为以下 2 型。

(一)稳定型

稳定型指不伴有胫腓关节脱位的胫骨单骨折或腓骨单骨折者；在胫腓骨双骨折中，至少胫骨为横形或微斜形，即骨折复位后，断面相对稳定者；胫骨或腓骨横形或单骨折伴有胫腓关节脱位者；16 岁以下的幼儿、青少年骨折，甚至胫腓骨双骨折，其骨折线呈斜形、螺旋形及粉碎性者，或伴有胫腓关节脱位的胫骨非横形骨折。儿童病例主因其肌力较弱，加上骨膜较厚，且大多保持一定联系，复位后不易再移位，因此，在处理上与成年人有所差别。

(二)不稳定型

不稳定型指胫腓骨双骨折，其骨折线呈斜形、螺旋形及粉碎性者，或伴有胫腓关节脱位的胫骨非横形骨折。这类骨折是胫腓骨损伤治疗中的难点，不仅骨折处所受暴力较重，而且骨折情况多较复杂，尤其是粉碎性骨折，治疗上难度较大，且易引起延迟愈合或不愈合甚至假关节形成，从而直接影响预后。

此外尚有依据有无创口分为开放性与闭合性；依据有无神经、血管伤分为单纯型及复合型；以及按照骨折损伤程度分为轻度、中度和重度等，临床上均可酌情并用。Muller 的分类为 AO 内固定等器材的使用提供了依据。

三、诊断

这种损伤的诊断多无困难，但必须注意有无神经、血管的伴发伤，是否伴有肌间隔症候群,以及创口的详细情况和污染程度的评估等,均应全面加以考虑。

(一)外伤史

胫腓骨骨折多为外伤所致,如撞伤、压伤、扭伤或高处坠落伤等,应全面加以了解,包括致伤机制等,以判定有无伴发小腿以外的损伤,并询问患者有关小腿以外的损伤,尤其应及早注意发现头颅、胸和腹伤。对患者的小腿局部,应了解其有无被挤压或重物压砸情况,以判定小腿肌群受损情况,此对早期发现肌间隔症候群至关重要。

(二)临床表现

1.症状　胫骨的位置浅表,局部症状明显,包括伤肢疼痛并出现肿胀,局部有压痛并出现畸形等。一般情况下诊断并不困难。在诊断骨折的同时,要重视软组织的损伤程度。胫腓骨骨折引起的局部和全身并发症较多,所产生的后果也往往比骨折本身更严重。尤其应注意有无重要血管、神经的损伤,当胫骨上端骨折时,特别要注意有无胫前动脉、胫后动脉及腓总神经的损伤;并要注意小腿软组织的肿胀程度,有无剧烈疼痛,以判定有无小腿骨筋膜室综合征的可能。

2.体征　体征包括:①小腿肢体的外形、长度、周径及整个小腿软组织的张力。②小腿皮肤的皮温、颜色。③足背动脉的搏动。④足趾的活动、有无疼痛等。此外,还要注意有无足下垂等。正常情况下,跗趾内缘、内踝和髌骨内缘应在同一直线上。与健肢对比,当胫腓骨骨折发生移位时,则此正常关系丧失。

幼儿由于胫骨骨膜较厚,骨折后仍能站立,卧位时膝关节也能活动,局部可能肿胀不明显,尽管临床体征不典型,但如小腿局部有明显压痛时,应常规拍摄正侧位 X 射线片,以判断有无骨折,以防漏诊。

3.特殊检查　怀疑血管损伤时,可做下肢血管造影以明确诊断。有条件的医院可做数字减影血管造影(DSA)检查,可清晰显示患肢血管状态;或是选用超声血管诊断仪进行检查,当小腿外伤性血管断裂或栓塞进行检测时,可在超声血管诊断仪示波器上出现无动脉搏动曲线,呈现一直线,笔描器上也呈现一直线,在流道型多普勒成像法中也不显像。超声血管诊断仪是一种较为简便的无创伤性检查,可在临床上逐步普及推广。

怀疑腓总神经损伤时,应做肌电图或其他无损伤性电生理检查。

(三)影像学检查

小腿骨折要常规做小腿的正、侧位 X 射线片,如发现在胫骨下 1/3 有长斜形或螺旋形骨折,或胫腓骨骨折有明显移位时,一定要注意腓骨上端有无骨折。为防止漏诊,一定要加拍全长的胫腓骨 X 射线片,有学者曾遇到数例由于此种原因所引起的胫腓骨双骨折后期病例,临床医师一定要注意此点。对单纯的小腿骨折,一般无须行 CT 或 MRI 检查。

四、治疗

胫腓骨骨折的治疗目的是恢复小腿的负重功能。完全纠正骨折端的成角和旋转畸形,维持膝、踝两关节的平行,使胫骨有良好的对线,小腿才能负重。在治疗过程中的重

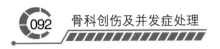

点在于胫骨,因为胫骨是下肢的主要负重骨,只要胫骨骨折能达到解剖复位,腓骨骨折一般也会有良好的对位对线,不一定强求解剖复位,但有时腓骨骨折的解剖复位固定有助于稳定其他结构。

每例骨折都具有其特殊性,应根据每个患者的具体情况,如骨折类型、软组织损伤程度及有无复合伤等,进行客观的评价和判断,决定选择外固定还是开放复位内固定。

(一)闭合复位外固定

稳定骨折无移位,青枝骨折,经复位后骨折面接触稳定无明显移位趋势的横形骨折、短斜行骨折等,在麻醉下进行手法骨折闭合复位,长腿石膏外固定。复位应尽量达到解剖复位,但坚决反对反复多次地甚至是暴力式的整复,如果复位不满意,宁可改行开放复位内固定。膝关节应保持在20°左右的轻度屈曲位,以利于控制旋转。如果屈曲过多,伸膝装置紧张,牵拉胫骨近端使得近骨折端上抬,骨折向前成角。踝关节应固定在功能位,避免造成踝关节背伸障碍,行走以及下蹲困难。石膏干燥坚固后可扶拐练习患足踏地及行走,2~3周后可开始去拐,循序练习负重行走。

(二)跟骨牵引外固定

跟骨牵引外固定适用于斜形、螺旋形、轻度粉碎性的不稳定骨折及严重软组织损伤的胫腓骨骨折。对于不稳定骨折,单纯的外固定可能不能维持良好的对位对线。可在麻醉下行跟骨穿针,牵引架上牵引复位,短腿石膏外固定,用4~6 kg重量持续牵引,应注意避免过度牵引。3周左右后,达到纤维连接,可除去跟骨牵引,改用长腿石膏继续固定直至骨愈合。

骨折手法复位后,对于稳定骨折,对位对线良好者,可考虑应用小夹板外固定。小夹板外固定的优点是不超关节固定,膝、踝关节的活动不受影响。如果能够保持良好的固定,注意功能锻炼,骨折愈合往往比较快,因此小夹板外固定的愈合期比石膏外固定者更短。但小夹板外固定的部位比较局限,压力不均匀,衬垫处皮肤可发生压疮,甚至坏死,需严密观察;小夹板外固定包扎过紧可能造成小腿骨筋膜室综合征,应注意防范。

石膏固定的优点:可以按照肢体的轮廓进行塑形,固定牢靠,尤其是管型石膏。Sarmiento认为膝下管型石膏能减少胫骨的旋转活动,其外形略似髌腱承重假体,使承重力线通过胫骨髁沿骨干到达足跟,可以减少骨折延迟愈合及骨不愈合的发生率,并能使膝关节功能及时恢复,骨折端可能略有缩短,但不会发生成角畸形。但如果包扎过紧,可能造成肢体缺血,甚至发生坏死;包扎过松、肿胀减轻后、肌肉萎缩都可使石膏松动,骨折发生移位。因此,石膏固定期间应随时观察,包扎过紧应及时松开,发生松动应及时小心更换。长腿石膏固定的缺点是超关节范围固定,可能影响膝、踝关节的活动功能,延长胫骨骨折的愈合时间。因此,可在长腿石膏固定6~8周后,骨痂已形成时,改用小夹板外固定,开始循序进行功能锻炼。

闭合复位外固定虽经常发生一些较轻的并发症,但却有较高的骨折愈合率,很少发生严重的并发症,而且经济。它适用于多种类型的胫腓骨骨折的治疗,但需要花费较长的时间,需要医生的耐心、责任心以及患者的信心和配合。

跟骨牵引复位外固定有其独特的优点,但随着骨折固定方法的日新月异,现在已很少作为胫腓骨骨折的终极治疗,往往作为早期治疗的权宜之计。长时间的牵引会严重影响患者的活动,可能会引起一系列并发症,尤其是老年人,更需警惕。

(三)开放复位内固定

胫腓骨骨折的骨性愈合时间一般较长,长时间的石膏外固定,对膝、踝关节的功能必然造成影响。而且,由于肿胀消退、肌肉萎缩及负重等,石膏外固定期间很可能发生骨折再移位,造成骨折畸形愈合,功能障碍。因此,对于不稳定的胫腓骨骨折采用开放复位内固定者日益增多。根据不同类型的骨折可采用螺丝钉固定、钢板螺丝钉固定、髓内钉固定等内固定方法。

1. 螺丝钉固定　螺丝钉固定适用于长斜形骨折及螺旋形骨折。长斜形骨折或螺旋形骨折开放复位后,采用1~2枚螺丝钉在骨折部位固定,可按拉力螺钉固定技术固定。通常这些拉力螺钉与骨折线呈垂直拧入。1~2枚螺丝钉固定仅能维持骨折的对位,固定不够坚固,需要持续石膏外固定10~12周。尽管手术操作简单,但整个治疗过程中仍需要石膏外固定,因此临床上应用受到限制。

2. 钢板螺丝钉固定　应用钢板螺丝钉,尤其是加压钢板治疗胫腓骨骨折时,应该采用改进的钢板固定技术和间接复位技术,小心仔细处理软组织,否则会引起骨的延迟愈合及很高的并发症发生率。加压钢板的类型有多种,应针对不同类型骨折做出不同的选择,就目前医疗情况而言,有限接触动力加压钢板(LC-DCP)为首选。应用近年来发展起来的LISS固定系统,通过闭合复位,经皮钢板固定的方法治疗胫腓骨骨折,具有操作简便、手术损伤小、固定可靠、术后恢复和骨折愈合快的优点,值得在有条件的单位推广使用。

胫骨前内侧面仅有皮肤覆盖,缺乏肌肉保护,所以习惯把钢板置于胫骨前外侧肌肉下面,但这样不能获得最大的稳定性以及最大限度地保护局部血运。

AO学派非常强调,骨干骨折的钢板应置于该骨的张力侧。从步态的力学分析,人体的重力线交替落于负重肢胫骨的内或外侧,并不固定,所以AO学派没有提出胫骨的张力侧何在,也没有强调钢板应置于胫骨的内侧。

从骨折的创伤机制和肌肉收缩作用而言,胫腓骨骨折的移位趋势多为向前内侧成角,前内侧的骨膜多已断裂,而后外侧则是完整的,是软组织的铰链之所在。因此,胫骨的张力侧在内侧,外侧是完整的软组织铰链。钢板置于胫骨内侧,既可使内侧的张应力转为压应力,又可利用其外侧的软组织铰链增强骨折复位后的紧密接触以及稳定。

另外,胫骨前内侧的骨膜严重破坏,局部血运破坏,保护对侧完整的骨膜以保护尚存的血供极为重要。就大多数胫腓骨骨折而言,钢板放在胫骨内侧,既可达到骨折稳定的要求,也符合保护局部血运的原则。这也正是生物学内固定(biological osteosynthesis,BO)所要求的。所以当胫骨前内侧软组织条件许可的情况下,钢板应放在内侧,但由于胫骨前内侧的皮肤及皮下组织较薄,严重损伤后容易坏死,可把钢板放在胫前肌的深面、

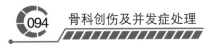

胫骨的外侧。

3. 髓内钉固定　大部分需要手术治疗的胫腓骨骨折，可采用髓内钉治疗，尤其是不稳定、节段性、双侧胫腓骨骨折。用于胫骨的髓内钉有多种，如 Ender 钉、Lottes 钉、矩形钉、自锁钉和交锁钉等。Ender 钉、Lottes 钉适合治疗轴向稳定的各型胫腓骨骨折，它可以防止胫骨发生成角畸形，但可能发生骨折端旋转、横向移位等，有将近 50% 的患者仍需要石膏辅助固定。Wiss 等建议对发生在膝下 7.5 cm 至踝上 7.5 cm 并至少有 25% 的骨皮质接触的骨折，方可用 Ender 钉治疗。

胫骨交锁髓内钉基本上解决了对旋转稳定性的控制，可用于膝下 7 cm 至踝上 4 cm 的轴向不稳定骨折。胫骨交锁髓内钉的直径一般为 11～15 mm。距钉的顶部 4.5 cm 处有 15°的前弯，以允许髓内钉进入胫骨近端的前侧部位；在钉的远端 6.5 cm 处有 3°的前弯，在插髓内钉时起到斜坡的作用，以减少胫骨后侧皮质粉碎的机会；髓内钉的近端和远端各有 2 个孔道，以供锁钉穿过；锁钉为 5 mm 的自攻丝骨钉螺丝钉。

对于骨干峡部的稳定胫腓骨骨折，如横形、短斜形和非粉碎性骨折等，可以采用动力型胫骨交锁髓内钉，有利于骨折端间的紧密接触乃至加压。对于所有不稳定胫腓骨骨折，髓内钉的近、远两端各需用 2 枚锁钉，以维持肢体的长度及控制旋转。Ekeland 等报告应用胫骨交锁髓内钉获得较好的结果，但他们认为应慎用动力型或简单的无锁胫骨交锁髓内钉，因为大部分的并发症都发生于动力型胫骨交锁髓内钉，他们也不赞成对胫骨交锁髓内钉做常规的动力性加压处理。

不扩髓与扩髓相比具有以下优点：手术时间短，出血少，合并严重闭合性软组织损伤者能较少的干扰骨内膜血供等。大多数学者推荐采用不扩髓髓内钉。Keating 等报告了一项随机前瞻性研究，他们对不扩髓和扩髓胫骨交锁髓内钉所治疗的开放胫腓骨骨折进行了比较，除不扩髓组的锁钉断裂较多外，不扩髓和扩髓胫骨交锁髓内钉治疗的开放胫腓骨骨折的其他结果在统计学上没有显著性差异。Duwelius 等建议将不扩髓交锁髓内钉用于治疗合并较严重软组织损伤的胫腓骨骨折，而将扩髓交锁髓内钉用于治疗没有明显软组织损伤者。

值得一提的是，胫骨交锁髓内钉治疗胫腓骨骨折日渐盛行，使得一些骨科医生将其应用范围扩大至更靠近近端和远端。因此，在胫骨近 1/3 骨折时采用交锁髓内钉治疗，出现胫骨对线不良成为常见问题，应引起重视。

4. 外支架固定　无论是闭合性胫腓骨骨折还是开放性胫腓骨骨折，均可应用外支架固定，尤其对后者，更有实用价值。合并严重皮肤软组织损伤的胫腓骨骨折应用外支架固定，不仅可使骨折得到稳定固定，而且方便皮肤软组织损伤的观察和处理。粉碎性骨折或伴有骨缺损时应用外支架固定，可以维持肢体的长度，有利于晚期植骨。外支架固定不影响膝、踝关节的活动，甚至可以带着外支架起床行走，所以近年来应用较广。

五、预后

（一）骨筋膜室综合征

骨筋膜室综合征主要发生在小腿、前臂及足部，以小腿更为多见，也更加严重。它并不是只发生于高能量损伤或闭合性损伤中，低能量的损伤和开放性损伤也可出现。小腿的肌肉等软组织损伤或骨折后出血形成血肿，加上反应性水肿，或包扎过紧，使得筋膜室内压力增高，可以造成血液循环障碍，形成骨筋膜室综合征。

小腿的骨筋膜室综合征发生于胫前间隙最多，胫后间隙次之，外侧间隙最少，多数有多间隙同时发生。胫前间隙位于小腿前外侧，内有胫前肌、伸趾肌、第三腓骨肌、胫前动静脉和腓深神经。当间隙内压力增高时，小腿前外侧肿胀变硬，明显压痛，被动伸屈足趾时疼痛明显加剧，随后发生伸趾肌、胫前肌麻痹，背伸踝关节和伸趾无力，但由于腓动脉有交通支与胫前动脉相同，因此，早期足背动脉可以触及。

骨筋膜室综合征是一种进行性疾病，刚开始时症状可能不明显，一旦遇到可疑情况，应密切观察，多做检查，做到早期确诊、及时处理，避免严重后果。骨筋膜室综合征可导致筋膜室内压力增高，因此，早期的切开减压是有效的治疗手段。要达到减压的目的，就要把筋膜室的筋膜彻底打开。早期的彻底切开减压是防止肌肉、神经发生坏死及永久性功能损害的有效方法。

（二）感染

开放性胫腓骨骨折行钢板内固定后，发生感染的概率最高。Johner 和 Wruhs 报道，当开放性胫腓骨骨折应用钢板内固定时，感染率增加到 5 倍。但随着医疗技术和医药的不断发展，感染的发生率明显下降，尽管如此仍不可轻视。对于开放性胫腓骨骨折，有条件的选择胫骨交锁髓内钉和外支架固定是明智的。感染一旦发生，应积极治疗。先选择有效的药物以及充分引流、感染控制后，应充分清创，清除坏死组织、骨端间的无血运组织以及死骨，然后在骨缺损处植入松质骨条块，闭合创口，放置引流管作持续冲洗引流，引流液中加入有效抗生素，直至冲洗液多次培养阴性。如果原有的内固定已经失效，或妨碍引流，则必须取出原有的全部内固定物，改用外支架固定。如果创口无法直接闭合，应选择肌皮瓣覆盖，或者二期闭合。

（三）骨折延迟愈合、不愈合和畸形愈合

胫腓骨骨折的愈合时间较长，不愈合的发生率较高。导致胫腓骨骨折延迟愈合、不愈合的原因很多，大致可以分为骨折本身因素和处理不当两大类，多以骨折本身因素为主，多种原因同时存在。

1. 骨折延迟愈合　Russel 在 1996 年对胫骨骨折的愈合期提出了一般标准：①闭合 - 低能量损伤，10 ~ 14 周。②闭合 - 高能量损伤，12 ~ 16 周。③开放性骨折，平均 16 ~ 26 周。④Castilo Ⅲ b、Ⅲ c，30 ~ 50 周。一般胫骨骨折超过时限尚未愈合，但比较不同时期的系列 X 射线片，它仍处于愈合过程中，可以诊断为骨折延迟愈合。根据不同资料统计其

发生率为 1%～17%。在骨折治疗过程中,必须定期复查,确保固定可靠,指导循序功能锻炼,促进康复。

对于胫骨骨折延迟愈合,如果骨折固定稳定、可靠,则可以在石膏固定保护下及时加强练习负重行走,给以良性的轴向应力刺激,促进骨折愈合。当然也可以在骨折周围进行植骨术,方法简单,创伤小。另外,还可以采用电刺激疗法。

2. 骨折不愈合 一般胫骨骨折超过时限尚未愈合,X 射线上有骨端硬化,髓腔封闭;骨端萎缩疏松,中间有较大的间隙;骨端硬化,相互间成为杵臼状假关节等。以上 3 种形式的任何 1 种,可以诊断为骨折不愈合。骨折不愈合的患者在临床上常有疼痛、负重疼痛、不能负重、局部在应力下疼痛、压痛、小腿成角畸形以及异常活动等。

胫骨的骨折延迟愈合和不愈合的界限不是很明确的。骨折延迟愈合的患者,患肢可负重以促进骨折愈合。但如果是骨折不愈合患者,过多的活动反而会使骨折端形成假关节,所以应该采取积极的手术治疗。可靠的固定和改善骨折端周围的软组织血运是主要的手段。

对于胫骨骨折不愈合,如果骨折端已有纤维连接,骨折对位、对线可以接受时,简单有效的治疗方法是在胫骨骨折部位行松质骨植骨,术中注意保护局部血液循环良好的软组织,骨折部不广泛剥离,不打开骨折端。胫骨前方软组织菲薄,可能不适合植骨,可以行后方植骨。

对于骨折位置不能接受,骨端硬化,纤维组织愈合差者,需要暴露骨折端,打通髓腔,采用 LC-DCP、胫骨交锁髓内钉、外固定支架重新进行可靠的固定,再在骨折端周围、髓腔内植入松质骨条块。

如果是骨折处局部有瘢痕或皮肤缺损引起的骨不愈合,改善局部血运则有利于骨折的愈合。可以选用腓肠肌内侧头肌皮瓣转位覆盖胫前中上 1/3 皮肤缺损;比目鱼肌肌皮瓣转位覆盖胫骨中下段皮肤缺损;也可以用带旋髂血管的皮肤髂骨瓣游离移植修复胫骨缺损和局部皮肤缺损。

对于骨缺损引起的骨不愈合,可以根据骨缺损的情况采取不同的方法。如果骨缺损大小在 5～7 cm,可以取同侧髂骨块嵌入胫骨骨缺损处植骨。骨缺损在 7 cm 以上,可以采用带血管的游离骨移植术。

3. 畸形愈合 因胫骨骨折的畸形容易发现,一般都能得到及时的纠正,畸形愈合的发生率较低。但粉碎性骨折、有软组织或骨缺损及移位严重者,容易发生畸形愈合,注意及时发现,早期处理。前文亦已提及,在胫骨近 1/3 骨折时采用交锁髓内钉治疗,极易发生成角畸形。

从理论上讲,凡是非解剖愈合,都是畸形愈合。但许多非解剖愈合,其功能和外观都是可以接受的。所以判断骨折畸形愈合要看是否造成了肢体功能障碍,或有明显的外观畸形,这也可以作为骨折畸形愈合是否需要截骨矫形的标准。

4. 创伤性关节炎、关节功能障碍 骨折涉及关节,骨折固定时间长、固定不当,骨折畸形愈合,骨筋膜室综合征后遗症等,都会造成创伤性关节炎、关节功能障碍。无论是创伤性关节炎还是关节功能障碍,一旦发生,都缺少有效的治疗方法,关键在于预防。

5.爪状趾畸形　小腿的骨筋膜室综合征会遗留爪状趾畸形;胫骨下段骨折骨痂形成后,趾长伸肌在骨折处粘连也可引起爪状趾畸形。爪状趾畸形可以影响穿鞋、袜,也可能影响行走,应注意预防。患者早期要练习伸屈足趾运动。如果爪状趾畸形严重,被动牵引不能纠正,可以行趾关节融合术或趾长屈肌切断固定术等。

第六节　踝关节损伤

一、踝关节的软组织损伤

(一)踝扭伤

人体中最常见的韧带损伤就是踝关节的扭伤,它占所有运动损伤的15%。20% ~ 40%的踝关节扭伤可进展为慢性踝关节失稳。腓骨肌腱力量差是芭蕾舞演员踝关节扭伤反复发作的首要原因。

1.解剖　踝关节在负载时稳定,在去载时失稳。踝关节的韧带包括内侧的三角韧带和外侧的距腓前韧带(位于关节囊内)、跟腓韧带和距腓后韧带。距下韧带包括外侧的距跟韧带、颈韧带、距跟骨间韧带(位于中、后跟骨关节面之间)、跟腓韧带(跨越踝关节及距下关节)和下伸肌支持带。下胫腓联合韧带包括骨间膜、胫腓前下韧带、胫腓后下韧带、小腿骨间韧带和下横韧带。

2.外侧韧带扭伤　距腓前韧带是踝外侧韧带中最易受伤的韧带(约占70%)。其损伤机制通常为足处于跖屈位时发生翻转;距骨处于最易受伤的位置,因此距腓前韧带具有受伤的风险。

(1)物理检查:踝外侧压痛且有瘀斑。前抽屉试验用于诊断距腓前韧带损伤。距骨倾斜征阳性(最好于足的中立位进行试验)提示跟腓韧带损伤。

(2)影像学检查:当前文献中尚未就何种影像学表现最重要达成一致。应力位X射线片研究只有和健侧对比才有意义。距骨倾斜角如果较健侧>10°或更大,则被认为是畸形。前抽屉试验摄X射线片与健侧相比>3 mm的差异便是异常。偶尔,从X射线片上可见韧带带着一小片的骨片从腓骨尖撕脱。

(3)分级

Ⅰ级:距腓前韧带扭伤。

Ⅱ级:距腓前韧带破裂和部分跟腓韧带撕裂。

Ⅲ级:完全的距腓前韧带和跟腓韧带撕裂。

(4)治疗:95%的急性踝关节扭伤经正确的治疗能收到满意的效果。

Ⅰ级损伤采用休息、冰敷、压迫和抬高的(RICE)办法。早期负重及康复训练,应关

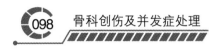

注本体感觉及增加腓侧的强度。

Ⅱ、Ⅲ级损伤需要功能性支具或是在于背伸位短期制动(2~6周),然后逐渐活动。康复训练与前相似。

3.三角韧带扭伤 单纯的三角韧带扭伤非常少见。常见于伴有下胫腓联合损伤的患者。单纯的损伤使用支具保护6~8周,逐渐恢复到正常活动。

4.下胫腓联合韧带扭伤 下胫腓联合韧带扭伤占所有踝关节韧带损伤的10%。

(1)病史和体格检查:①有扭伤病史。②在踝背伸和外翻时出现疼痛。③挤压试验阳性(同时压胫骨和腓骨的中段时踝关节疼痛)。通过腓骨颈触诊和摄胫骨、腓骨近侧X射线检查高位腓骨(Maisonneuve)骨折。对没有下胫腓分离的患者在受伤当时不能单腿跳跃是诊断下胫腓联合损伤的最佳体征。其他的阳性体征只有在伤后次日才能表现出来。

(2)下胫腓联合韧带损伤包含4种韧带:①胫腓前下韧带(AITFL),是下胫腓联合外旋损伤时最常累及的韧带。②胫腓后下韧带(PITFL)。③小腿骨间韧带(IOL)。④骨间横韧带(TOL)。

(3)影像学检查:X射线片可能显示正常,但也经常有些微小的异常。下胫腓间隙>5 mm属于异常,内侧关节间隙>4 mm属于异常。远期的调查发现,90%的患者存在骨间膜钙化。

(4)分型:①Ⅰ型,指的是直接距骨外侧半脱位。②Ⅱ型,包括Ⅰ型加上腓骨的塑性变形。③Ⅲ型,包括腓骨、距骨后侧旋转脱位。④Ⅳ型,包括距骨完全脱位,游离于胫骨和腓骨之外。

(5)治疗:①稳定的损伤。稳定的损伤(内踝间隙<5 mm)采用RICE法治疗,随着活动量调整能够耐受时即可承重。②不稳定的无移位损伤。在X射线片上见到的伴有自发复位的不稳定损伤使用支具固定4~6周,然后保护性负重。这种损伤较之典型的外踝扭伤的患者康复时间要长1倍。③不稳定的移位损伤。不稳定的移位损伤需要复位下胫腓联合、螺钉固定,然后支具制动4~6周。对不能复位的损伤可能需要在关节内侧做一切口,将嵌顿的三角韧带移除。对Ⅱ型损伤,腓骨截骨是必要的,因为塑性变形的腓骨使踝穴不能复位。ORIF可能于损伤后1年才进行,前提是没有关节炎的影像学证据。

5.慢性的踝关节外侧不稳 慢性踝关节外侧不稳的特点是踝关节外侧部的持续性疼痛、发软和虚弱,反复性扭伤。

(1)诊断:需要经过病史、体格检查和影像学检查(MRI和超声)来做出诊断。50%的患者使用支具行非手术治疗有效。

(2)治疗:当非手术治疗失败时可行外科手术。有必要排除后足内翻畸形和高弓内翻畸形。如果存在这些疾病,在软组织重建时需同时行截骨术以防止复发。

1)解剖术式:①改良Brostrom术式,该术式是最符合解剖的术式,直接修复距腓前韧带和跟腓韧带,包括使用下方伸肌支持带加强和控制距下关节。该方法的成功率高达90%以上。②游离组织移植,对于韧带变弱或行Brostrom术式失败的患者,异体或自体半腱肌移植或许适用。

2)非解剖术式:"牺牲"腓骨肌术式,包括 Larsen 术、Watson-Jones 术、Chrisman-Snook 术和 Evans 手术。这些术式需要牺牲半条或整条的腓骨短肌腱以重建外侧韧带(提供一条"缰绳")。此种修复的局限性是易被过度收紧且是非解剖的。Evans 术有时用于对因运动竞技致伤需摆"不熟悉"的体位或体重非常重的运动员进行强化。

6. **踝关节内翻损伤致胫腓前下韧带增厚(伴软组织撞击)**　增厚的胫腓前下韧带在胫骨前外侧形成摩擦。

(1)诊断:踝关节线持续疼痛(特别在外侧关节线),但没有失稳。疼痛通常在注射激素后减轻。在影像学上不易观察到。

(2)治疗:注射激素只可偶尔使用,且需进行关节镜清理。

(二)腓骨肌腱脱位

1. **解剖**　正常的腓骨肌腱走行在腓骨后方的凹槽中;腓骨短肌位于腓骨长肌的前方。肌腱被固定在腓骨上支持带中。它起于腓骨后外侧缘,止于跟骨的外侧缘。

2. **致伤机制**　过度背伸和外翻时发生;75%的患者为滑雪损伤。

3. **体格检查**　查体时发现腓骨肌腱脱位不同于踝关节扭伤,因为疼痛更偏后侧。偶尔将处于跖屈、内翻位的足抗阻力背伸、外翻运动时可诱发脱位,15%~50%的患者摄 X 射线片时见到在骨的侧方存在薄片(腓骨的边缘骨折)。MRI 有助于确认肌腱的病理学变化。

4. **治疗**

(1)非手术治疗:对大多数患者是正确的选择,但只有 50% 的成功率。

(2)手术治疗:对于需要尽早恢复活动的患者可以选择手术,包括腓骨上支持带的急性修复,也可能包括腓骨凹槽的加深。

5. **慢性脱位**　慢性脱位需要手术治疗:现已存在多种术式。采用腓骨凹槽加深并行韧带修复的手术方式成功率最高,且并发症最少。

(三)距下关节损伤

距下关节损伤与踝关节扭伤相似,可以通过体格检查加以诊断。对持续外踝疼痛和跗骨窦压痛的患者应高度怀疑距下关节损伤,治疗原则同踝关节扭伤。

(四)跟腱断裂

在最常见的主要肌腱损伤中,跟腱断裂居第三位。

1. **损伤机制**　跟腱断裂的损伤机制是严重的暴力及踝关节由跖屈位强力背伸时伴有的加速(或减速)损伤。断裂通常发生在跟腱止点近端 2~6 cm。有时跟腱断裂前便已经存在跟腱变性,可能的原因包括过度使用、长期应用类固醇激素、痛风和使用氟喹诺酮类药物。

2. **诊断**

(1)病史:患者能讲述一系列病史,如听到"砰"的一声、噼啪声及感觉足跟遭打击等。青少年和年轻人如果服用氟喹诺酮类药物则跟腱自发断裂的风险增加,相对风险指数达3.7。

(2)体格检查:存在跟腱压痛和触诊空虚,汤普森试验(患者俯卧位时挤压腓肠肌缺乏反应,踝关节不能完全跖屈)阳性。

(3)影像学检查:如果诊断尚存疑问,可行超声及MRI检查。

3. 治疗

(1)非手术治疗:非手术治疗盛行于欧洲。这种技术包括通过跖屈踝关节逐渐地使跟腱断端相靠近,用2~3个月逐渐将足恢复至中立位。愈合的进程可以通过超声检查来随访观察。该治疗方法适用于活动量较小、年龄较大以及皮肤条件不好、伤口愈合能力差的患者(如存在周围血管性疾病或糖尿病)或是需要接受激素治疗或化学治疗的患者。非手术治疗存在较高的再断裂率,为18%。

(2)手术治疗:美国医师通常认为手术治疗会更加有效。手术治疗对于活动量较大的运动员是更好的选择。手术治疗的感染发生率较高,但跟腱再断裂率却较低,为2%。

(3)治疗目标:治疗目标是恢复跟腱的解剖结构。

(4)伤口坏死与神经损伤:精细的软组织操作能避免伤口坏死及腓肠神经损伤的风险。在经皮修复跟腱手术中损伤风险最大的是腓肠神经。支具固定踝关节在跖屈20°时组织灌注最大。皮肤的组织灌注随着踝背伸或跖屈角度的增加而减少。

(5)缝合技术:端对端使用锁边缝合技术(Krakow法)的修复比其他的缝合法(Bunnel法、Kessler法)更加牢固。

(6)跖肌肌腱:如果存在跖肌肌腱,则能加强修复效果。70%~80%的患者存在跖肌肌腱。

(7)急性修复:急性修复可在伤后3个月进行并能取得良好的效果。

(8)慢性撕裂,被忽视的且超过3~6个月的创伤通常需要进行重建(而不仅限于直接修复)。慢性撕裂伤的重建包括选择使用踇长屈肌腱(最强壮)、趾长屈肌腱及腓骨短肌,游离移植物或行翻转手术。<4 cm的间隙可以用V-Y法处理。>5 cm的间隙的重建,需要进行翻转和踇长屈肌腱转位进行加强。

(9)皮肤坏死:后侧软组织回缩和局部缺少血供(应考虑术前使用皮肤扩张器)导致皮肤坏死率相对较高。

(10)切割伤:患者应进行冲洗、清创(伤后8 h之内)。跟腱的修复应按照前述的原则进行。

二、踝关节骨折脱位

(一)旋后(内翻)内收损伤

1. 内踝损伤类型

(1)内翻内收损伤:距骨向内移位,内踝产生典型的垂直和向内上的斜形骨折,伴距骨向内半脱位。

（2）距骨内翻旋转半脱位：内侧产生撕脱性损伤，内踝撕脱骨折或三角韧带撕裂，替代内踝斜形或垂直骨折，距骨不产生向内半脱位。

2. 诊断　旋后（内翻）内收型骨折，诊断的关键是外踝典型的横形骨折，骨折线在关节面或以下，而内踝骨折线为斜形或垂直形。如外踝孤立性骨折，则距骨无移位和半脱位，或极少移位。

3. 治疗

（1）闭合复位：闭合复位在麻醉下进行，膝关节屈曲90°，放松腓肠肌，胫骨远端向内推挤，另一手握住后侧足跟，把足向前拉并外展，背屈踝关节到90°，小腿石膏固定。因有时外踝骨折可伴有胫腓下联合前韧带及后韧带断裂。石膏固定踝关节，背屈不应超过90°，以防踝穴增宽。

（2）手术治疗：闭合复位不满意的，应切开复位内固定。

（二）旋后（内翻）外旋损伤

1. 分类

Ⅰ度：当足处在内翻位时，三角韧带松弛，距骨则外旋推挤外踝，迫使腓骨外旋，至胫腓下联合前韧带撕裂（Ⅰ度）。胫腓下联合前部分增宽2～3 mm。若伤力停止，腓骨可自行恢复到正常位置。胫骨前结节撕脱占15%，腓骨前附着点撕脱占20%，韧带断裂占65%。

Ⅱ度：如伤力继续作用，因有坚强的骨间韧带和胫腓下关节后韧带的免疫，外踝即产生螺旋形骨折或斜形骨折。骨折线非常特殊，起自胫腓下联合前韧带附着点或其上面，然后向上延伸至不同距离。腓骨远端借助外侧韧带仍与距骨相连，借助胫腓下联合后韧带与胫骨相连，而腓骨近端仍有完整的骨间膜和骨间韧带，因此保持解剖位置。

Ⅲ度：外旋伤力如仍继续，外踝不仅外旋，而且同时向外向后及近侧移位。此时胫腓下联合遭牵拉，产生胫腓下联合后韧带撕裂或胫骨后唇骨折，即Ⅲ度损伤。胫骨后唇骨折片及胫腓下联合后韧带牢固地与腓骨相连。骨折片一般很小，但也可能较大，甚至可累及胫骨远端关节面。

Ⅳ度：常伴有一定程度的前关节囊或前内关节囊撕裂，如伤力继续作用，则三角韧带紧张。紧张的三角韧带牵拉内踝，使其旋转和受半脱位距骨的后内部分撞击，产生内踝骨折，也可以使三角韧带损伤。

三角韧带浅层起自内踝前丘部，深层起自内踝后丘部，两部分组织可能分别损伤，因此内翻外旋Ⅳ度损伤可以有几种类别：①三角韧带深层断裂，或内踝基底部骨折。②前丘部骨折和三角韧带深层断裂。三角韧带可在起点、止点，或韧带本身的断裂。

2. 治疗

（1）闭合复位：操作应该在伤后立即执行。复位可在麻醉下进行。膝关节屈曲90°，放松小腿三头肌，按骨折移位相反方向使用外力。首先将患足内翻外旋，解脱骨折面嵌插，患足跖屈位牵引，恢复腓骨长度。再将足牵向前方，纠正距骨向后移位及胫骨后唇的移位。同时助手将外踝推向前，然后患足内旋纠正距骨及外踝外旋，并有助手向内推挤外踝。最后患足置90°并内旋位,石膏固定。足后部置于内翻位。

（2）切开复位内固定：首先固定外踝，在治疗Ⅳ度内翻外旋损伤中，先修复外侧损伤，然后治疗内侧的内踝或三角韧带损伤。将外踝解剖复位并牢固地固定，往往内踝也随之被整复。当然在外踝固定前、内踝骨折端应同时暴露，清除嵌入的软组织及关节内碎骨片。

（3）三角韧带治疗：内踝与距骨间隙增宽，常表示软组织被嵌顿在其间，应切开复位，如有外踝骨折并需切开复位内固定，应探查和修补三角韧带。在做内固定或修复前，应先暴露内、外侧组织，不应一侧手术完成后，再暴露另一侧。如内踝近基底部骨折，注意清除软组织碎片，清除嵌入骨折端之间的软组织。如果是三角韧带损伤，为了手术方便及显露清楚，应先将缝线穿过韧带深层，暂不打结扎紧，待外踝骨折牢固地固定后，距骨已复位时，将三角韧带深层缝线扎紧。如三角韧带自内踝丘部撕裂，则在内踝钻孔后，修补韧带将缝线穿过内踝孔道。而当三角韧带在距骨附着点撕裂时，缝线可穿过距骨的孔道结扎固定。

（4）胫腓下联合治疗：在内翻外旋损伤中，如胫腓下联合韧带未完全断裂，因在近端腓骨与胫骨之间有骨间韧带及骨间膜连接，固定重建腓骨的连续性后，胫腓下联合即恢复正常解剖关系。因而无须常规固定胫腓下关节，但偶尔在手术时，因广泛剥离腓骨近端，将导致明显的胫腓下联合不稳定。或者由于某些患者的腓骨骨折较高，伴胫腓下联合损伤。在腓骨固定后，胫腓下联合稳定性必须做一个试验，其方法是用巾钳夹住外踝向外牵拉，外踝有过度移动，表示胫腓下联合分离且不稳定，因此必须固定胫腓下联合。

（5）胫腓下联合后韧带损伤：多数胫骨后唇发生撕脱骨折。胫骨后唇骨片与距骨仅有关节囊相连，而腓骨与胫骨后唇有胫腓下联合后韧带牢固地连接。腓骨外踝良好的复位，胫骨后唇也随之自动复位。但如果后唇骨片大于关节面的1/3，经闭合复位又失败的，则必须切开整复并做内固定，手术时要在腓骨固定前先固定胫骨后唇。

腓骨远端长螺旋形骨折的治疗：①骨片间压缩固定，骨折线长度是骨直径的2倍时，可以单用螺丝钉固定，一般使用2～3枚粗纹螺丝钉，收紧螺丝钉时，骨折片之间能产生压力。若采用皮质骨螺丝钉固定时，用螺丝钉远端仍能抓住另一骨折片，在两骨折片间同样可产生压缩力。固定时螺丝钉与骨折面垂直，可以产生最大的骨折间压力，但纵向稳定性不足，骨折片可纵向移位，因此可用另1枚螺丝钉垂直于骨的长轴，以抵消骨片间纵向移位。如要用1枚螺丝钉固定，在骨片间保持压力的同时，又要防止骨片纵向移位，则螺丝钉固定的方向，应在垂直骨折面与垂直长轴的2个方向之间。②骨折片间压缩和非压缩钛板，如果术后不用外固定，按骨片间压缩固定方法用螺丝钉固定后，附加5～6孔的非压缩钛板，以起到支持作用，消除骨片间扭转应力，保护骨片间的固定。这时钛板称为中和钛板，也可用1/3管型钛板固定。③钛缆固定，指钛缆环扎固定。暴露到骨折端足以复位。钛缆在骨膜外穿过，于骨折线的范围将腓骨扎紧。但骨折线长度至少是该骨直径的2倍才能应用钛缆环扎。钛缆环扎可用1～3根。此方法固定强度大于螺丝钉固定,且手术时软组织解剖少,钛缆环扎同时可和髓内针固定联合应用。

(6)内踝骨折固定:①粗螺纹螺丝钉固定,直视下复位,特别要注意在关节内侧角。用巾钳暂时固定后自内踝尖向骨折线钻孔,螺丝钉也不必穿过胫骨对侧皮质。但是若胫骨骨质疏松时,应固定到对侧皮质。为了使断端间产生压力,为了防止内踝旋转,可采用2枚平行螺丝钉固定。假使骨片较小,则可用1枚粗螺纹钉,另1枚用较细的螺丝钉或克氏钢针。螺丝钉的方向非常重要,切忌进入关节腔或螺丝钉穿出胫骨后面骨皮质损伤胫后血管、神经。②"8"字形张力带固定,如果内踝骨折片较小或者骨折部骨质疏松,则用2根平行克氏针维持骨片复位。在距离骨折线近侧1 cm的胫骨钻孔,直径为2 mm,钢丝穿过该孔,两端在骨折线外面及内踝表面交叉,然后绕过克氏针深面,将两端钢丝扭紧,使两骨片间产生压缩力。

(三)旋前(外翻)外旋损伤

1. 分类

Ⅰ度:足在外翻(旋前)位置,三角韧带处于紧张状态,同时因距骨外旋,三角韧带遭受牵拉的力增加,导致三角韧带撕裂或内踝撕脱骨折(Ⅰ度)。

Ⅱ度:伤力继续作用,则同时可引起胫腓下联合的前韧带、骨间膜和骨间韧带撕裂,胫腓骨下端分离。损伤时腓骨向外移位。若伤力到此停止作用,腓骨即能恢复到正常解剖位。

Ⅲ度:如果伤力仍继续,则距骨可进一步外旋,腓骨按其纵轴旋转,腓骨在胫腓下联合近侧产生螺旋形骨折(Ⅲ度),骨折发生在距外踝尖端8~9 cm处,骨间膜也向上撕裂至该处。腓骨和距骨向后移位,因此骨折的腓骨呈向前成角畸形。

Ⅳ度:持续的伤力,使足继续外旋和向外移位,距骨撞击胫骨后外角,同时胫腓下关节后韧带受到牵拉,张力可增加,直到胫腓下关节后韧带撕裂或胫骨后唇骨折。

2. 诊断要点

区别旋前外旋损伤及旋前外展损伤:前者占踝关节损伤的7%~19%。外翻(旋前)外旋损伤为胫腓下联合前韧带及骨间膜撕裂,而外翻(旋前)外展损伤则伴有胫腓下联合后韧带损伤。

Ⅱ度损伤:占外翻外旋损伤的60%。在Ⅱ度损伤的患者中,当伤力停止作用后,外踝及距骨即恢复到原位,X射线片上不能显示Ⅱ度损伤。因此,临床上胫腓下联合肿胀存在时,需在外翻应力下摄片,即可显示踝关节内侧间隙增宽和胫腓下联合分离。

Ⅲ度损伤:占外翻外旋损伤的20%。腓骨有螺旋形或斜形骨折,骨折线多在胫腓下联合的近侧,当腓骨较近侧骨折伴有内踝损伤,应怀疑Ⅲ度外翻外旋损伤。因此,当发现有内踝损伤时,要检查整个小腿。

Ⅳ度损伤:占外翻外旋损伤的14%,有些病例的X射线片上移位不明显,诊断的关键是胫骨后唇骨折。如果外翻外旋型骨折伴有胫骨后唇骨折,即Ⅳ度损伤。表示踝关节极度不稳定。临床上对踝关节损伤严重性往往估计过低,因此对单纯腓骨骨折,应仔细检查踝关节内侧及胫腓下联合,怀疑有三角韧带及胫腓下联合损伤者,需做应力摄片,如果

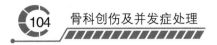

踝穴增宽,胫腓下联合分离,即表示踝关节严重损伤,踝关节不稳定。

3.治疗

(1)闭合复位:麻醉下膝关节屈曲90°,以便腓肠肌松弛。方法类似内翻外旋型损伤的治疗,只是旋转方向不同。首先使足外翻,分离骨折面,跖屈纵向牵引,恢复腓骨长度和胫骨后唇向近侧移位,然后患足牵向前,纠正距骨向后半脱位,纠正外踝和胫骨后唇移位。内旋患足,纠正距骨和腓骨的外旋,最后将患足内翻背屈,石膏固定。患足后部分也应在内翻位,防止距骨向外移位和倾斜。短斜形骨折比长斜形骨折复位容易,维持复位也相对容易。复位后为了防止石膏固定后小腿的旋转,石膏应微屈并超过膝关节,3周后更换小腿石膏。

(2)切开复位和内固定

1)治疗前:要区别是旋前外旋型还是旋后外旋型损伤,在对旋前外旋型损伤进行手术时,应同时显露踝关节的内、外侧,在内侧的内踝骨折部位,清除嵌入间隙内的软组织,如三角韧带断裂,应将缝线贯穿两端,但暂不能结扎拉紧,待外侧固定后,再拉紧内侧缝线并结扎。对内踝骨折,也可以先处理外侧的骨折,并固定后再选用妥当的方法做内踝固定。

2)外踝或腓骨的治疗:是治疗踝关节损伤中的关键。短斜形骨折可用髓内钉固定。外踝有向外呈15°的弧度,故不能用逆行插钉方法,而应先在外踝外侧钻一个15°的通道,将固定腓骨的髓内钉远端弯成约15°的弧度,然后插入腓骨远端,至髓内针尖端触及腓骨对侧皮质后,旋转髓内针避开对侧皮质,继续插入髓内针直至跨过骨折面。长斜形骨折可用2～3枚螺丝钉固定,或用钢丝环扎固定。短斜形骨折也可用钛板螺丝钉固定。

3)胫腓下联合分离的治疗:①腓骨远端1/2处骨折,经正确复位和牢固地固定后,胫腓下联合即能正确地复位。②在腓骨固定及胫腓下联合复位后,应在直视下测试胫腓下联合的稳定性,如不稳定,应考虑做胫腓下关节固定术。③当骨折在腓骨近1/2时,因胫腓下联合韧带、骨间韧带及骨间膜广泛损伤,腓骨即使固定后,胫腓下联合仍极不稳定。在Ⅳ度的外翻、外旋损伤中,胫腓下联合韧带完全撕裂,腓骨固定后,有时胫腓下联合仍存在明显活动,常要考虑用螺丝钉固定胫腓下联合,且不应早期活动,以防止螺丝钉断裂。④内踝骨折,切开复位后内固定方法同内翻外旋骨折,一般使用粗螺丝钉固定,骨片较小或骨质疏松用"8"字形张力带钢丝固定。

(四)旋前(外翻)外展损伤

1.分类

Ⅰ度:当足外翻时三角韧带紧张,继而造成三角韧带撕裂或内踝撕脱骨折,即为Ⅰ度损伤。

Ⅱ度:如伤力继续外展,距骨可向外推挤腓骨,胫腓下联合前韧带及后韧带撕裂即为Ⅱ度损伤。

Ⅲ度:如果外展伤力仍起作用,腓骨骨折,骨折线在踝关节近侧0.5～1.0 cm处,骨折线呈斜形或短斜形,外侧伴有 1 块三角形骨片。由于骨间韧带及骨间膜完整,近端腓骨与胫骨保持正常解剖关系。

2. 诊断注意点

(1) Ⅱ度(外翻)外展型损伤:占踝关节损伤的 5% ~21% 。Ⅱ度损伤的(外翻)外展损伤与(外翻)外旋Ⅱ度损伤程度不尽相同。前者胫腓下联合前韧带及后韧带均损伤,而后者仅为胫腓下联合前韧带损伤,骨间韧带和部分骨间膜损伤。但是在临床上,这两种损伤类型的Ⅱ度损伤难以区别。

(2) Ⅲ度(外翻)外展损伤:主要特征是外踝具有横形骨折线,腓骨外侧皮质粉碎,有三角形小骨片,骨折线可以恰巧在胫腓骨关节平面,或在其近侧,或在胫腓下联合的近侧。

(3) 腓骨骨折部位与胫腓下联合的关系:腓骨骨折部位与胫腓下联合的关系很重要,代表胫腓下联合损伤范围。现将腓骨骨折按骨折平面分为 3 类。

第一类,外踝骨折位于胫骨关节面:当腓骨骨折在胫骨关节面或在其上,可推测骨间膜完整或大部分骨间膜完整,因此胫腓下联合未完全破裂。治疗时应使外踝完全复位,为胫腓下联合前韧带和后韧带愈合创造条件。

第二类,腓骨骨折:发生在胫腓下联合近侧 6 cm 或更近的腓骨,骨间韧带及部分骨间膜被破坏,胫腓下联合可分离。因此,当腓骨骨折满意固定后,胫腓骨之间,仅有近侧骨间膜维持,胫腓下联合仍有明显活动。如腓骨复位固定后,仍不能保持胫腓下联合复位,则需要暂时用螺丝钉横形固定胫腓下联合。

第三类,腓骨骨折位于上述两类之间:(外翻)外展骨折在踝关节平面与近侧 6 cm 之间,胫腓下联合骨折因骨折平面高低而损伤程度不同,一般在手术时才能明确。腓骨固定后,如不能确定胫腓下联合的稳定性,可用巾钳向外牵拉外踝来测定。对于这类患者,不一定要固定胫腓下联合,其固定指征视腓骨骨折平面而定。

(4) 外旋和外展联合伤力造成的损伤:如果伤足外旋同时外展,产生下部骨折发生在胫腓下韧带近侧,联合损伤的病理类似外翻外旋损伤Ⅳ度,因此时韧带完全撕裂。

3. 治疗　复位时,与骨折移位相反方向使用压力,术者一手将胫骨远端推向外,另一手将患足推向内,同时使足跟内翻,小腿石膏固定。但复位常失败,故应考虑手术复位。根据腓骨骨折情况,选用钢板螺丝钉、半管型钢板螺丝钉、髓内钉和螺丝钉等。内踝骨折一般使用粗纹螺丝钉固定或“8”字形张力带钢丝固定。胫腓下联合是否固定,取决于腓骨固定后,胫腓下联合的稳定性。

第七节　足部骨折

一、距骨骨折

距骨的解剖形态非常特别。距骨表面3/5都被关节软骨覆盖,7个独立的关节面与胫骨、腓骨、跟骨和舟骨形成复杂的关节面。其中跟骨关节面形成距下关节。大约25%的距下关节面是由距骨后侧突组成。滑车的前内侧面、滑车中央面和外侧突形成踝关节的距骨部分。距骨是由内、外踝组成的骨性限制和踝关节的韧带维持位置的。距骨横截面最窄部分位于距骨颈,此处骨皮质相对薄弱,因此也易于在高能量创伤时发生骨折。

距骨骨折在足部骨折中仅占3%～6%。距骨颈和体部骨折常源自高能量创伤,因此也常合并其他损伤。造成距骨颈骨折移位的高能量创伤常损伤距骨有限的血供,和(或)破坏关节软骨。距骨突骨折则常由低能量的单一损伤引起。

(一)距骨颈骨折

1. 致伤机制　要引起距骨颈较厚的软骨下骨骨折,常需要较大的暴力,如高能量损伤。骨折损伤机制常源自过度背伸暴力。

2. 分型　最广泛应用的距骨颈的骨折分型是 Hawkins 分型,它基于移位和脱位,与推测的距骨血供破坏范围相关联。Hawkins Ⅰ型骨折时无移位骨折,无半脱位和脱位;Ⅱ型骨折是垂直距骨颈的移位骨折,伴有距下关节脱位或半脱位;Ⅲ型骨折是移位距骨颈骨折,有距下和胫距关节脱位;Ⅳ型骨折则是除距骨颈骨折外,踝关节和距下关节脱位,伴距舟关节脱位或半脱位。在受伤时的移位和脱位程度即决定了对距骨的血运破坏,有骨坏死的风险。

3. 影像学检查　踝关节常用的 X 射线检查(正位、踝穴位和侧位)和(或)足的常用检查(正位、斜位和侧位)被用于距骨颈的诊断。距骨颈 Canale 斜位能非常好地评估距骨颈的成角和短缩。摄此片时,踝关节最大跖屈位,足旋前15°,X 射线沿水平位75°投照。在 X 射线平片无法清楚判断骨折但又高度怀疑时应当使用 CT。术前 CT 对于评估骨折粉碎和移位程度及获得准确的踝关节,距下关节和跗横关节影像学也有帮助。

4. 急诊处理和手术时机　历史上,距骨颈骨折被认为是需要立刻复位内固定以减小骨坏死的急诊手术。然而近年来的研究发现,受伤后到手术时的时间与骨坏死没有关联。在一项102例距骨颈骨折的回顾性研究中,发生了骨坏死的患者其平均的术前时间是3.4 d,而没发生骨坏死的患者平均的术前时间是5 d。研究发现骨坏死与距骨颈粉碎性骨折($P<0.03$)和开放性骨折($P<0.05$)有关。

一项针对创伤骨科专家的研究发现,大多数医生并不认为移位距骨颈骨折有急诊手术必要。大部分医生认为8 h 之后手术没有问题,相当一部分人认为24 h 后手术都可以接受。因高能量损伤机制和有限的软组织覆盖,21%的距骨颈骨折为开放性骨折,此类骨折则需要急诊清创和冲洗来降低感染概率。

对于任何距骨颈骨折伴随脱位的骨折,都建议尽快闭合复位,以达到距骨颈近解剖复位。一旦复位,脱位的关节因关节面的形态和适配及周围的结构就能达到比较稳定状态。然而既往也使用过克氏针或跨关节外固定架固定。一些研究者推荐使用外固定架来牵开踝关节以减轻距骨压力,以期降低距骨坏死可能,而另外一些研究则报道外固定架对于距骨颈骨折后预防骨坏死没有任何作用。

5. 切开复位内固定 Hawkings Ⅱ、Ⅲ 和 Ⅳ 型距骨颈骨折适合手术治疗。尽管完全无移位骨折可以非手术治疗,但需要密切复查随访以防骨折继发移位。为避免继发移位和畸形,一些研究者推荐对 Ⅰ 型距骨颈骨折也行内固定治疗。此外,内固定可允许踝关节和距下关节早期活动。

治疗距骨颈骨折的目标是活动颈部和距下关节的解剖复位。轻微残留的移位也可导致距下关节力学改变。旋转通常难以判断,但避免旋前、旋后或轴向成角等畸形复位非常重要。大部分医生推荐使用双切口技术(前内和前外)来准确地直视,以便解剖复位和固定。前内侧入路从内踝前缘至足舟骨粗隆,从胫前肌与胫后肌腱之间进入。前外侧切口从 Chaput 结节至第 3 和第 4 跖骨基底。Ollier 入路,从外踝尖至距骨颈斜形切口,对距骨颈治疗也非常有效,它对距骨外侧突和距下关节后关节面的前部有更好的控制。如果骨折延伸到距骨体后侧,那内侧截骨可能就有必要,但此入路更多用于距骨体骨折。

放置于距骨头和体部骨折块的克氏针可以当作撬棒来复位和纠正畸形。至少需要 2 枚螺钉来达到稳定的内固定,减小畸形愈合可能。

通常推荐从前往后放置螺钉,因为此入针点在前方入路中常已显露。但从后往前放置螺钉在横行非粉碎性距骨颈骨折模型中表现出更强的生物力学效应。另一项生物力学研究对比了在粉碎性距骨颈骨折模型中,使用 3 枚从前往后螺钉,2 枚空心从后往前螺钉,1 枚从前往后螺钉加内侧钢板的 3 种情况,并没有发现其在失效点或僵硬方面有显著性差异,三者均能胜任主动活动时距骨颈理论上的压力。从后往前放置螺钉需要额外的后方入路,有潜在的损伤腓动脉及分支的可能,而且突出的钉尾可能会限制踝关节的跖屈。

螺钉置入通常采用拉力螺钉方式来对距骨颈进行加压并提供允许踝关节和距下关节早期活动的强度。但如果是粉碎性骨折,特别是内侧柱粉碎者,则一般不能采用拉力螺钉,因其会导致畸形。如果是粉碎性骨折,可使用贯穿螺钉来维持距骨颈长度。如果有压缩缺损,有时可能会使用骨移植来恢复距骨颈长度。许多研究者都推荐钢板固定来治疗粉碎性距骨颈骨折,配合使用或不使用中和螺钉。2.0 ~ 2.7 mm 系列钢板都可以使用,放置于内侧、外侧或双侧。除提供长轴的结构支撑外,钢板也能限制远折端的旋转。

术中透视对于评估复位的准确和内植物的位置非常有用。关节镜检查可以提供关节面的直视效果来增加复位的准确性,允许关节内游离体的清理。

术后主动活动常在伤后预后开始。常认为关节活动有利于软骨的恢复。完全负重应在 6 ~ 12 周,影像学有充分的证据证实骨折愈合后再开始。

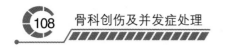

(二)距骨体骨折

距骨体骨折不常见,占距骨骨折的 7% ~ 38%。距骨体骨折包含的范围非常广,从小块骨软骨损伤到严重的涉及整个距骨体的压缩伤,这些骨折通常由高能量轴向暴力引起,如高处坠落。

小块骨软骨损伤常不明显,但在简单踝关节扭伤后 6 ~ 8 周还有持续性疼痛的患者中应高度怀疑。骨软骨损伤通常位于距骨顶前外侧或后内侧。

(三)外侧突骨折

距骨的外侧突为楔形样的骨性突起,有 2 个关节面。较小的关节面与腓骨远端相关节,较大的则构成距下关节的前外侧部分。由于其在滑雪板运动中非常常见,因此也称为滑雪板骨折。外侧突骨折的准确受伤机制仍存在争论。一些研究者认为此骨折是轴线暴力加踝关节背伸和内翻造成,而另一些人则认为外旋或外翻暴力才是致病因素。在一个针对滑雪造成外侧突骨折的研究中,轴线暴力有 20 名(100%),背伸有 19 名(95%),外旋有 16 人(80%),外翻有 9 人(45%)。距骨外侧突骨折经常在平片中漏诊,常被诊断为踝关节扭伤。CT 能判断清楚骨折的大小及位置。

无移位的骨折通常制动 6 周然后部分负重,直到有影像学愈合的证据。大的非粉碎的移位骨折需要切开复位内固定,使用 2.0 mm 或 2.7 mm 拉力螺钉。手术切口为跗骨窦表面 5 ~ 8 cm 的轻度弧形切口,暴露距下关节。手术治疗能改善临床预后,降低距下关节炎可能。移位的粉碎性骨折,如无法内固定,则可以切除。

(四)后侧突骨折

距骨后侧突通常构成距下关节后关节面的 25%,由内侧和外侧结节组成,中间有供跗长屈肌腱走行的沟隔开。距骨后侧突骨折很少见,大部分都仅涉及单一外侧或内侧结节。未融合的籽骨可能会被误认为是后侧突骨折。

引起整个后侧突骨折通常为踝关节极度跖屈位时暴力造成,在后踝与跟骨间产生对后侧突的一股压缩性暴力。后侧突内侧结节骨折一般为足突然处于背伸和旋前位置时,三角韧带的胫距后部处于张力下,引起结节撕脱骨折。外侧结节骨折常为反复的跖屈造成的疲劳性骨折。

整个后侧突的骨折常对距下关节面影响很大,需要切开复位内固定。手术入路基于主要移位方向。经跗长屈肌腱与神经血管束的后内侧入路在骨折移位向后内侧时适用,如果骨折移位向后外侧,则采用腓骨肌腱与跟腱间的后外侧入路。

二、跟骨骨折

(一)解剖特点

跟骨是足部最大一块跗骨,是由一薄层骨皮质包绕丰富的松质骨组成的不规则长方形结构。

跟骨形态不规则,有6个面和4个关节面。其上方有3个关节面,即前距、中距和后距关节面。三者分别与距骨的前跟、中跟和后跟关节面相关节组成距下关节。中距与后距下关节间有一向外侧开口较宽的沟,称跗骨窦。

跟骨前方有一突起为跟骨前结节,分歧韧带起于该结节,止于骰骨和舟骨。跟骨前关节面呈鞍状与骰骨相关节。

跟骨外侧皮下组织薄,骨面宽广平坦。其后下方和前上方各有一斜沟分别为腓骨长、短肌腱通过。

跟骨内侧面皮下软组织厚,骨面呈弧形凹陷。中1/3有一扁平突起,为载距突。其骨皮质厚而坚硬。载距突上有三角韧带、跟舟足底韧带(弹簧韧带)等附着。跟骨内侧有血管神经束通过。

跟骨后部宽大,向下移行于跟骨结节,跟腱附着于跟骨结节。其跖侧面有2个突起,分别为内侧突和外侧突,是跖筋膜和足底小肌肉起点。

跟骨骨小梁按所承受压力和张力方向排列为固定的2组,即压力骨小梁和张力骨小梁。2组骨小梁之间形成一骨质疏松的区域,在侧位X射线片呈三角形,称为跟骨中央三角。

跟骨骨折后常可在跟骨侧位X射线片上看到2个角改变。跟骨结节关节角,正常为25°～40°,为跟骨后关节面最高点分别向跟骨结节和前结节最高点连线所形成的夹角。跟角交叉角,为跟骨外侧沟底向前结节最高点连线与后关节面线之夹角,正常为120°～145°。

(二)致伤机制

跟骨骨折为跗骨骨折中最常见者,约占全部跗骨骨折的60%。多由高处跌下,足部着地,足跟遭受垂直撞击所致。有时外力不一定很大,仅从椅子上跳到地面,也可能发生跟骨压缩骨折。跟骨骨折中,关节内骨折约占75%,通常认为其功能恢复较差。所有关节内骨折都由轴向应力致伤,如坠伤、跌伤或交通事故等,可能同时合并有其他因轴向应力所致的损伤,如腰椎、骨盆和胫骨平台骨折等。跟骨的负重点位于下肢力线的外侧,当轴向应力通过距骨作用于跟骨的后关节面时,形成由后关节面向跟骨内侧壁的剪切应力。由此造成的骨折(原发骨折线)几乎总是存在于跟骨结节的近端内侧,通常位于Gissane十字夹角附近,并由此处延伸,穿过前外侧壁。该骨折线经过跟骨后关节面的位置最为变化不定,可以位于靠近载距突的内侧1/3,或位于中间1/3,或者位于靠近外侧壁的外侧1/3。如果轴向应力继续作用,则出现以下两种情况:内侧突连同载距突一起被推向远侧至足跟内侧的皮肤;后关节面区形成各种各样的继发骨折线。前力的骨折线常延伸至前突并进入跟骰关节。Essex-Lopresti将后关节面的继发骨折线分为两类:如果后关节面游离骨块位于后关节面的后方和跟腱止点的前方,这种损伤称为关节压缩骨折;如果骨折线位于跟腱止点的远侧,这种损伤称为舌形骨折。

(三)分类

跟骨骨折根据骨折线是否波及距下关节分为关节内骨折和关节外骨折。

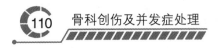

关节外骨折按解剖部位可分为:①跟骨结节骨折。②跟骨前结节骨折。③载距突骨折。④跟骨体骨折。

关节内骨折有多种分类方法。过去多根据 X 射线平片分类,如最常见的 Essex-Lopresti 分类法把骨折分为舌形骨折和关节压缩骨折。其他人根据骨折粉碎和移位情况进一步分类,如 Paley 分类法等。

根据 X 射线平片分类的缺点是不能准确地了解关节面损伤情况,对治疗和预后缺乏指导意义。因此,大量 CT 分类方法应运而生。现将较常见的 Sanders 分类法介绍如下。

在冠状面上选择跟骨后距关节面最宽处,从外向内将其分为三部分 A、B、C,分别代表骨折线位置。这样,就可能有四部分骨折块,三部分关节面骨折块和二部分载距突骨折块。

Ⅰ型:所有无移位骨折。

Ⅱ型:二部分骨折,根据骨折位置在 A、B 或 C 又分为 ⅡA、ⅡB、ⅡC 骨折。

Ⅲ型:三部分骨折,根据骨折位置在 A、B 或 C 又分为 ⅢAB、ⅢBC、ⅢAC 骨折。典型骨折有一中央压缩骨块。

Ⅳ型:骨折含有所有骨折线。

(四)临床表现及诊断

跟骨骨折是足部的常见损伤,以青壮年伤者最多,严重损伤后易造成残疾。外伤后后跟疼痛、肿胀、踝后沟变浅,瘀斑,足底扁平、增宽和外翻畸形。后跟部压痛,叩击痛明显。此时即高度怀疑跟骨骨折的存在。

X 射线对识别骨折及类型很重要。跟骨骨折的 X 射线检查应包括 5 种投照位置。侧位像用来确定跟骨高度的丢失(Bohler 角的角度丢失)和后关节面的旋转。轴位像(或 Harris 像)用来确定跟骨结节的内翻位置和足跟的宽度,也能显示距骨下关节和载距突。足的前后位和斜位像用来判断前突和跟骰关节是否受累。另外,摄一个 Broden 位像用来判断后关节面是否匹配,投照时,踝关节保持中立位,将小腿内旋 40°,X 射线管球向头侧倾斜 10°~15°。特殊的斜位片能更清楚地显示距骨下关节。

如果医生治疗此类骨折的经验比较丰富,三种 X 射线影像可能即已足够,但是,为了对损伤进行全面的评估,通常需要 CT 扫描检查。应该进行 2 个平面上的扫描:①半冠状面,扫描方向垂直于跟骨后关节面的正常位置。②轴面,扫描方向平行于足底。CT 检查更清晰显示跟骨的骨折线及足跟的宽度,CT 扫描结果现已成为骨折分类的基础和依据。此外,跟骨属海绵质骨,压缩后常无清晰的骨折线,有时不易分辨,常须根据骨的外形改变、结节关节角的测量来分析和评价骨折的严重程度。

(五)治疗

跟骨关节外骨折,治疗方法简单,预后良好。关节内骨折由于跟骨的形状和解剖位置特殊,容易引起多种并发症,理想的治疗方法仍是一个尚未解决的难题。

治疗的重点是恢复距下关节的对位关系和跟骨结节关节角。在波及距下关节的骨折中,跟骨结节纵行骨折,跟骨前结节骨折,载距突骨折往往移位不大,可外敷活血化瘀药物加压包扎,3～4周后逐渐负重。跟骨结节横形骨折和邻近距下关节部的骨折,大多数均影响跟骨结节关节角,应尽可能复位,用克氏针或螺丝钉固定,以恢复小腿三头肌的张力。

对波及距下关节的骨折,功能疗法并不适用,远期疗效不理想,关节僵硬和创伤性关节炎不可避免。因此复位固定应作为首选。闭合复位几乎无成功的可能。可以斯氏针撬拨整复并用管型石膏固定,或者行切开复位植骨术(Palmer法)。晚期症状严重,负重困难者,应考虑行距下关节乃至三关节融合术。

1. 治疗原则　当跟骨发生骨折后,应充分恢复其本身的正常位置和距下关节的关系。包括恢复跟骨高度和宽度,恢复跟骨结节的内翻对线。如果跟骰关节也发生骨折,应将其复位。恢复距下关节后关节面的外形。

2. 治疗方案

(1)非手术治疗:不波及关节面的骨折。如跟骨结节纵行骨折,跟骨前结节骨折,载距突骨折移位不明显时。卧床休息,抬高患肢,加压包扎,消肿,镇痛,早期活动足部关节。3～4周后可适当负重。应注意,不论骨折类型,均主张早期进行功能锻炼治疗。

(2)手术治疗

1)适应证:不同的手术方式适用于不同的骨折情况,需根据具体情况决定。

2)禁忌证:①严重心肺功能不全不能耐受手术。②有凝血机制障碍和出血倾向的。③局部或切口周围感染。

3)手术方式:①切开复位,克氏针或螺丝钉内固定,适用于跟骨结节纵行和横形骨折。②骨折片切除术,适用于跟骨前结节骨折,载距突骨折。③切开复位,钢板螺丝钉内固定+植骨术,适用于波及跟距关节的骨折。④骨针撬拨需视其骨折情况而定,如为中部的压缩塌陷,则可以骨圆针穿入其塌陷下方撬起,将折块与距骨贯穿固定;如折块连于后部,则自后方沿跟骨纵轴,利用杠杆作用将折块抬起,并向跟骨前部贯穿固定。⑤切开复位植骨术,取外侧入路,在塌陷骨折下方以骨撬抬起,同时向下牵拉跟骨后结节部以恢复结节关节角。骨折块下方存在一定的空腔,可取髂骨块填充。也可用骨黏固剂支撑块下方,当接近定型时填入。⑥关节融合术,适用于严重的跟骨粉碎性骨折,关节严重功能不稳者。不能复位或者复位后关节面移位者可行距跟关节融合乃至三关节、四关节融合术。

(3)主要术中并发症的预防与处理:切口坏死、切口裂开和切口感染。切口裂开是最常见的并发症,常发生于术后4周,如果处理不当,会引起跟骨骨髓炎。

以下方法可以减少严重并发症的发生:围手术期常规应用抗生素;切皮时不作皮下剥离保持全厚皮瓣至关重要;皮缘下应放置引流以防止形成术后血肿;缝线应保留3周,在此期间不活动患足以减轻皮瓣下的剪切力。针对腓肠神经和腓骨肌腱损伤,如果采用Kocher切口,易损伤腓肠神经;采用Eastwood切口可减小腓肠神经损伤机会。腓骨长短肌腱总鞘连同骨膜一起作骨膜下剥及仔细牵拉可避免该神经损伤。晚期并发症一般发生在骨折复位欠佳,关节面不平整,软骨坏死,发生距下关节创伤性关节炎;跟骨高度丢失,跟骨短缩,距舟、跟骨关节改变导致的前踝碰撞;跟骨增宽,外踝尖撞击,伴或不伴有腓骨肌腱受压;足脂肪垫萎缩及交感神经介导的疼痛。最初主要保守治疗(物理疗法、抗炎药物治疗等)。如果症状保守治疗后不再改善,可以行关节融合术,融合时应解除外踝撞击,恢复骨高度以纠正距骨倾斜。

（袁君杰）

第四章

脊柱及骨盆骨折

第一节　上颈椎骨折

上颈椎损伤包括颈枕部、寰枢椎部位的损伤。尽管大多数致死性的脊柱损伤都发生在颈枕部,但由于该区域椎管容积大,脊髓所占容积相对较小,所以能送到医院的患者即使存在神经损伤,其症状也属轻度。但正是由于神经损伤症状较轻,所以容易被漏诊。因此,对有头面部损伤及颈部软组织损伤的患者要注意排除上颈椎损伤。另外,上颈椎损伤常伴有相应脊柱的骨折。

一、枕骨髁损伤

枕骨髁骨折临床较少见,而且常常被遗漏。这种骨折可以是单独的,也可合并寰枕、寰齿关节或其他颈椎损伤。

(一)致伤机制

常由于高速减速伤所致,儿童极少见,多见于 18～80 岁。可以合并或不合并旋转、前后或侧方撕脱力。

(二)临床诊断

症状较轻者多无神经损伤,患者常诉上颈部有明显的不适并有活动受限,可以直接损伤到第Ⅵ(展神经)、Ⅸ(舌咽神经)、Ⅻ(舌下神经)对脑神经或累及脑干腹侧。还可表现为椎基底动脉供血不足的症状,如眩晕、恶心、呕吐和耳鸣等。症状严重者可以表现为完全性四肢瘫并有呼吸障碍。

(三)影像学诊断

由于面部解剖结构的遮挡,X 射线片常常难以发现。如果患者伤后出现上述症状则应该怀疑枕骨髁损伤。穿过颌窦的寰枕关节前后位 X 射线片可观察到该病变区域,寰枕部高分辨 CT 扫描,特别是 CT 三维重建,可清晰显示枕骨髁骨折形态及移位的程度,翼状韧带损伤可作为枕骨髁骨折可靠的影像学依据。MRI 不仅能反映韧带的损伤,还有助于脑干、脊髓及椎动脉损伤的诊断。

(四)损伤分类

根据 Anderson 分类法可将枕骨髁损伤分为 3 型:①Ⅰ型。枕骨髁粉碎性骨折,但没有或仅有轻微移位,常由轴向暴力所致。②Ⅱ型。枕骨髁骨折波及枕骨大孔,很少发生韧带撕裂,系颅颈部直接暴力所致。③Ⅲ型。通过翼状韧带的枕骨髁撕脱骨折,是由撕拉、侧屈、旋转等暴力所致,该损害高度不稳定。Tuli 等又在此基础上将其分为两种类型:Ⅰ型为无移位骨折,属稳定骨折。ⅡA 型为移位骨折,当 X 射线片无不稳征象时为稳定骨折,如 X 射线片显示有不稳征象时为不稳定骨折,属ⅡB 型。另外,贾连顺等又根据骨折特点将其分为两种类型:Ⅰ型为附着于枕髁部的翼状韧带牵拉导致的撕脱骨折;Ⅱ型为承受纵轴暴力所致的压缩骨折。

(五)治疗原则

Anderson Ⅰ型及Ⅱ型枕骨髁骨折属稳定骨折,用颈围领外固定 2～3 个月,3 个月时拍摄颈椎过伸、过屈侧位 X 射线片,以排除韧带损伤所致的慢性不稳定。Ⅲ型为高度不稳定性损伤,须尽早应用外固定,Halo-Vest 架或硬质颈围领,并密切随访,以防止损伤后寰枕脱位。枕骨髁骨折很少需要手术治疗者,除非存在脑干压迫症状或显著失稳。泊子博加等 1992 年报道了该类损伤患者 34 例,均有脑干和椎动脉受压症状,因而做了枕骨大孔减压和寰椎后弓切除以减轻脑干受压症状。

二、寰枕部损伤

近年来,寰枕关节脱位或半脱位的临床文献报道增多,大多为儿童。多数患者在随访时,仍遗留明显的神经症状。据报道,幸存患者的 1/3 经历过漏诊。这一部位的骨性及韧带稳定结构包括寰枕关节囊和枕骨髁下关节面及寰椎侧块上关节面形成的关节。对称的翼状韧带附着在齿突和颅底枕骨大孔前缘,将枕部稳定在上颈椎,这一韧带为侧屈和轴向旋转时的稳定成分。

(一)致伤机制

寰枕部损伤机制为过伸损伤和轴向损伤,另有学者报道旋转暴力或伴有侧屈为损伤的主要原因。

(二)临床诊断

寰枕部损伤患者的神经症状与枕骨髁损伤类似,少数伴有高位瘫及呼吸衰竭。这一损伤幸存者,有第 X 对脑神经(迷走神经)、脑干、上颈髓及 $C_{1～3}$ 神经的损伤。颈椎过伸轴向牵张和过度旋转可导致单侧椎基底动脉系统损伤,可产生瓦伦贝格(Wallenberg)综合征,表现为第 V(三叉神经)、Ⅸ、X、Ⅺ(副神经)对同侧脑神经运动障碍,对侧痛、温觉障碍及同侧霍纳(Horner)综合征。可有枕骨下区疼痛、瘀斑、昏迷或有脑干受压等症状。

(三)影像学检查

颈椎 X 射线检查可见 C_2 椎体水平椎前软组织肿胀(>7 mm)。正常侧位 X 射线片上,齿突尖应和枕骨大孔前缘一致。两者距离用 Wholey 法测量,成人为 9～10 mm,儿童为 4～6 mm,如果成人>15 mm 或儿童>12 mm 认为不正常。同时在屈伸位时相差应为<1 mm。

Powers 比率包括 4 个点,即 B、C、O、A。BC 为颅底枕骨大孔前缘与寰椎后弓前缘中点距离,OA 为枕骨大孔后缘与寰椎前弓后缘中点距离。BC/OA 为 0.77,上限为 1,如比率>1 提示有寰枕向前半脱位或脱位。这种比率不能用于儿童,在儿童向后半脱位或轴向牵张时可造成错误的阴性结果。X 射线片对寰枕的敏感率为 50% ~ 75%。高分辨率 CT 断层或 CT 三维重建,尤其在矢状面上骨性标志更清楚,测量更精确。

(四)上颈椎失稳的诊断标准

1. 寰枕失稳　①单侧寰枕关节轴向旋转 78°。②在寰枕屈曲、过伸时寰枕移位(枕骨基底与齿突顶点的距离)>1 mm。

2. 寰枢椎失稳　①C_1、C_2 寰齿侧间距(无论在左侧或右侧)>7 mm;②单侧 C_1、C_2 轴向旋转>45°;③C_1、C_2 移位(寰齿前间隙)>4 mm;④C_2 椎体后缘和 C_1 后弓间距<13 mm。

(五)损伤分类

Traynelis 等将寰枕关节损伤分为 3 型:①Ⅰ型。影像学检查证实有轴向牵张。②Ⅱ型。有向前半脱位或脱位。③Ⅲ型。有向后半脱位或脱位。

(六)治疗

寰枕部损伤很不稳定,应当立即外固定较可靠。如果有必要复位以恢复正常排列或中枢神经减压,应用 1.0 ~ 1.5 kg 重量牵引,不应超过 2 kg。在牵引期间进行仔细 X 射线检查,进行一系列神经系统检查,尤其是颈部周围肌肉痉挛消退后,寰枕部将进一步不稳定。寰枕部损伤不能依靠外固定达到永久稳定,应该行颈枕融合术来达到长期稳定的目的。

第二节　下颈椎骨折

一、下颈椎损伤的分类诊断

准确的诊断对确定骨折类型、判定预后、确定恰当的治疗方法是很有意义的。

(一)下颈椎损伤后失稳

Nicoll 于 1949 年首先提出脊柱骨折后失稳这一基本概念。他分析了 152 例胸腰椎骨折的矿工,稳定骨折包括椎体前侧缘的骨折和 L_4 以上的骨折,这些骨折的共同特点是具有完整的棘间韧带。稳定骨折的患者不发生进行性加重的骨性畸形和神经损伤,并可以进行体力劳动;而不稳定骨折损伤累及后部骨-韧带结构,畸形进行性加重或残疾加重,这类骨折包括伴有后部结构挫伤的骨折、半脱位、所有骨折脱位和 L_4 或 L_5 的后部结构损伤。

Holdsworth 于 1970 年进一步证实了 Nicoll 的观点,并提出了两柱理论,即以后纵韧带为界把脊柱分为前柱和后柱两部分。稳定骨折为单纯的脊柱骨折,不稳定骨折为两柱均损伤,他强调了对后柱骨-韧带结构进行仔细体格检查和摄 X 射线检查的重要性。目前,MRI 检查技术则可精确地确定下位颈椎后部韧带结构的损伤。

White 和 Punjabi 通过对尸体试验,提出用测量计分法来确定临床不稳定。他们对不稳定的定义是"在生理负荷下脊柱功能的丧失,正常的脊柱功能指既没有脊髓和神经根的损伤与刺激,又没有畸形或疼痛的加重"。在尸体标本上,由前向后及由后向前逐渐切除韧带,每切一韧带即给一次负荷同时测量畸形,他们发现当所有后部韧带和一个前部韧带或所有前部韧带和一个后部韧带切除后,均可引起显著的移位。畸形定义为前后移位 3.5 mm 或以上,成角 11°以上。为了帮助临床不稳定的诊断,White 建议用评分法来确定下颈椎的稳定性,如总分超过 5 分,说明有临床失稳,这一评定法最初用于急性创伤。对不稳定者不一定都采取外科手术治疗,但至少应给外固定。尽管这一方法没有被统一采纳,但其可为临床不稳定的诊断提供客观的依据。

(二)Allen-Furguson 颈椎损伤的力学分型法

Allen-Furguson 等根据不同的 X 射线片进行了分型。每一型又根据其损伤严重程度分为数个亚型。这一分型对临床对比性研究非常好,但很麻烦,加之在临床上很多患者骨折发生机制很难确定,因而临床应用很有限。Denis 等发展了 Holdsworth 的两柱理论,将脊柱分为前、中、后三柱。其中中柱包括椎体后壁、后纵韧带和椎间盘的后 1/3。从理论上讲,中柱很重要,因为它是神经损伤的最常见部位,Mcafee 等强调了中柱的重要性并根据中柱受力方向将胸腰椎骨折分为 6 个类型。但三柱理论只适用于胸腰椎骨折的分类,对颈椎损伤应用价值很小。

(三)AO 分类系统

AO 组织根据受力向量将颈椎损伤分为 A、B、C 3 型。A 型为压缩性损伤,B 型为牵张性损伤,C 型为由旋转和撕脱所致的多平面失稳。根据不同严重程度,每型又分为逐渐加重的数个亚型。这一分类系统与稳定性密切相关,而且,神经损伤发生率由 A 型到 C 型逐渐进展。然而,目前尚未普遍用于颈椎损伤。

(四)Bohlman 颈椎损伤分型法

鉴于目前尚缺乏统一的颈椎损伤分类系统,临床主张采用 Bohlman 分型法,按骨折机制分类的基础上再根据骨折形态学分为不同类型,该法通常被用于诊断命名。为了确保颈椎损伤准确分类,必须仔细检查棘突间的触痛、肿胀及裂隙,并进行仔细的神经系统检查。X 射线片可评定前后柱损伤、骨折和半脱位。后部韧带的损伤常常是微小的,应细致观察 X 射线片上棘突间隙的增宽,大多数患者应做 CT 或 MRI 检查,在分辨椎间盘突出和韧带损伤方面 MRI 更有用。

1.屈曲损伤

(1)韧带损伤:头部迅速加速或减速在颈椎后部骨-韧带结构所产生的过屈和牵张力

可导致这些韧带结构的损伤,韧带损伤的延伸可由后部到前部贯通。在临床上,软组织损伤程度不同,最初很难区分是不重要的损伤还是严重损伤,轻微扭伤可产生疼痛但几乎没有远期影响。主要韧带的断裂可产生严重失稳,需要积极治疗以减少晚期疼痛和神经损伤的危险性。

韧带损伤主要表现为疼痛,常不在损伤当时出现,几天后炎症出现才多被患者注意和重视。损伤初期 X 射线片常常是阴性的,因而常发生延误诊断。在急性期没有放射学改变时要反复局部触诊。颈椎与胸腰椎不同,很难在棘突间触及裂隙感。

X 射线片可以只表现为轻微异常。局部后凸畸形表现为在单一椎间盘水平相邻终板成角或棘突间距加大。由于患者伤后采取仰卧位,颈部过伸减少了畸形,使得偶尔不会出现 X 射线片异常。棘突间距的加大在 X 射线前、后位片上常常更为明显。屈曲–过伸侧位 X 射线片可用于评定损伤和稳定性程度,但可引起脱位和脊髓损伤,因而在急性损伤时应避免这一检查。在后部损伤看不清时,尤其在颈胸交界处,CT 矢状面断层重建是有用的。椎间关节轴向分离,棘突间距加宽或椎间关节脱位均提示有后部结构的损伤。MRI 检查对鉴别后部韧带损伤很有用处,异常表现包括棘突间或椎间关节高密度影与后纵韧带高密度垂线影不连续。White 分类标准用于鉴别损伤程度,其分数<5,为轻度扭伤,>5 应按主要韧带断裂处理。

(2)单侧关节突脱位:是由过屈加旋转暴力所致。虽然许多学者认为这是一种稳定性损伤,但是生物力学发现在单侧关节突脱位的同时有明显的韧带损伤。尸体解剖发现单侧关节突脱位与棘上和棘间韧带损伤有关,因此这些损伤有潜在的不稳定性。单侧关节突脱位可分为 3 型:单纯单侧关节突脱位、单侧关节突骨折脱位、单侧侧块骨折分离。

X 射线片特征是椎体前部 25% 半脱位。在侧位 X 射线片上有时可见后成角或棘突间距加大,单侧关节突的骨折则往往需要 CT 扫描才能看到。侧块分离骨折是由于患侧的椎弓根和椎板骨折所致,结果产生了游离侧块。在侧位 X 射线片上与健侧及相邻节段相比,侧块异常旋转。MRI 检查证明单侧关节突脱位合并椎间盘突出的发生率为10% ~20%。

临床上,单侧关节突脱位合并脊髓损伤的情况很少见,尽管合并发育性椎管狭窄者合并脊髓损伤更多些,通常同侧同节段的脊神经根病变发生率占该类患者的 50%。单纯单侧关节突脱位是稳定的,很难复位,复位后应向上倾斜关节突以防再脱位。

(3)双侧关节突脱位:因过屈暴力,通常也有轻微旋转暴力参与,更为严重的病例所有韧带结构牵张,导致除了神经、血管以外的整个节段完全分离。双侧关节突脱位极不稳定,相应的后部结构损伤包括后纵韧带和椎间盘,常常只有前纵韧带是完整的,这有利于牵引复位恢复序列。如果软组织损伤很广泛,相应节段椎间盘突出发生率为 30% ~50%。大多数病例脊髓由于过度牵张和在尾侧椎体与近侧椎板之间的挤压而致损伤,也有少数病例由于同时椎板骨折分离或椎管发育宽大而使脊髓免受损伤。

从放射检查看,至少50%存在椎体脱位,也常伴有局部后成角或棘突间距增宽,脱位的椎间隙异常狭窄说明相应椎间盘可能有突出。多数患者伴有后部结构,包括双侧椎板、棘突和关节突的骨折。血管造影发现双侧关节突脱位的 50%～60% 病例伴有双侧椎动脉闭塞，但其临床意义尚未知晓，至少患者很少出现椎基底动脉缺血症状。当椎体脱位>50% 或有牵张力存在时，神经损伤平面常比骨性损伤平面高或有神经损伤平面上升的危险。

2. 轴向压缩损伤　轴向压缩导致椎体骨折，合并屈曲暴力较小时，则产生边缘压缩骨折，轴向暴力较大时，产生爆裂骨折。在放射学上，发生爆裂骨折时骨折椎体粉碎，与胸腰椎骨折的形态改变类似。这类损伤的稳定性取决于相应后部成分损伤情况。

3. 轴向压缩屈曲损伤　轴向压缩屈曲损伤即滴泪骨折，系曲轴向负载暴力加屈曲暴力引起的椎体骨折。剪力通过椎间盘、椎体、后移位向椎管，后部骨-韧带结构的牵张损伤使大多数患者合并棘突间分离和棘突与椎板骨折，这类损伤很不稳定而且常合并相应脊髓损伤。后纵韧带没有断裂者有利于牵引使骨折复位。

滴泪骨折应与过伸所致的椎体前下角撕脱性骨折相鉴别，后者通常为良性骨折。粗略看容易把这种撕脱滴泪骨折与压缩滴泪骨折相混淆，结果导致按后者进行不适当的治疗，因为多数撕脱滴泪骨折是稳定性的。

4. 过伸损伤　过伸损伤常由于头部碰到障碍物或者老年患者坠落伤而产生。这种损伤在 X 射线片中常被漏诊而导致晚期疼痛和失稳。从稳定角度看轻度骨折包括前纵韧带断裂、不伴关节突或椎体半脱位的分离骨折是稳定的，如棘突椎板和侧块骨折。

在具有发育性颈椎管狭窄或颈脊柱炎的患者，过伸损伤导致颈椎的短缩可使椎间盘后部和黄韧带折叠，因而脊髓被挤压，导致脊髓中央损伤，即中央损伤综合征。脊髓内主要传导束的排列为板层状，颈部的传导束靠中央，而腰骶部的传导束靠侧边，因而过伸损伤产生的脊髓中央损伤使临床上出现了下肢功能残留而上肢损伤更为严重的特征。从预后看，中央损伤综合征患者通常可恢复行走功能，但双手功能恢复很困难。

在放射学上，颈椎管的大小可以采用 Pavlo 方法来测量，这一测量方法是通过测得椎管中矢状径和椎体前后径的比值来确定，如果该比值<0.8 可能有椎管狭窄，常称为狭小椎管，该比值<0.6 则属于椎管狭窄，CT 或 MRI 检查更为准确。在脊髓损伤平面，椎间盘或椎体常常轻度后移，通常认为这种后移突出在伤前就存在。然而，有许多患者中是因过伸损伤产生的移位，移位虽然很小，但使椎管更加狭窄，致使脊髓持续受压。这种现象在急性过伸损伤患者中是因过伸损伤产生的移位而产生的，行 MRI 检查可得到证实。颅骨牵引对这些半脱位的复位及移位的椎体复位都是有效的。

二、下颈椎损伤的治疗原则

对外科治疗作用的争议一直持续到近年。Guttmann 等认为外科治疗对神经功能恢复作用很小，有时甚至使损伤平面上升。他们分析的病例均行椎板减压手术，但目前椎板减压已基本被放弃，适应证很少，除非椎板骨折压迫脊髓。近年来，对伴脊髓受压的脊髓损伤，采用手术直接切除压迫和减压并行节段内固定。因而，另一种观点认为外科治疗对神经功能的恢复有促进作用。至今，在颈椎损伤处理与方法的选择上外科观点有很大差异。John 报道了 31 位脊柱外科专家对 5 位提供了临床摘要和影像表现的脊髓损伤患者提出的处理方法。结果显示,专家们的处理观点存在很大差异。颈椎损伤的治疗方法选择应该参考如下几个方面。

1. 骨折类型和稳定性 这是最重要的参考因素,一旦进行适当分类就可根据骨折类型及其稳定性进行治疗。

2. 脊髓和神经根是否受压 如有压迫持续存在,至少在 12 个月内手术减压都会增加神经功能的恢复。

3. 骨性损伤还是韧带损伤 一般来讲,如果原始损伤是骨性的,经过非手术治疗常可愈合,而韧带损伤则愈合的可能性很小,需要外科治疗。

4. 其他参考因素 患者的年龄、损伤相应的骨密度及手术后外固定治疗的有限性。

对于颈椎损伤而无神经损伤的患者,最终保持神经功能的完整是最好的治疗结果。下颈椎损伤的治疗方法包括采用非手术治疗复位如颈围领或 Halo-Vest 架固定,前路或后路减压融合加内固定。

颈椎骨折脱位的治疗目的是保护神经结构、复位固定骨折脱位及提供远期稳定而无疼痛的脊柱。大多数患者应早期稳定脊柱,如果有必要则先行牵引复位,进行了体检和放射学检查之后,即可计划治疗方案。应该注意,有些病例损伤早期不好确定其稳定性,一定时期后才能确定并进行治疗,这样可预防过度治疗。

三、不同类型骨折的治疗

(一)轻度骨折

轻度骨折包括不伴有半脱位及椎体压缩骨折的棘突骨折、椎板骨折、侧块骨折及单纯前纵韧带的撕脱骨折。对可疑病例可通过 White 标准评定,这些轻度损伤的治疗包括使用硬质颈围领或颈胸支架固定 6～8 周,在佩戴支具后,出院前一定要戴支具直立行侧位 X 射线片以确定损伤已稳定。然后每 2 周摄片一次。如果出现疼痛加重或神经症状,表明可能有骨折部位的移位,应随时准备修正最初稳定性损伤的诊断,并及时改变治疗。固定一定时期后,复查颈椎过伸、过屈侧位 X 射线片,以观察是否愈合。

(二)过屈损伤

1. 韧带损伤 韧带损伤可分为轻度损伤和严重损伤。轻度损伤指 White 评分标准在 5 以下,没有椎体半脱位或椎间盘破裂,这类损伤可经外固定而治愈。严重损伤为不稳定性损伤,愈合的可能性很小,而且闭合复位后脱位常复发,因此,治疗应选择后路 Bohlman 三联钢丝固定融合术,若为棘突或椎板骨折则用侧块钢板或前路钢板固定。如果对严重损伤的诊断不能肯定,我们主张先用保守治疗,定时随访。

2. 单侧椎间关节脱位 目前单侧椎间关节脱位的治疗上有争议,治疗原则如下。

(1)如果患者为单纯脱位和复位过程困难,用 Halo-Vest 架固定 8～12 周或卧床 4～6 周,再佩戴颈胸支具 6～8 周。随访期间注意监测颈椎序列,如果出现再脱位,则行颈椎

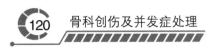

后路融合手术。

（2）如果合并关节突骨折或复位过程很容易，则说明颈椎失去了对旋转的控制，很不稳定，应早期行后路单节段融合及侧块钢板固定术。

（3）如果术前 CT 或 MRI 检查存在椎间盘突出或关节突骨折移位，使神经根管狭窄，则应该行前路椎间盘切除、椎间植骨融合术，也可根据患者的情况行神经根管扩大术。

（4）如果闭合复位失败，则行开放复位，融合固定术，术后用硬质颈围领固定 6~8 周。

3. 双侧椎间关节脱位　双侧椎间关节脱位又称颈椎跳跃性脱位。这种损伤很不稳定，最好的治疗方案为闭合复位和外科手术固定。如果试图用 Halo-Vest 架治疗则脱位复发率超过 50%。

双侧椎间关节脱位，处理上的分歧在于所伴随椎间盘突出的复位时机和方法。Eismont 等研究证明，这类损伤合并椎间盘突出的发生率为 10%~42%。理论上讲，在复位过程中突出的椎间盘仍有可能在近颅侧椎体后方，因而复位可使神经损伤进一步加重。他报道了 6 例合并椎间盘突出者，其中 3 例复位后神经功能加重，这 3 例是闭合复位无效后在手术过程中复位的。他认为，这一严重并发症的危险性是异常椎间隙狭窄，不能复位或复位困难，使复位过程中神经功能障碍加重。

Masry 主张复位应该限于损伤后 48 h 之内，超过 48 h，患者的神经损伤已稳定，而且有加重神经症状的风险。根据这一原则，他的高位截瘫患者中，Frankel B 级者，70% 恢复了行走功能；Frankel C 级者，95% 恢复了行走功能。

有学者曾对颈椎脱位复位后继发或加重了脊髓损伤的 30 例患者进行了报道，分析其损伤后神经功能恶化的主要因素有：①手法复位不当。其中 2 例在手术复位后立即瘫痪，另 2 例分别在复位后 1 h 和 7 h 发生瘫痪。因而，认为掌握适当的复位重量、方向及旋转角度很重要。②牵引过重、时间过长及方向不正确，均可因脊髓过度牵拉或脊髓水肿而损伤。③复位中，椎间盘突出、已突出的椎间盘及硬膜前血肿进一步压迫脊髓造成机械性损伤。因而，如果患者无神经损伤或不全损伤，在复位前应行 MRI 检查，如果存在椎间盘突出，在复位前应先行椎间盘切除术，切除椎间盘后，再配合颅骨牵引下复位，并行椎间融合。如果复位困难则不可勉强，可行椎体次全切除及融合固定。如果患者为完全瘫痪或严重的不完全瘫痪，则最好在 48 h 之内尽快闭合性复位，以迅速直接或间接地使神经组织减压。复位后再进一步行 MRI 检查，如果有继发椎间盘突出压迫存在，则应行前路椎间盘切除、植骨融合内固定术；如没有椎间盘压迫，则亦可行后路植骨融合内固定术。

（三）轴向压缩损伤

轴向压缩损伤的特点为椎体粉碎及骨块向椎管内移位，包括压缩骨折和爆裂骨折。

1. 压缩骨折　压缩骨折如果不合并其他骨性损伤或脊髓损伤时，枕颌带牵引 4~6 周，佩戴颈围领 6~8 周。如合并其他病理变化，则应根据具体情况，制订治疗方案。

2.爆裂骨折 爆裂骨折又称粉碎性骨折。稳定骨折常不伴后柱的损伤,通常发生于 C_6 或 C_7 水平,骨折很容易通过牵引而复位,可用颈椎固定支具外固定。如伴有脊髓损伤则应行颈椎前路椎体切除减压、自体髂骨块植骨及钢板固定术。

(四)轴向压缩屈曲损伤

如果轴向负载暴力再加上屈曲暴力,则使后柱韧带结构损伤。滴泪骨折不稳定,可通过牵引复位,最好而且确切的治疗是前路椎体部分切除减压、自体髂骨块植骨及钢板固定术。如果合并椎间关节脱位,则需要前后路固定术相结合。

(五)过伸性损伤

从传统观点看,伴有脊髓中央损伤综合征的过伸性损伤,常被认为与退变或发育性椎管狭窄有关,且不造成不稳定。然而,仔细观察 X 射线片,可见这类患者颈椎中段常有 2～3 mm 的后移位,对于一个已狭窄的椎管,很小的后移位也可产生明显的脊髓受压。近年来,MRI 资料证明,急性纤维环破裂和椎间盘信号的存在提示半脱位是急性发生的,而不是因脊柱炎所致。伴有脊髓损伤的过伸性损伤急性期应给予牵引治疗,牵引的目的是稳定脊柱,间接使半脱位复位;拉长脊柱,将突出的椎间盘和折叠入椎管的黄韧带拉出椎管而使脊髓减压。

对所伴有脊髓损伤综合征的治疗是有争议的。许多患者经 3～5 周牵引和相继颈围领固定而成功治愈。如果神经功能无恢复,则复查 MRI,如有脊髓压迫存在,应行减压手术。采用前路手术还是后路手术取决于损伤累及的节段数、压迫部位和整体颈椎排列情况,大多数病例有 1～3 个椎间盘病变,可采用前路减压融合术。如果患者伴有 3 个节段以上病变,如伴有颈椎椎管狭窄或颈椎病,则行后路椎管扩大成形术或椎板减压手术。如果有条件,应该选用颈椎管扩大成形术,而不是椎板减压术。近年来,对创伤患者常辅以后路融合加侧块钢板固定术。偶尔对脊髓前后部均有受压的病例分两步分别前、后入路减压。创伤性后脱位是一种罕见的过伸性损伤,椎体后移 50% 或以上,很难复位,最好行前路椎体切除减压融合术。

第三节 胸腰椎骨折

胸腰椎骨折与脱位占脊柱损伤的首位,伤情严重,治疗比较复杂,严重者常造成残疾。胸椎遭受损伤的机会相对较少,胸廓的支撑、固定作用将胸椎联合成一个整体,较小的暴力由于胸廓的吸收作用而衰减,不至于引起明显损伤,因此临床所见的胸椎骨折,多由严重的直接暴力所致。巨大的暴力,往往同时造成胸廓损伤,治疗比较复杂,应首先处理直接威胁患者生命的合并伤,病情稳定后,再着手胸椎骨折的治疗。胸椎椎管较小,其内容纳脊髓,骨折块突入椎管或发生骨折脱位,脊髓缓冲空间有限,容易损伤,加之胸段脊髓血液供给不丰富,伤后神经功能的恢复可能性极小。腰椎椎管较胸椎椎管大得多,加之其容纳的主要为马尾神经,因而腰以下的腰椎骨折,发生完全性截瘫者少见,多保留下肢部分神经功能,早期减压复位,有望取得明显的手术效果。胸腰椎损伤最常发生在胸椎和腰椎交界处,因此临床上把 $T_{11} \sim L_2$ 称为脊椎的胸腰段。胸腰段具有较大的活动度,又是胸椎后凸和腰椎前凸的转折点,在脊柱屈曲时以胸腰段为弯曲的顶点,因此最易由传导暴力造成脊椎骨折。胸段骨折合并截瘫通常是脊髓圆锥与马尾神经混合伤,伤后主要神经症状表现以双下肢瘫痪、括约肌功能障碍为主。

一、胸椎骨折

(一)致伤机制

造成胸椎骨折的主要暴力包括间接暴力和直接暴力,常见于坠落伤、车祸和重物打击伤后。根据暴力的类型、方式和体位,损伤各不相同,常见的暴力类型有以下数种。

1.屈曲暴力 屈曲暴力致伤,脊柱的前部承受压应力,脊柱后部承受张应力。主要造成椎体的前缘压缩骨折,当暴力很大时椎体前缘压缩超过其高度的 $1/2$,常伴有椎体后上缘骨折块突入椎管。椎体后缘高度往往无明显改变。

2.压缩暴力 在轴向压缩载荷的作用下椎体产生爆裂骨折,横断面上整个椎体的各径线均增大。骨折块向椎体左右和前后碎裂,椎体后部碎骨块突出进入椎管,造成脊髓神经不同程度的损伤。

3.屈曲分离暴力 屈曲分离暴力常见于车祸中,又称安全带损伤。高速行驶的汽车在发生车祸时,由于安全带的作用,下肢和躯干下部保持不动,上半身高速前移,造成以安全带附近脊椎为支点,脊柱后部结构承受过大的张力而撕裂,受累的结构以后柱和中柱为主。

4.屈曲和扭转暴力 屈曲和扭转两种暴力同时作用于脊柱,损伤严重,椎体旋转、前中柱骨折,单侧或双侧小关节突交锁。

5.水平暴力 水平剪力往往较大,造成上、下位椎体前后脱位,对脊髓和马尾神经的损伤严重,预后差。

6.伸展分离暴力 在胸腰椎比较少见,此种暴力主要造成脊柱前部张力性破坏,黄韧带皱褶突入椎管,压迫脊髓。

(二)分类

根据 Denis 的脊柱三柱理论,脊柱的稳定性依赖于中柱的形态,而不是后方的韧带复合结构。三柱理论的基本概念是前纵韧带,椎体及椎间盘的前半为前柱;后纵韧带,椎体和椎间盘的后半构成中柱;而后柱则包括椎弓、黄韧带、关节突、关节囊和棘间、棘上韧带。椎体单纯性楔形压缩骨折,不破坏中柱,仅前柱受累为稳定骨折;爆裂骨折,前、中柱均受累,则为不稳定骨折;屈曲牵张性的损伤引起的安全带骨折,中柱和后柱均破坏,亦为不稳定损伤;而骨折脱位,由于前、中、后三柱均破坏,自然属于不稳定损伤。

1. 根据暴力类型分类

(1)爆裂骨折:以纵向垂直压缩暴力为主,根据暴力垂直程度分下列几个类型。①非完全纵向垂直暴力。②椎体上下方终板破裂。③椎体上方终板破裂。④椎体下方终板破裂。⑤合并旋转移位。⑥椎体一侧严重压缩粉碎性骨折。

其中非完全纵向垂直暴力又分为:①A 型。一般上、下终板均破裂。②B 型。略前屈终板损伤,多见。③C 型。略前屈终板损伤,少见。④D 型。伴旋转损伤。⑤E 型。略带侧弯伴一侧压缩。

爆裂骨折特点:①两椎弓根间距增宽。②椎板纵裂。③CT 示突入椎管的骨块往往比较大,多数病例之椎体后上骨块突入椎管,椎管受压较重。严重爆裂骨折,脊柱三柱损伤,椎管狭窄严重,截瘫发生率高。

(2)压缩骨折:根据压缩暴力的作用方向,可分屈曲压缩骨折和侧向压缩骨折,前者椎体前柱压缩,中柱无变化或轻度压缩,椎弓根间距正常,棘突无分离,属稳定骨折,可用非手术方法治疗;后者造成椎体一侧压缩骨折,多伴有明显脊柱侧弯,临床比较少见。

(3)分离骨折:分离骨折常见的主要有 Chance 骨折,椎体楔形变,椎后韧带复合结构破坏,棘突间距离增宽,关节突骨折或半脱位,而椎弓根间距正常。不论损伤是经骨-骨、骨-软组织,还是软组织,此种损伤均为三柱破坏,属不稳定骨折,需手术内固定。受压往往较轻,不伴脱位的病例,截瘫发生率较低;过伸分离骨折比较少见,由过伸暴力作用引起,严重者因后方黄韧带皱褶突入椎管压迫脊髓造成不完全截瘫。

(4)水平移位骨折:引起本类骨折的暴力有水平暴力与旋转暴力。暴力主要集中于椎间盘,故多数为经椎间盘损伤,椎体之间的联结破坏,极易发生脱位,截瘫发生率高。根据暴力的特点,本类骨折又可分为两种类型。

1)剪力型:由水平暴力引起。水平移位骨折脱位发生率高,多经椎间隙发生,椎体无压缩骨折,有时可伴有椎体前上缘小分离骨折,棘突间距不增宽,后凸畸形较轻,如伴有旋转脱位,往往有旋转移位,横突、肋骨和关节突骨折,脱位纠正后,损伤椎间隙变窄,截瘫恢复差。

2)旋转型:椎间隙变窄,可合并肋骨、横突骨折,并伴有脊椎骨折和关节突骨折,有时在脱位部位下一椎体的上缘发生薄片骨折,此骨折片随上一椎体移位;多数骨折伴有一侧关节突交锁。

2. 根据脊柱骨折稳定程度分类

(1)稳定脊柱骨折:稳定脊柱骨折比较单纯,多不伴有中柱和后部韧带复合结构的损伤,骨折发生后,无论是现场急救搬运或是患者自身活动,脊柱均无移位倾向,见于单纯屈曲压缩骨折。椎体的前部压缩,而中柱高度不变,后柱完整,此种骨折多不伴有脊髓或马尾神经的损伤。

(2)不稳定脊柱骨折:脊柱遭受严重暴力后,发生骨折或骨折脱位,并伴有韧带复合结构的严重损伤。由于参与脊柱稳定的结构大多被破坏,因而在患者的搬运或脊柱活动时,骨折损伤部位不稳定,若同时伴有后纵韧带和纤维环后半损伤,则更加不稳。根据

Denis 三柱理论，单纯前柱损伤为稳定骨折，如单纯椎体压缩骨折；中柱在脊柱稳定方面发挥重要作用，前柱合并中柱损伤，如椎体爆裂骨折，为不稳定骨折；前、中、后三柱同时受累的 Chance 骨折、伴后柱损伤的爆裂骨折、骨折脱位，均为极度不稳定骨折。

（三）病理变化

1. 成角畸形　胸腰椎骨折大部分病例为屈曲损伤，椎体的前部压缩骨折，脊柱的中、后柱高度不变，前柱缩短，形成脊柱后凸畸形，前柱压缩的程度越严重，后凸畸形越明显。当椎体前部压缩超过 1/2，后柱的韧带复合结构受到牵张力。较轻者深筋膜、棘上、棘间韧带纤维牵拉变长，韧带变薄，肉眼观察，韧带的连续性尚存在前柱继续压缩，后柱复合结构承受的牵张力超过生理负荷，纤维发生部分断裂，严重者韧带撕裂，裂隙内充满积血，黄韧带和小关节囊撕裂，小关节可发生骨折或关节突交锁；骨折和软组织损伤的出血，渗透到肌组织内形成血肿，血肿机化后产生瘢痕、萎缩和粘连，影响肌纤维的功能，妨碍脊柱的正常活动功能并引起腰背疼痛。在椎体的前部前纵韧带皱褶，在前纵韧带和椎体之间形成血肿，血肿压迫和刺激自主神经，使胃肠蠕动减弱，致患者伤后腹胀和便秘。

2. 椎体后缘骨折块对脊髓的压迫　垂直压缩暴力造成椎体爆裂骨折，骨折的椎体厚度变小而周径增加，骨折的碎块向四周裂开并发生移位。X 射线片显示椎体左右径与前后径显著增宽，向前移位的骨块，由于前纵韧带的拉拢，除产生血肿刺激神经引起患者胃肠功能紊乱外，无大的危害性；而在椎体的后缘，暴力瞬间，后纵韧带处于牵张状态，破裂的椎体后上部骨块向椎管内移位仅受后纵韧带的张力阻拦，易突破后纵韧带移入椎管内，碎骨块所携带的功能足以将脊髓摧毁，造成脊髓圆锥和马尾神经的损害。

3. 椎间盘对脊髓的压迫　屈曲压缩和爆裂骨折占椎骨骨折的绝大部分，而此种损伤都伴有椎体的屈曲压缩性改变，前柱的高度丧失均大于中柱，椎间隙呈前窄后宽形态，间隙内压力增高，髓核向张力较低的后方突出，当屈曲压缩的力量大于后纵韧带和纤维环的抗张强度，后纵韧带和纤维环相继破裂，椎间盘进入椎管内，使属于脊髓的有限空间被椎间盘所占据，加重脊髓的损伤。

4. 来自脊髓后方压迫　发生 Chance 骨折或爆裂骨折时，脊柱的破坏相当严重，黄韧带断端随同骨折的椎板，由后向前压迫脊髓的后部，未发生断裂的黄韧带，紧绷于两椎板之间，有如绷紧的弓弦，挤压硬膜囊。在过伸性损伤中，黄韧带形成皱缩，凸向椎管，同样构成脊髓后部压迫。

5. 骨折脱位导致椎管容积丧失　水平移位损伤产生的骨折脱位，对脊髓的损伤最为严重。在此种损伤中，暴力一般都比较大，脊柱的三柱均遭到严重破坏，脊柱稳定功能完全丧失。上位椎体向一个方向移位 1 mm，相应下位椎体向相反的方向移位 1 mm。脊髓的上、下部分别受到来自相反方向的压迫，脊髓内部的压力急剧增加，血液供给迅速破坏，伤后脊髓功能恢复的可能性极小。

6. 脊柱成角、脱位导致脊柱损伤　慢性不稳定脊柱骨折脱位或成角，破坏了脊柱正常的负重力线，长期非生理情况下的负荷，导致成角畸形缓慢加重，引起慢性不稳定，对于那些骨折早期无神经压迫症状的患者,后期由于脊柱不稳定产生的异常活动造成迟发性脊髓损伤,此外脊柱成角本身可造成椎管狭窄,脊髓的血液供给发生障碍。

(四)临床表现

有明确的外伤史,重者常合并脑外伤或其他内脏损伤,神志清醒者可主诉伤区疼痛、肢体麻木、活动无力或损伤平面以下感觉消失。检查见伤区皮下淤血、脊柱后凸畸形。严重骨折脱位者,脱位局部有明显的空虚感,局部触痛,常可触及棘突并有漂浮感。由于损伤的部位及损伤程度不一,故双下肢神经功能可以是正常的,亦可表现双下肢完全性瘫痪。神经功能检查,临床常用 Frankel 脊髓损伤分级法。括约肌功能障碍,如表现为排便无力、尿潴留、便秘或大小便完全失禁。男性患者阴茎不能有意识勃起,被动刺激会阴或阴茎表现为不自主勃起,如脊髓颈胸段损伤而圆锥功能仍存在者;如为脊髓圆锥部的骨折脱位,脊髓低级性中枢遭到摧毁,勃起功能完全丧失。

(五)诊断要点

根据外伤史及外伤后的症状、体征可初步确定为胸腰椎骨折或脱位,并可依感觉、运动功能丧失而初步确定损伤节段,便于进一步选择影像学检查部位。X 射线片是胸腰椎骨折的最基本的影像学检查手段,应常规应用。通常拍正、侧位片,根据病情需要可加拍斜位或其他位置。单纯压缩骨折正位片可见椎体高度变扁,左右横径增宽;侧位片可见椎体楔形变,脊柱后凸畸形,椎体后上缘骨折块向后上移位,处于椎间水平。爆裂骨折侧位片显示椎体后上缘有大块骨块后移,致伤椎椎体后上部弧形突向椎管内小关节正常解剖关系破坏。骨折脱位者侧位片显示两椎体相对位置发生明显变化,以上位脊椎向前方或前方偏一侧移位较常见。CT 扫描比普通 X 射线检查能提供更多的有关病变组织的信息,因而优越性极大,有条件者应该常规应用。CT 片可以显示骨折的类型和损伤范围,用于单纯椎体压缩骨折,可以显示椎体后缘有无撕脱骨块,骨块是否对硬膜囊形成压迫,有助于决定治疗方法。爆裂骨折 CT 扫描可以观察爆裂的椎体占据椎管的程度,有助于决定采用何种手术方法减压,并为术中准确解除压迫提供依据。MRI 能够较清楚地显示椎管内部软组织的病损情况,在观察脊髓损伤的程度(水肿、压迫、血肿及萎缩)和范围方面较 CT 优越,对脊柱后柱结构的损伤亦有良好显示,有助于判断脊柱稳定性。

(六)治疗原则

根据脊柱的稳定程度可以采用非手术治疗或手术治疗。非手术治疗主要用于稳定脊柱骨折,目的在于通过缓慢的逐步复位恢复伤椎的解剖关系,通过脊柱肌肉的功能训练,为脊柱提供外源性稳定,从而避免患者晚期常见的损伤后背痛。手术治疗脊柱损伤的目的在于解除脊髓神经压迫,纠正畸形并恢复脊柱的稳定性。手术早期稳定性由内固定材料提供,坚强的内固定可以保证患者早日下地活动,防止长期卧床导致的各种并发症,加速创伤愈合,恢复机体的生理功能。脊柱稳定性的远期重建,依赖正规的植骨融合。

(七)治疗选择

1. 非手术治疗

(1)适应证:用于稳定脊柱骨折,如椎体前部压缩<50%,且不伴神经症状的屈曲压缩骨折,脊柱附件单纯骨折。

(2)方法:伤后仰卧硬板床,腰背后伸,在伤椎的后侧背部垫软垫。根据椎体压缩和脊柱后凸成角的程度及患者耐受程度,逐步增加枕头的厚度,于12周内恢复椎体前部高度。X射线片证实后凸畸形已纠正,继续卧床3周,然后床上行腰背肌锻炼。床上腰背肌锻炼为目前临床上较常用的功能疗法,腰背肌锻炼的目的是恢复肌力,为后期脊柱稳定性重建提供动力基础,预防后期腰背痛与骨质疏松的出现。过早下地负重的做法不宜提倡,因为有畸形复发可能,尤其是老年骨质疏松的患者,临床上出现慢性不稳定者,大多源于此。

(3)优点:治疗方法简单,患者无须长时间住院,治疗费用较低。

(4)缺点:卧床时间长,老年患者易出现肺部并发症和压疮,部分病例遗留晚期腰背痛和骨质疏松,适应证较局限等。

2. 手术治疗的目标和适应证

(1)手术治疗的目标:①为损伤脊髓恢复功能创造条件(减压和避免再损伤)。②尽快恢复脊柱的稳定性,使患者能尽早起床活动,减少卧床并发症。③植骨融合后提供长期稳定性,预防顽固性腰背痛的发生。

(2)适应证:适用于多数不稳定骨折与伴脊髓有明显压迫的骨折、陈旧骨折椎管狭窄、后凸或侧凸畸形者。近年来,随着微创脊柱外科技术的发展,适应证已进一步扩大,包括单纯压缩骨折、骨质疏松所致压缩骨折等。

3. 手术方法

(1)对有神经症状者应行脊髓神经减压术:脊柱骨折脊髓压迫的因素主要来自硬膜的前方,包括脊柱脱位、伤椎椎体后上缘压迫脊髓前方;压缩骨折,椎体后上角突入椎管压迫脊髓;爆裂骨折,骨折块向后移位压迫脊髓;单纯椎间盘突出压迫脊髓;脊柱呈锐弧后凸或侧凸畸形>20°,椎管受到压迫性和张力性两种损伤,故应采用硬膜前方减压,经一侧椎弓根的侧前方减压或经两侧椎弓根的环形减压或侧前入路下直接减压。

(2)内固定:以短节段为主。减压完成后,应使患者维持于脊柱过伸位,在此基础上行内固定,可有望使椎体达到良好的复位要求。目前应用的内固定器械包括后路与前路两大类,后路多采用短节段椎弓根螺钉系列,前路多采用短节段椎体螺钉钢板系列或椎体螺钉棒系列。

(3)植骨融合:内固定只能提供早期稳定,后期的永久性稳定需依赖于植骨融合,因而植骨是处理胸腰椎骨折的一个常规手段,必须保证正规、确实的植骨操作。植骨数量要足够,由于植骨是在非生理情况下的骨性融合,因而骨量少,骨痂生成少,有限的骨痂难以承受生理活动所施加的载荷。植骨的质量要保证,异体骨应避免单独应用于脊柱融合,对此有不少失败的报道,有的后果相当严重。但在前路大量植骨时,自体骨量不够,可混合少量异体骨或骨传导活性载体。大块髂骨植骨质量可靠,并可起到支撑和承载作用,而火柴棒样植骨增加了生骨面积,能较早发生骨性融合,两者可联合应用。究竟是采用前路椎体间植骨融合还是采用后路椎板、横突间植骨融合应根据具体情况决定,决定因素为骨折类型、脊髓损伤程度、骨折时间、脊髓受压的主要来源及患者的一般状况等。通常后路张力侧能同时做到固定与减压,但在脊柱稳定性方面远不如前路椎体间植骨融合。

二、单纯椎体压缩骨折

单纯椎体压缩骨折为稳定骨折,临床比较常见,一般不伴有神经损伤,个别患者有一过性肢体麻木乏力,多能在短时间内自行恢复,非手术方法治疗能取得良好的效果。

(一)致伤机制

多为遭受较轻微的屈曲暴力作用,老年骨质疏松患者多由摔倒臀部着地引起,临床病理改变主要体现为脊柱前柱压缩呈楔形改变,不伴有中柱的损伤,后柱棘间韧带部分损伤,少有韧带断裂及关节突骨折与交锁者;因中柱结构完整,椎管形态无改变,脊髓除少数因冲击作用直接损伤外,一般无明显骨性压迫损伤。如椎体压缩不超过 50%,脊柱稳定性无破坏。

(二)临床表现

伤后腰背部疼痛,脊柱活动受限,以及伤区触痛和叩击痛,少数患者可见轻度脊柱后凸畸形,早期双下肢主动抬腿肌力减弱,这是由于髂腰肌、腰大肌痉挛,伤区疼痛等间接原因所致,不应与神经损伤相混淆。

(三)诊断要点

明确外伤史及伤后腰背部疼痛、伤区触痛及叩击痛。

1. X 射线检查　正位片显示伤椎椎体变扁,侧位片示椎体方形外观消失,代之以伤椎前低后高呈楔形改变。测量伤椎前缘的高度,一般不低于后缘高度的 50%,个别患者在伤椎后上缘可见小的撕脱骨块,骨块稍向上后移位,脊柱中柱、后柱完整性多无破坏。

2. CT 扫描　可见椎体前上部骨折,椎体后部多数正常,椎管各径线无变化。

3. MRI 检查　骨折区附近硬膜前方有局限性高密度改变,为伤区水肿、充血所致,脊髓本身无异常;后凸严重时可显示椎后软组织区水肿甚至韧带断裂。

青少年患者应与休门氏症相鉴别,后者又称青年性驼背、脊椎骨骺炎或脊椎骨软骨炎,其特点为胸椎长节段、均匀的后凸,相邻多个椎体楔形变。老年患者,尤其是老年女性,与骨质疏松胸腰椎楔形改变相鉴别,后者无外伤史,骨质疏松明显,亦为多个椎体改变;MRI 检查椎体或椎后软组织的信号改变可鉴别。

(四)治疗选择

1.非手术治疗

(1)适应证:单纯椎体压缩骨折。

(2)方法:患者伤后应立即卧硬板床,腰下垫枕,使伤区脊柱前凸以达到复位的目的。腰背部垫枕厚度应逐步增加,以患者能够耐受为度,不可操之过急,尤其是高龄患者,复位过于急促,可导致严重的消化道症状。垫枕开始厚度为5~8 cm,适应数天后,再增加高度,1周后达15~20 cm。

(3)优点:方法简单,有一定效果。

(4)缺点:不可能达到解剖复位,需卧床时间相对较长。

2.手术治疗 少数患者骨折后腰背部疼痛严重,长时间不能缓解,或老年患者不能耐受伤后疼痛和长期卧床者,可采用手术治疗行椎体成形术或后凸成形术。

(1)优点:缓解疼痛快,卧床时间短。

(2)缺点:手术有风险,费用开支大。

(五)康复指导

患者伤后1~2周疼痛症状基本消失,此时即应积极行腰背肌功能锻炼。具体做法是开始时采用俯卧位抬高上半躯体和双下肢(燕子背飞)的方法;腰部力量有所恢复后采用双肩(力量较强者头顶)顶住垫在床头板的枕头上,双手扶床,膝关节屈曲,双足着床,挺腹,将躯干中部上举,以获脊柱过伸,使压缩的椎体前部在前纵韧带、椎间盘组织的牵拉下复位,3次/d,5~10下/次。开始次数和高度要求不过于勉强,循序渐进,并定期摄片,观察骨折复位情况。一般1周后,多能获得满意的复位结果。练习间歇期间应坚持腰背部垫枕,维持脊柱过伸位。3个月后,可下地练习行走。过早下地活动的做法极易造成患者畸形加重并导致远期顽固性腰背疼痛。

三、椎体爆裂骨折

椎体爆裂骨折是一类较严重的胸腰椎骨折,因骨折块占据椎管容积,腰以上节段损伤时,通常易出现完全性或不完全性截瘫,腰以下则多数无神经症状,部分出现不同程度的马尾神经和神经根损伤。

(一)致伤机制

椎体爆裂骨折多为垂直压缩暴力致伤,病理改变表现为除前柱骨折外,中柱亦遭受破坏,椎体碎裂,向前后、左右移位,向后方椎管内移位的骨块造成脊髓或神经的损害。

(二)临床表现

损伤部位疼痛剧烈,伤后超过24 h就诊者伤区明显肿胀。查体见棘突周围皮下大面积淤血、肿胀,棘突后凸畸形,伤区触痛剧烈。损伤平面以下感觉、运动和括约肌功能不同程度发生障碍。

(三)诊断要点

有严重外伤史及伤后腰背部疼痛、肿胀伴有损伤平面以下感觉、运动和括约肌功能障碍者应考虑胸腰椎爆裂骨折的可能。

1. 正位 X 射线片　正位 X 射线片显示伤椎椎体高度降低,椎体横径增宽,椎板骨折,弓根间距增宽,椎体正常的解剖征象破坏。侧位片见椎体高度降低,以前方压缩尤为明显,伤椎上方之椎体向前下滑脱,椎间隙变窄,伤椎椎体后方向椎管突入,尤以后上方最剧,并常见有骨折块进入椎管内。可能有棘突骨折或关节突骨折,少数患者关节突骨折累及椎弓根。

2. CT 片　CT 片可清晰显示椎体爆裂,骨折块向四周散开,椎体的后缘骨折块向后移位,进入椎管。骨折块向后移位严重的一侧,患者神经损伤症状亦重于对侧,如骨折块完全占据椎管空间,脊髓神经多为完全性损伤;CT 扫描时应考虑手术治疗的需要,扫描范围应包括上位和下位椎体、椎弓根,以确定是否适合后路短节段内固定物的置入。

3. MRI 图像　MRI 图像显示脊髓正常结构破坏,损伤区上下明显水肿,对判断预后有指导性意义。

(四)治疗选择

根据胸腰椎椎体爆裂骨折的病理机制选择治疗方案:脊柱的前、中柱均受累,稳定性破坏;中柱的骨折块对脊髓造成直接损伤而导致完全性或不完全性截瘫。治疗目的是重建脊柱稳定性,去除脊髓压迫,防止进一步及迟发性损伤,为脊髓损伤的康复和患者早期功能锻炼创造条件。治疗方法首选手术治疗,不能因完全截瘫无恢复可能而放弃手术。

手术方法可以根据患者的情况、医院的条件和术者的经验,分别采用后路经椎弓根减压、椎弓根螺钉系统短节段固定和前路减压内固定。不论采取何种方法,均应同时植骨并进行脊柱融合,以获远期稳定。

1. 后路经椎弓根减压、椎弓根螺钉系统内固定　常规后正中显露,显露伤椎横突,于上关节突、椎板、横突连接处行横突截骨。咬除椎弓后侧骨皮质,以椎弓根探子探清椎弓根走向,辨清外侧皮质后咬除,仅保留椎弓根内侧及下方骨皮质,术中尽量保留上关节突,经扩大椎弓根入口进入椎体,以各种角度刮匙行环形刮除椎体碎骨块及上、下间隙椎间盘,自椎体后侧采用特殊的冲击器将椎管内碎骨块挤入椎体,减压完成,行椎弓根螺钉固定,并取松质骨泥行椎间隙植骨,融合的范围应包括上、下正常椎的椎板、小关节和横突。

(1)优点:手术创伤小,时间短,尤适用于多处严重创伤的病例,能同样达到前方直接减压的目的。

(2)缺点:受减压通道的限制,减压操作较复杂,尤其是上、下两个椎间盘的减压更难完成;植骨面的准备也不如前路充分,因此椎体间植骨的效果不如前路直接减压。

2. 前路减压植骨内固定术

（1）适应证：胸腰椎骨折或骨折脱位不完全瘫痪，影像学检查（CT、MRI、造影）证实硬膜前方有压迫存在，就骨折类型来说，最适用于爆裂骨折。胸腰椎陈旧骨折，后路减压术后，仍残留明显的神经功能障碍且有压迫存在者。胸腰椎骨折全瘫者可酌情采用。

（2）禁忌证：①连续2个椎体骨折。②心肺情况差或有严重合并不能耐受手术打击者。③陈旧骨折脱位成角畸形严重者。④胸椎骨折完全截瘫且证实脊髓横贯损伤者。⑤手术区大血管有严重损伤者。

（3）手术要点：①全身麻醉。患者侧卧位，手术区对准手术台腰桥，两侧垫枕，通常从左侧进入。②手术步骤。经胸腹膜后途径切除第10或11肋，自膈肌止点1 cm处，弧形切开膈肌和内侧的弓状韧带，到达伤椎椎体，结扎上下椎体之节段血管，推开腰大肌，可见白色隆起的椎间盘，压之有柔韧感，与之相对应的椎体则稍向下凹陷，触之坚硬。仔细辨认病椎、椎弓根和椎间隙，勿损伤走行于椎间隙的神经根和根动、静脉。在椎体后缘椎弓根和椎间隙前部，纵行切开骨膜，骨膜下电刀切剥，将椎体骨膜及其前部的椎前组织一并向前方推开。在椎体切骨之前宜先切除病椎上、下位的椎间盘，用锐刀顺纤维环的上、下缘切开手术侧显露的椎间盘，以尖头咬骨钳切除手术侧纤维环及髓核组织，显露病椎的上、下壁。以小骨刀切除大部分病椎，超薄枪钳将椎弓根及病椎后侧皮质、碎骨块一一咬除，减压完成后，用锐利骨刀切除病椎上、下及其相对应椎间盘的终板软骨，以利植骨融合。放下腰桥，必要时人工牵引以保证无侧凸畸形，用撑开器撑开椎体的前部以纠正后凸畸形，撑开器着力点位于椎体前半，不可使撑开器发生弹跳，避免误伤周围重要解剖结构。后凸畸形纠正满意后，在撑开情况下确定植骨块的长度及钢板（棒）长度，以不影响上、下位椎间关节的活动为准，取自体三面皮质骨髂骨块植骨，松开撑开器，拧入椎体钉，安放动力加压钢板或棒，如Kanaeda器械。冲洗伤口后常规鼓肺检查有无胸膜破裂，再次检查植骨块位置，并在植骨块前方和侧方补充植入松质骨碎块、壁胸膜，牵回腰大肌。放置负压引流，伤口缝合如切开膈肌，应将膈肌原位缝合。术毕严格观察患者呼吸和口唇颜色，并连续监测血氧饱和度。必要时，患者未出手术室前即行胸腔闭式引流术，以防不测。术后卧床时间根据脊柱损伤程度而定，一般为2～3个月，并定期拍X射线片，观察植骨融合情况。

（4）优点：直视下前路椎管减压，操作相对容易；前路内固定更符合植骨的生物力学要求，融合率较高。

（5）缺点：手术创伤较大，伴多处严重创伤者，特别是严重胸腔脏器损伤患者难以耐受手术。

（五）康复指导

胸腰椎椎体爆裂骨折多伴有完全或不完全截瘫，康复治疗不应局限于手术恢复后，早期的主动功能锻炼及水疗、高压氧治疗、药物治疗及针灸均占据重要地位。鼓励患者咳嗽排痰，勤翻身防压疮。

四、胸腰椎骨折脱位

(一)致伤机制

胸腰椎骨折脱位见于严重平移暴力致伤,多合并脊髓完全性损伤,脊柱严重不稳,术后脊髓功能恢复较差。

(二)临床表现

损伤部位疼痛剧烈,伤后超过 24 h 就诊者伤区明显肿胀。查体见棘突周围皮下大面积淤血、肿胀,棘突排列有阶梯感,伤区触痛剧烈。损伤平面以下感觉、运动和括约肌功能不同程度发生障碍,部分患者合并椎前或腹膜后血肿,刺激胸膜或腹膜,引起呼吸困难或腹胀、腹痛等症状。

(三)诊断要点

根据患者的临床症状、体征及影像学检查可确诊。X 射线检查正侧位片可发现脱位椎体向左右或前后移位,正常脊柱序列严重破坏,伴有小关节、椎板或棘突骨折,有时可见椎体向前严重脱位而后部附件留在原位,伤椎的椎弓部可见很宽的裂隙。脱位超过Ⅱ度者,损伤平面的韧带复合结构均遭完全性破坏。MRI 可见脊髓连续性中断,部分脊髓或马尾神经嵌于椎板间隙间加权显示的高信号狭窄区为脊髓损伤水肿、出血所致。

(四)治疗选择

1. 非手术治疗 脊柱稳定性完全破坏,非手术治疗很难重建稳定,不利于康复及损伤并发症的预防。伤后卧硬板床,腰下垫软枕复位或在伤后 4 ~ 8 h 行手法复位以利术中在正常的解剖序列下操作,前后移位虽可通过手术器械复位,左右移位术中复位较难,应在术前解决。

2. 手术治疗 手术应尽早施行,如拖延时间过长,损伤区血肿机化、粘连形成,复位有一定困难,如反复应用暴力,有误伤血管的可能性,通常采用椎弓根螺钉系统复位内固定术:手术采用全身麻醉,先取大块髂骨条,留作植骨。常规显露并行椎板减压,显露椎板过程中需防损伤暴露于椎板后方的散乱的马尾神经,如发现硬膜有破裂应当缝合,不能缝合者,用蒂的骶棘肌瓣覆盖,术中清除椎管内的血肿和骨折块及卷入的韧带组织,切开硬膜,探查脊髓。准确置入椎弓根螺钉,不可完全依靠 RF 或 AF 器械固定,必须依靠体位、重力和手术组医生手法协助才能完全复位。复位时,将手术床头端升高 30° ~ 40°,助手根据脱位的方向,用狮牙钳夹持脱位平面上、下椎节棘突,施加外力,协助术者纠正脱位、恢复脊柱的正常排列。将切取的大块髂骨条修整,分别植于两侧椎板关节和横突间。

(1)优点:能及时加强脊柱的稳定性,解除对脊髓的压迫,有利于神经的恢复。

(2)缺点:手术有风险,技术要求较高,费用开支较大。

(五)康复指导

术后早期活动,2 h 翻身 1 次,防止并发症,1 周后半坐位,鼓励咳嗽排痰,同时加强四肢功能锻炼,尽早使用轮椅。

第四节 骶骨骨折

一、致伤机制及特征

骶骨骨折常与骨盆骨折伴发,单纯骶骨骨折很少见。骨盆骨折患者中骶骨骨折的发病率约为35%(4% ~74%)。正常情况下骶骨抗压缩应力很强,而抗剪力和张力较弱;而在骨盆环完整时,除了直接暴力外骶骨只能受到压缩应力作用,所以骶骨骨折常伴发于骨盆骨折。骶骨骨折常常是单侧下肢或者单侧躯体的暴力沿髋骨间接作用于骶骨所致,最常见的应力是张力和剪力。

1. 旋转力 伴发耻骨联合分离或者耻骨支、坐骨支骨折的严重暴力。作用于下肢的强大的过伸张力导致髋骨沿骶髂关节的水平轴旋转,如果骶髂关节不旋转(骶髂关节抗这种应力的能力很强),就会发生经 S_{1-2} 的骶孔骨折。骨折后髂后上棘上移而髋骨不上移。反方向的髋骨旋转可见耻骨联合端上移,这种损伤相对少见。

2. 杠杆作用 一旦骨盆环的前方被破坏,骨盆的 2 个半环产生明显分离,常见于碾压伤或者下肢极度外展。骶髂关节张开到极限,就会产生经骶骨翼的骨折;骨折常常介于第 1、2 骶孔水平之间。其机制类似于完全张开的合页将固定螺钉拔出。反方向的损伤导致耻骨联合端相互重叠,相对少见。

3. 剪切力 坐位时暴力作用于膝部,使半侧骨盆直接向后移位。这种暴力更容易导致髋关节后脱位;但是如果受伤时髋关节轻度外展,就可能导致半侧骨盆向后、向上移位,导致骶椎侧块承受剪切力而骨折。

具体到某一例患者,各种应力结合到一起并占不同的比例,因此不可能精确地分析某种应力的作用。例如,在坠落伤时,身体的重力和下肢、骨盆传导地面的抵抗力共同作用于骶骨水平,使骨盆沿水平轴旋转,同时骶骨则受到来自身体重力的作用而产生垂直向尾侧移位的倾向,从而导致骶骨的横形骨折。

二、诊断

(一)骶尾损伤的分类

目前尚无统一的骶骨骨折分类方法。骶骨骨折分类总体而言可以分为 3 种。

第 1 种骶骨骨折分类方法是将骶骨骨折作为骨盆环损伤的一部分。Letournel、Tile 等将骨盆骨折按照损伤机制和骨盆的稳定程度分为 3 种类型,在此基础上发展成为国际内固定研究学会分类:①A 型骨折。单纯髂骨骨折或骶尾骨骨折,由于骨盆后弓仍保持完整,骨盆稳定性不受影响。②B 型骨折。由旋转暴力而致伤,骨盆环的完整性受到不完全破坏,骨折表现为旋转不稳。B1 型为单侧"翻书样"外旋损伤;B2 型为侧方挤压性内旋损伤,骶骨前方受到撞击而发生压缩骨折,同时合并对侧或双侧的耻骨支骨折;B3 型则损伤更为严重,表现为双侧的"翻书样"损伤或内旋损伤。③C 型骨折。为一侧或双侧骨盆环的完全性断裂,不仅表现为旋转不稳,而且存在后方及垂直不稳。此时骶骨骨折已不应被作为孤立性损伤来对待,而是应将其作为不稳定骨盆骨折的一部分来处理。

第 2 种骶骨骨折分类方法针对累及腰骶交界的骨折,这类骨折非常不容易诊断。腰骶韧带非常坚强,除非有骨质疏松,这个节段的损伤通常只发生于高能量外伤。Isler 根据主要骨折线相对于 $L_5 \sim S_1$ 椎小关节的位置,以及腰骶交界稳定性将这种损伤分为 3 型:①Ⅰ型。$L_5 \sim S_1$ 椎小关节外侧的经骶骨翼的骨折,这种骨折不影响腰骶的稳定性,但是可能影响骨盆环稳定性。②Ⅱ型。经 $L_5 \sim S_1$ 椎小关节的骨折,这种骨折可能会影响腰骶稳定性及骨盆的稳定性,可伴有不同程度移位和神经损伤。③Ⅲ型。累及椎管的骨折,这类骨折都不稳定,如果是双侧骨折则可以导致腰骨盆分离,需要予以固定。

第 3 种骶骨骨折分类方法强调骶骨的内在特征。根据 Denis 分区对骶骨骨折进行分类,即 1 区(骶孔外侧)骨折、2 区(累及骶孔但未累及椎管)骨折和 3 区(累及椎管)骨折。

Roy-Camille、Strange-Vognsen 和 Lebch 将 Denis Ⅲ 区的横断骨折进一步进行分类。Ⅰ型损伤最轻,表现为后凸畸形而没有移位或者轻度移位;Ⅱ型骨折表现为后凸畸形,骶骨不完全向前脱位;Ⅲ型表现为骶骨完全脱位;Ⅳ型骨折包含的范围比较大,包括伴有 S_1 椎体粉碎性骨折的全部上述 3 个类型的骨折,这种类型的骶骨骨折非常少见。Roy-Camille 的骨折分型仅考虑到发生于 $S_{1\sim2}$ 的横断骨折;但是在少数情况下,横断骨折也可以发生于 S_3 以下。根据横断骨折发生的位置,又将发生于 $S_{1\sim2}$ 的骨折称为高位骶骨骨折,发生于 S_3 以下的骨折称为低位骶骨骨折。

而 Gibbons 等则将 Denis Ⅲ 型骨折又分为两型:纵形骨折和横形骨折。纵形骨折常伴有严重的骨盆损伤;横形骨折常见于高处坠落伤和交通伤,常伴有严重的神经损伤,又称为跳跃者骨折,或自杀者骨折。当横形骨折同时伴有纵形骨折时,根据骨折线的形状,可以将骶骨骨折分成 H、U、L 及 T 形骨折。

此外,根据骶骨骨折的原因不同还可分为暴力性骨折和骶骨不完全骨折。骶骨不完全骨折是指非肿瘤因素引起的骶骨强度下降而发生的应力性骨折,好发于 60 岁以上的女性。

(二)物理检查

据报道,有 24% ~70% 的骶骨骨折患者在首诊时被漏诊。骶骨骨折的延误诊断可能会对患者的预后产生不良影响。骶骨骨折的患者常常有多发损伤。对于高能量钝性损伤的患者必须进行全面的物理检查;尤其是对于有骨盆周围疼痛的患者更应该高度警惕骶骨损伤,应全面检查骨盆环的稳定性。

除了检查患者的运动和感觉功能以及下肢的反射,神经系统检查还应当包括肛门指诊,并记录肛门括约肌的自发收缩和最大主动收缩的力量,肛周 $S_{2\sim5}$ 支配区轻触觉和针刺觉的情况,以及肛周刺激收缩反射、球海绵体反射和提睾反射的情况。女性患者怀疑有骶骨骨折时应当考虑进行阴道检查。除了支配膀胱和直肠的神经受损外，外伤和骨折移位也可能会损伤支配生殖系统功能的神经。必要时需要请泌尿外科及妇科医生会诊。

骶骨骨折，尤其是伴有神经系统损伤时需要对双侧下肢的血液供给进行检查。除了评估远端的动脉搏动情况外，还应当测量踝臂指数。发现异常时应当考虑行下肢血管造影。

骨盆周围有软组织损伤时应当考虑到有骶骨骨折的可能性。如果有皮下积液，提示腰骶筋膜脱套伤，应当特别重视；因为经该区域的手术感染风险很高、切口不易愈合。

骶骨骨折的患者常常伴发胸腰椎骨折，在进行神经损伤评估时，应当全面地检查分析。

（三）影像学检查

常规的骨盆 X 射线正侧位片表现为骶孔线、椎间盘线的异常，如模糊、中断、消失、结构紊乱、硬化和左右不对称等征象。

1. 脊髓造影检查　脊髓造影解决了脊神经根不能显影的困难，同时理想的脊髓造影片也可对 S_1、S_2 以上脊神经根袖内的部分神经显影，而对于 S_2 以下骶神经根、硬脊膜外神经根、骶丛神经和坐骨神经均不能显影。

2. CT 检查　CT 检查能很好地显示骨结构，确定骨折部位，显示椎管形态及椎管内有无骨折块。

3. MRI 检查　MRI 较其他影像技术对神经、软组织有良好的显像效果，采用先进的MRI 技术，使用适当的表面线圈和脉冲序列能够获得较清楚的周围神经影像。

4. 放射性核素（^{99m}Tc）扫描　诊断骶骨不完全骨折的敏感性很高，表现为单侧或双侧骶骨翼上位于骶髂关节与骶孔之间核素异常浓聚。不过此种检查特异性差，炎症、肿瘤也可有浓聚征。

三、治疗

处理骶骨骨折患者时，必须首先遵循创伤患者诊治的总体原则。骶骨骨折时常伴有骨盆环的破坏、神经根损伤、马尾神经损伤及脊柱的损伤，它们之间相互影响。总体而言，应当根据骨盆环和腰骶的稳定性、神经损伤情况及患者的全身状况来制订治疗方案。

骶骨骨折初步可分为 4 类：①伴有稳定或不稳定骨盆环损伤。②伴有腰骶椎小关节损伤。③伴有腰骶分离。④伴有神经损伤及马尾神经或脊髓压迫。

（一）伴有稳定或不稳定骨盆环损伤的骶骨骨折

必须对骨盆环的稳定性进行评估。当存在明显的骨盆环不稳定时，需要对骨盆环进行初步的复位和固定；方法包括骨牵引、外固定架、骨盆固定带和骨盆钳等。这些方法都可以达到复位骨折、减少出血的目的。如果患者的血流动力学不稳定，可以考虑进一步行经导管血管栓塞术。

对于骨盆环稳定的患者，并且无神经损伤、软组织损伤也较轻，保守治疗效果比较好。具体方法:①对于无移位的稳定骨折采用卧床休息,早期不负重下床活动。②对于移位的骶骨骨折可手法复位后行骨牵引,牵引复位时需要准确地设计好牵引的方向和力量。牵引重量一般为患者自身体重的 1/5～1/4,牵引时间应在伤后 24 h 内完成且不少于 8 周。

(二)伴有腰骶椎小关节损伤的骶骨骨折

Isler 第一个提出了腰骶交界损伤与不稳定骶骨骨折的关系。他提出骨折线经过 S_1 上关节突或者位于 S_1 上关节突内侧的垂直骶骨骨折会影响腰骶交界的稳定性。他还发现腰骶交界损伤与半骨盆脱位有关。这种类型的损伤见于 38% 的垂直不稳定骶骨骨折和 3.5% 的旋转不稳定骶骨骨折。

但是 Isler 可能低估了伴有腰骶椎小关节损伤的骶骨骨折的发病率,因为限于那个时代的影像学检查条件,很多病例可能存在漏诊的情况。对于经骶孔的尤其是伴有移位的骶骨骨折,应当考虑腰骶交界损伤的可能,应当进一步检查。一旦确诊,应进行手术固定。

(三)伴有腰骶分离的骶骨骨折

骶骨骨折伴有腰骶分离(腰骶脱位),也称为创伤性腰骶前脱位,非常少见。临床表现为腰椎滑脱至骶骨前方,可能伴有双侧 L_5～S_1 椎小关节脱位、同侧的椎小关节骨折,或者经骶骨椎体的骨折。可能有多种受伤机制,都属于高能量损伤。

腰骶脱位非常少见、表现通常不典型,而且患者的病情通常都非常重,所以腰骶脱位在首诊时常漏诊。脊柱骨盆分离(也称为 U 形骶骨骨折)的损伤与此类似,治疗相当困难。它们的共同特征是骶骨与腰椎及骨盆分离,都是高能量损伤所致,患者存活的概率很小。这种损伤高度不稳定。

固定方法包括骶髂螺钉、接骨板螺钉及腰椎-骨盆桥接固定等。因为发病率很低,虽然各种方法都有一定的临床应用效果的报道,但是各种固定方法的优缺点及临床适应证目前还无法准确评价。

(四)伴有神经损伤及马尾神经或脊髓压迫的骶骨骨折

神经损伤的情况对治疗方法的选择也有指导作用。马尾神经完全横断的患者减压固定手术的重要性比马尾神经不完全断裂的患者差一些。

骶骨骨折手术治疗指征是有神经损伤的表现同时存在神经压迫的客观证据,伴有软组织裂伤及广泛的腰骶结构损伤。对于多发伤患者固定骶骨骨折后早期活动,可作为相对手术指征,有利于患者康复。手术的目的是稳定骨折、恢复腰骶对线、改善神经状态、充分的软组织覆盖及改善全身状况。

(五)减压

骶骨骨折时神经损伤的程度不同:轻者可为单一神经根病变,重者可能马尾神经完全横断。横行骶骨骨折时马尾神经完全断裂的发生率是 35%。根据骶骨骨折的移位和成角情况,骶神经根可能会受压、挫伤或者受牵拉。因此,可以通过骨折复位间接减压,也可以通过椎板切除或骶孔扩大来直接减压。对于马尾神经横断或者骶神经根撕脱的患者,单纯减压是没有意义的。

减压手术没有绝对的适应证,术后的结果也无法预测。然而在伴有神经损伤的骶骨骨折患者,骨折愈合后神经周围纤维化、骶管及骶孔内瘢痕的形成会令骶神经根减压更加困难。因此,神经减压最好在受伤后的 24 ~ 72 h 完成。对于伴有足下垂的患者行保守治疗或者延期手术,75% 的患者预后差。尽管 L_5 神经根在骶骨水平位于椎管外,但是骶骨翼的骨折块向上、向后移位可能会导致 L_5 神经根受牵拉、压迫甚至卡压于骨折块与 L_5 横突之间,需要手术减压。

(六)固定

骨折的手术固定通常是与减压同时进行的,因为减压本身就可能会加重不稳定。手术固定指征包括伴有骨盆环或腰骶不稳定,以及软组织裂伤的骶骨骨折。固定方法包括前方骨盆固定、骶髂螺钉、骶骨直接固定及腰骨盆固定等。建议对大多数骶骨骨折患者采用骶髂螺钉固定。

对于需要手术固定的骶骨骨折,应当首先考虑到恢复骨盆前环的稳定性。利用接骨板、外固定架等固定骨盆前环,可以增加骨盆后方结构(包括骶骨)的稳定性。在俯卧位行后路手术时,前方固定还可以起到保护骨盆的作用。但是对伴有垂直不稳定骨盆骨折的骶骨骨折,单独固定骨盆前环并不能为骶骨骨折提供足够的稳定性,还应当行手术固定骶骨骨折。

骶骨固定方法的选择不单纯取决于骨折的移位程度和生物力学需要,还应当考虑到局部软组织条件。理想的固定系统应当能够提供足够的生物力学稳定性,同时对软组织刺激小、软组织并发症(如伤口裂开、感染等)少。大多数的骶骨骨折都可以用骶髂螺钉固定。

1. 骶髂螺钉 最初设计用于骶髂关节损伤的骶髂螺钉在治疗垂直骨盆后方损伤及骶骨骨折时非常有用,在 U 形骶骨骨折的治疗中也取得了很好的疗效,但是很少用于横形骶骨骨折。患者仰卧位或俯卧位,可以在透视条件下经皮植入螺钉,螺钉的植入高度依赖于透视成像技术,这种技术的安全性已经得到广泛验证。螺钉植入相对常见的并发症包括骨折复位的丢失和骨折复位不良,神经损伤或肠道结构损伤非常少见。考虑到骶孔可能会受损,应当避免加压。骶骨翼及骶骨斜坡的解剖存在变异,这种解剖变异可能会导致植入螺钉过程中的神经损伤。此外,经皮骶髂螺钉固定不适用于腰骶严重解剖异常及无法闭合复位的患者。

2. 骶骨棒 后路骶骨棒固定手术简单、安全、创伤小。缺点是:①过度加压可能致骶骨压缩骨折加重,损伤骶神经。②双侧骶髂关节脱位或骨折不适用。③髂后上棘损伤也不适用。骶骨棒适用于 Denis Ⅰ 型骨折,如果用于 Denis Ⅱ 型、Denis Ⅲ 型骨折,骶骨棒的横向加压作用可能引起或加重骶神经损伤。骶骨棒加外支架治疗也可用于治疗 Tile C 型骨折,能够达到很好的复位固定,也可将骶骨棒穿过髂骨、骶骨,然后穿过对侧髂骨固定,用于双侧骶髂关节脱位或骨折、中度分离骨折,甚至产后骨盆带不稳定者。由骶骨棒和 CD 棒组合而成的 π 棒也可用于治疗骶骨骨折,由于有 CD 棒的纵向支撑对抗骶骨的垂直移位,骶骨棒无须加压过紧,对于Ⅱ、Ⅲ型骨折可使用在髂后上棘内侧的螺帽防止过度加压,从而避免损伤骶神经。由于骶骨的复杂化和个体变化大,骶骨棒固定方法操作复杂、难度大、技术要求高,术前应仔细设计骶骨棒的通道。

3. 三角接骨术 三角接骨术即联合应用椎弓根螺钉系统和骶骨横行固定系统(骶髂螺钉或骶骨接骨板),适用于治疗垂直剪力引起的骶骨骨折,提供了多平面的稳定,术后即可下床,疗效良好。对于垂直不稳定骶骨骨折治疗,三角固定接骨较单独应用骶髂螺钉固定更稳定。三角固定为静力固定,虽然固定牢靠,但可能产生应力遮挡效应而影响骨愈合,且手术创伤大。

4. 接骨板 后路或前路接骨板固定骨盆前环骨折合并骶髂关节骨折,可采用后侧小块接骨板局部固定骶髂关节骨折,单纯后侧接骨板固定的抗分离及抗旋转能力与单枚骶髂螺钉固定相近,但比 2 枚骶髂螺钉固定差。也可采用 2 块 3~4 孔重建接骨板前路固定,前路接骨板固定可解剖复位,提高关节的稳定性,其缺点为:①对骨折仅起连接作用,抗旋转作用差,不能早期下地。②手术创伤大,前路显露困难,操作复杂,出血多。

第五节 骨盆骨折

骨盆位于躯干与下肢之间,是负重的主要结构;同时盆腔内有许多重要脏器,骨盆对之起保护作用。骨盆骨折可造成躯干与下肢的桥梁失去作用,同时可造成盆腔内脏器的损伤。随着现代工农业的发展和交通的发达,各种意外和交通事故迅猛增加,骨盆骨折的发生率也迅速增高,在所有骨折中,骨盆骨折占 1%~3%,其病死率在 10% 以上,是目前造成交通事故死亡的主要因素之一。

一、致伤机制

引起骨盆骨折的暴力主要有以下 3 种方式。

1. 直接暴力 由于压砸、碾轧、撞挤或高处坠落等损伤所致骨盆骨折,多是闭合伤,且伤势多较严重,易并发腹腔脏器损伤及大量出血、休克。

2. 间接暴力 由下肢向上传导抵达骨盆的暴力,因其作用点集中于髋臼处,故主要引起髋臼中心脱位及耻骨、坐骨骨折。

3. 肌肉牵拉 肌肉突然收缩致使髂前上棘、髂前下棘及坐骨结节骨折。

二、临床表现和诊断

(一)临床表现

1. 全身表现 全身表现主要因患者的受伤情况、合并伤、骨折本身的严重程度及所

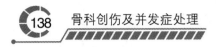

致的并发症等的不同而不尽相同。

低能量致伤的骨盆骨折,如髂前上棘撕脱骨折、单纯髂骨翼骨折等,由于外力轻、无合并重要脏器损伤、骨折程度轻及无并发症的发生,全身情况平稳。高能量致伤的骨盆骨折,特别是交通事故中,由于暴力大,受伤当时可能合并颅脑、胸腹脏器损伤,且骨折常不稳定,并发血管、盆腔脏器、泌尿生殖道和神经等损伤,可出现全身多系统损伤的症状体征。严重的骨盆骨折可造成大出血,此时主要是出血性休克的表现。

2. 局部表现　不同部位的骨折有不同的症状和体征。

(1)骨盆前部骨折的症状和体征:骨盆前部骨折包括耻骨上、下支骨折,耻骨联合分离,坐骨支骨折,坐骨结节撕脱骨折。此部骨折时腹股沟、会阴部耻骨联合部及坐骨结节部疼痛明显,活动受限,会阴部、下腹部可出现瘀斑,患侧髋关节活动受限,可触及异常活动及听到骨擦音。骨盆分离、挤压试验呈阳性。

(2)骨盆外侧部骨折的症状和体征:骨盆外侧部骨折的症状和体征包括髂骨骨折,髂前上、下棘撕脱骨折。骨折部局部肿胀、疼痛、患侧下肢因疼痛而活动受限,被动活动伤侧下肢可使疼痛加重,局部压痛明显,可触及骨折异常活动及听到骨擦音。髂骨骨折时骨盆分离、挤压试验呈阳性,髂前下棘撕脱骨折可有"逆行性"运动,即不能向前移动行走,但能向后倒退行走。

(3)骨盆后部骨折的症状和体征:骨盆后部骨折的症状和体征包括骶关节脱位、骶骨骨折和尾骨骨折脱位。症状和体征有骶髂关节及骶骨处肿胀、疼痛,活动受限,不能坐立翻身,严重疼痛剧烈,局部皮下淤血明显。"4"字试验、骨盆分离挤压试验呈阳性(尾、骶骨骨折者可阴性)。骶髂关节完全脱位时脐棘距不等。骶骨横断及尾骨骨折者肛门指诊可触及尾、骶骨异常活动。

(二)诊断

1. 外伤史　询问患者病史时应注意受伤时间、方式及受伤原因、伤后处理方式、液体摄入情况以及大小便情况。对女性应询问月经史、是否妊娠等。

2. 体格检查

(1)一般检查:仔细检查患者全身情况,明确是否存在出血性休克、盆腔内脏器损伤,是否合并颅脑、胸腹脏器损伤。

(2)骨盆部检查:①视诊。伤员活动受限,局部皮肤挫裂及皮下淤血存在,可看到骨盆变形、肢体不等长等。②触诊。正常解剖标志发生改变,如耻骨联合、髂嵴、髂前上棘、坐骨结节、骶髂关节、骶尾骨背侧可发现其存在触痛、位置发生变化或本身碎裂及异常活动,可存在骨擦音,肛门指诊可发现尾骶骨有凹凸不平的骨折线或存在异常活动的碎骨片,合并直肠破裂时,可有指套染血。

(3)特殊试验:骨盆分离、挤压试验阳性,表明骨盆环完整性破坏;"4"字试验阳性,表明该侧骶髂关节损伤。

(4)特殊体征:①Destot 征。腹股沟韧带上方下腹部、会阴部及大腿根部出现皮下血肿,表明存在骨盆骨折。②Ruox 征。大转子至耻骨结节距离缩短,表明存在侧方压缩骨折。③Earle 征。直肠检查时触及骨性突起或大血肿且沿骨折线有压痛存在,表明存在尾骶骨骨折。

3.X 射线检查　X 射线是诊断骨盆骨折的主要手段,不仅可明确诊断,更重要的是能观察到骨盆骨折的部位、骨折类型,并根据骨折移位的程度判断骨折为稳定或不稳定及可能发生的并发症。一般来说,90% 的骨盆骨折仅摄骨盆前后位 X 射线片即可诊断,然而单独依靠正位 X 射线片可造成错误判断,因为骨盆的前后移位不能从正位 X 射线片上识别。在仰卧位骨盆与身体纵轴呈 40°～60°角倾斜,因此骨盆的正位片对骨盆缘来讲实际上是斜位。为了多方位了解骨盆的移位情况,Pennal 建议加摄入口位及出口位 X 射线片。

(1)正位:正位的解剖标志有耻骨联合、耻骨支、坐骨支、髂前上下支、髂骨嵴、骶骨棘、骶髂关节、骶前孔、骶骨岬及 L_5 横突等,阅片时应注意这些标志的改变。耻骨联合分离>2.5 cm,说明骶棘韧带断裂和骨盆旋转不稳;骶骨外侧和坐骨棘撕脱骨折同样为旋转不稳的征象;L_5 横突骨折为垂直不稳的又一表现。除此之外,亦可见其他骨性标志,如髂耻线、髂坐线、泪滴、髋臼顶及髋臼前后缘。

(2)出口位:患者取仰卧位,X 射线球管从足侧指向骨盆部并与垂直线呈 40°角投射,有助于显示骨盆在水平面的上移及矢状面的旋转。此位置可判断后骨盆环无移位时存在前骨盆环向上移位的情况。出口位是真正的骶骨正位,骶骨孔在此位置为一个完整的圆,如存在骶骨孔骨折则可清楚地看到。通过骶骨的横形骨折,L_5 横突骨折及骶骨外缘的撕脱骨折亦可在此位置观察到。

(3)入口位:患者取仰卧位,球管从头侧指向骨盆部并与垂直线呈 40°角,入口位显示骨盆的前后移位优于其他投射位置。近来研究表明,后骨盆环的最大移位总出现在入口位中。外侧挤压型损伤造成的髂骨内旋、前后挤压造成的髂骨翼外旋及剪切损伤都可以在入口位中显示。同时入口位对判断骶骨压缩骨折或骶骨翼骨折也有帮助。

对于低能量外力造成的稳定的骨盆骨折的 X 射线表现一般比较易于辨认。而对于高能量外力造成的不稳定骨盆骨折,需综合不同体位的 X 射线以了解骨折的移位情况,如果发现骨盆环有一处骨折且骨折移位,则必定存在另一处骨折,应仔细辨认。

4.CT 扫描　CT 扫描能对骨盆骨折及软组织损伤,特别是骨盆环后部损伤提供连续的横断面扫描,能发现一些 X 射线平片不能显示的骨折和韧带结构损伤。对于判断旋转畸形和半侧骨盆移位有重要意义,对耻骨支骨折并伴有髋臼骨折特别适用。此外,对骨盆骨折内固定,CT 能准确显示骨折复位情况、内固定物位置是否恰当及骨折愈合情况。CT 在显示旋转和前后移位方面明显优于普通 X 射线片,但在垂直移位的诊断上,X 射线片要优于轴位 CT 片。

5.MRI　MRI 适用于骨盆骨折的并发损伤,如盆内血管的损伤、脏器的破裂等,骨盆骨折急性期则少用。

6.**数字减影技术**　数字减影技术(DSA)对骨盆骨折并发大血管伤特别适用,可发现出血的部位并确认血管栓塞。

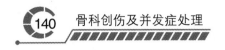

三、治疗

(一)急救

骨盆骨折多为交通事故、高处坠落和重物压砸等高能量暴力致伤,骨盆骨折患者的病死率为10%~25%。除了骨折本身可造成出血性休克及实质脏器破裂外,常合并全身其他系统的危及生命的损伤,如脑外伤、胸外伤及腹部外伤等。对骨盆骨折患者的急救除了紧急处理骨折及其并发症外,很重要的一点是正确处理合并伤。

1. **院前急救** 据报道严重创伤后发生死亡有3个高峰时间:第1个高峰发生在伤后1 h内,多因严重的脑外伤或心血管损伤致死;第2个高峰发生在伤后1~4 h,死因多为不可控制的大出血;第3个高峰发生在伤后数周内,多因严重的并发症致死。急救主要是抢救第1、2高峰内的伤员。

抢救人员在到达事故现场后,首先应解脱伤员,去除压在伤员身上的一切物体,随后应快速检测伤员情况并做出应急处理。一般按以下顺序进行。

第一,气道情况:判断伤员气道是否通畅、有无呼吸道梗阻,气道不畅或梗阻常由舌后坠或气道异物引起,应予以解除,保持气道通畅,有条件时行气管插管以保持通气。

第二,呼吸情况:如果伤员气道通畅仍不能正常呼吸,则应注意胸部的损伤,特别注意有无张力性气胸及连枷胸存在,可对存在的伤口加压包扎及固定,条件允许时可给予穿刺抽气减压。

第三,循环情况:判断心搏是否存在,必要时行胸外心脏按压,判明大出血部位压迫止血,有条件者可应用抗休克裤加压止血。

第四,骨折情况:初步判定骨盆骨折的严重程度,以被单或骨盆止血兜固定骨盆,双膝、双踝之间夹以软枕,把双下肢捆在一起,然后将患者抬到担架上,并用布带将膝上下部捆住,固定在硬担架上,如发现开放伤口,应用干净敷料覆盖。

第五,后送伤员:一般现场抢救要求在10 min之内完成,而后将伤员送到附近有一定抢救条件的医院。

2. **急诊室内抢救** 在急诊室内抢救时间可以说是抢救的黄金时间,如果措施得力、复苏有效,往往能挽救患者的生命。患者被送入急诊室后,首先必须详细了解病情,仔细全面地进行检查,及时做出正确的诊断,然后按顺序处理。McMurray倡导一个处理顺序的方案,称A-F方案。①A:呼吸道处理。②B:输血、输液及出血处理。③C:中枢神经系统损伤处理。④D:消化系统损伤处理。⑤E:排泄或泌尿生殖系统损伤处理。⑥F:骨折及脱位的处理。其核心是:首先处理危及生命的损伤及并发;其次,及时进行对骨折的妥善处理。这种全面治疗的观点具有重要的指导意义。

(1)低血容量性休克的救治:由于骨盆骨折最严重的并发症是大出血所致的低血容量性休克,所以对骨盆骨折的急救主要是抗休克。

1)尽可能迅速控制内、外出血:对于外出血用敷料压迫止血;对于腹膜后及盆腔内出血用抗休克裤压迫止血;对于不稳定骨盆骨折的患者,经早期的大量输液后仍有血流动力学不稳,应行急症外固定以减少骨盆静脉出血及骨折端出血。有条件者可在充分输血、输液并控制血压在 90 mmHg 以上时行数控减影血管造影术(DSA)下双侧髂内动脉栓塞。

2)快速、有效补充血容量:初期可快速输入 2000～3000 mL 平衡液,而后迅速补充全血,另外可加血浆、右旋糖酐等,经过快速、有效的输血、输液,如果患者的血压稳定、中心静脉压(CVP)正常、意识清楚、脉搏有力、心率减慢,说明扩容有效,维持一定的液体即可。如果经输血、输液后仍不能维持血压或血压上升但液体减慢后又下降,说明仍有活动性出血,应继续输液特别是胶体液。必要时行手术止血。

3)通气与氧合:足量的通气及充分的血氧饱和度是抗低血容量性休克的关键辅助措施之一。应尽快给予高浓度、高流量面罩吸氧。必要时行气管插管,使用加压通气以改善气体交换,提高血氧饱和度。

4)纠正酸中毒及电解质紊乱:休克时常伴有代谢性酸中毒。碳酸氢钠的使用最初可给予每千克 1 mmol/L,以后在血气分析结果指导下决定用量。

5)应用血管活性药物:一般可应用多巴胺,最初剂量为 2～5 μg/(kg·min),最大可加至 50 μg/(kg·min)。

(2)骨盆骨折的临时固定:Moreno 等报道,在不稳定骨盆骨折患者中,即刻给予外固定较之不行外固定,输液量明显减少;而 Riemer 等的研究表明,即刻外固定可明显降低骨盆骨折患者的病死率。骨盆外固定有多种方法,简单的外固定架主要用于"翻书样"不稳定骨折;对于垂直不稳定骨折由于其不能控制后方骶髂关节复合体的活动,则不适用,应用 Ganz C 型骨盆钳可解决上述问题。学者单位在不稳定骨盆骨折的急救中应用自行创制的骨盆止血兜,可明显降低骨盆骨折的病死率,其主要作用是通过对骨折的有效固定,减少骨折的活动、出血,更有效地促进血凝块形成;对下腹部进行压迫止血;其独特的结构便于搬动患者。

(二)进一步治疗

1. 非手术治疗

(1)卧床休息:大多数骨盆骨折患者通过卧床休息数周可痊愈。如单纯髂骨翼骨折患者,只需卧床休息至疼痛消失即可下地活动;稳定的耻骨支骨折及耻骨联合轻度分离者卧床休息至疼痛消失后可逐步负重活动。

(2)牵引:可解痉镇痛、改善静脉回流、减少局部刺激、纠正畸形、固定肢体、促进骨折愈合,并方便护理。骨盆骨折中应用牵引治疗一般牵引重量较大,占体重的 1/7～1/5,牵引时间较长,一般 6 周内不应减重,时间在 8～12 周,过早去掉牵引或减重可引起骨折再移位。牵引方法一般采用双侧或单侧下肢股骨髁上牵引或胫骨结节牵引。对垂直压缩骨折可先用双侧股骨髁上或胫骨结节牵引,以固定骨盆骨折,并纠正上、下移位,向上移位的可加大重量,3 d 后摄片复查,待上、下移位纠正后,加骨盆兜带交叉牵引以矫正侧向移位,维持牵引 8～12 周。对前后压缩骨折基本处理方法同上,但须注意防止过度向中线挤压骨盆,造成相反的畸形。对侧方压缩骨折,应行双下肢牵引,加用手法整复,即用手掌自髂骨嵴内缘向外按压,以矫正髂骨内旋畸形,然后再行骨牵引。如为半骨盆单纯外旋,同时后移位,可采用 3 个 90°牵引法,即在双侧股骨髁上牵引,将髋、膝、距小腿 3 个关节皆置于 90°位,垂直牵引。利用臀肌做兜带,使骨折复位。

(3)石膏外固定:一般用双侧短髋人字形石膏,固定时间为 10～12 周。

2. 手术治疗

(1)骨盆骨折的外固定术:外固定术最适用于移位不明显、不需要复位的垂直稳定而旋转不稳的骨折。对垂直剪切型骨折常需配合牵引、内固定等。如单侧或双侧垂直剪切型骨折,可先行双侧股骨髁上牵引,待骨折复位后行外固定,可缩短牵引住院时间。对耻骨联合分离或耻骨支、坐骨支粉碎性骨折并发一侧髋臼骨折及中心脱位者,可先安装骨盆外固定器,然后在伤侧股骨大粗隆处行侧方牵引。6 周后摄 X 射线片证实股骨头已复位即可去牵引,带外固定下地,患肢不负重,8 周后除去外固定器。对一些旋转及垂直均不稳定的骨折一般后部行切开复位内固定,骶髂关节用 1～2 枚螺钉或钢板加螺钉固定,前部用外固定架固定耻骨联合分离或耻骨支骨折。术后 3～4 周可带外固定架下床活动。

骨盆外固定有多种方法,较常用的方法如下:①Schanz 钉外固定技术,在全身麻醉下先做骨折初步复位,并摸清髂前上棘和髂嵴等骨性标志。触及髂骨翼后,经皮沿髂骨外板按照髂嵴的倾斜度打入克氏针,于髂前上棘后方 1 横指处正对髂嵴最高点做 1 cm 长的横切口,用克氏针探针作为粗略的导向器,仅穿过外侧皮质,然后向内和远端正对着髂骨较厚且坚硬的髋臼部位打入 1 个 5 mm 的半螺纹针,深度为 4～5 cm。在该针上安放外固定导向器,然后在较后部位髂骨翼上另做切口,分别穿入另 2 个半螺纹针,在对侧髂嵴上同样方法拧入 3 个半螺纹针,然后将不带杆的万向球形轴安至每一组针上。为使外固定架获得最大程度的牢固固定,万向球形轴应尽可能接近皮肤。当针组和万向球形轴于两侧安放妥当并拧紧后,可通过调节针组进行牵引,用手法对不稳定的骨盆骨折块行挤压或分离并进行旋转,以便使骨折块获得更为准确的复位。X 射线片示骨折复位满意后通过每一万向球形轴部位安装 350 mm 的连接杆,并于连接杆靠近中央部安装一个旋转接头,杆的每一端再安放一个关节接头,最后将连接杆安在 2 对关节接头内,在位于中央部的 2 对旋转接头上安装连续加压杆或可调节的连接杆,拧紧外固定架,并置于与身体中轴呈约 70°的位置。术后应避免针眼周围皮肤压迫坏死,预防针道感染。②Ganz 外固定,患者取仰卧位,双侧髂后上棘与髂前上棘连线上旁开髂后上棘 3～4 指处为进针点,注意勿偏离以免伤及臀部血管、坐骨神经。于双侧进针点分别击入斯氏针,并确定外固定架上两侧臂能自由滑动,将斯氏针击入约 1 cm 深,将两侧臂向中间滑动至螺栓顶端,沿着斯氏针一直接触到骨质,拧紧双侧螺栓,对不稳定侧骨盆起加压作用,从而纠正骨盆分离并稳定后环。此外,固定也可倾斜放置。将一斯氏针置于稳定侧半骨盆的髂前上棘,当拧紧螺栓时,不稳定侧产生一个直接向前的力量,可促进后侧骨盆复位。安装外固定后,其他治疗措施可照样施行。

（2）骨盆骨折的内固定:对于不稳定骨盆骨折的非手术治疗,文献报道后遗症达50%以上,近年来随着对骨盆骨折的深入研究,多主张切开复位,其优点是可以使不稳定的骨折迅速获得稳定。

1）适应证:①垂直不稳定骨折为绝对手术适应证。②合并髋臼骨折。③外固定后残存移位。④韧带损伤导致骨盆不稳定,如单纯骶髂后韧带损伤。⑤闭合复位失败,耻骨联合分离>2.5 cm。⑥无会阴部污染的开放性后环损伤。Matta 等认为骨盆后部结构损伤移位>1 cm 者或耻骨移位合并骨盆后侧部失稳,患肢短缩 1.5 cm 以上者应采用手术治疗。

2）手术时机:骨盆骨折内固定手术时机取决于患者的一般情况,一般来说应等待患者一般情况改善后,即伤后 5~7 d 行手术复位为宜。14 d 以后手术复位的难度明显加大。如患者行急诊剖腹探查,则一部分耻骨支骨折或耻骨联合分离可同时进行。

3）手术内固定方式的选择:内固定是骨盆骨折最稳定的固定方式。固定方法有多种,关键在于解剖复位。

（袁君杰）

第五章　骨折的早期并发症

第一节　创伤性休克

休克是机体受到各种有害因素强烈侵袭,迅速发生的神经、内分泌、循环和代谢等重要功能障碍,表现为有效循环血量锐减,组织灌流不足,末梢循环衰竭,细胞急性缺氧等,从而形成的多器官功能障碍综合征。

创伤性休克是由重要脏器损伤、大出血使有效循环血量锐减,以及剧烈疼痛、恐惧等多种因素综合形成的。因此,创伤性休克的病因、病理和临床表现均比较复杂。

止血带休克也被认为是创伤性休克的一种,是由较长时间使用止血带突然释放而致。

创伤性休克在平时和战时均常见,其发生率与致伤物性质、损伤部位、失血程度、生理状况和伤后早期处理有关。由于严重多发外伤的发生率日益增高,创伤性休克的发生率也随之增高,统计可高达50%。创伤性休克是创伤救治中导致早期死亡的重要原因。

一、临床表现与诊断

损伤部位、程度和出血量与创伤性休克的发生相关,急诊时必须迅速做出初步诊断。对危重多发伤初诊时,不可只注意开放伤处理而忽略有创伤体征。通过注意观察伤员的面色、意识、呼吸情况、外出血、伤肢的姿态及衣服撕裂和被血迹污染等情况,可为急救措施提供重要的依据。

(一)症状

1.意识　休克早期,脑组织缺氧尚轻,可有兴奋、烦躁、焦虑或激动。随着病情发展,脑组织缺氧加重,表现为表情淡漠、意识模糊,晚期可昏迷。

2.面颊、口唇和皮肤色泽　当周围小血管收缩,微血管血流量减少时,可见皮肤色泽苍白。后期因缺氧、淤血,皮肤色泽变为青紫色。

3.表浅静脉　当循环血容量不足时,颈及四肢表浅静脉萎陷。

4.毛细血管充盈时间　正常在1 s内迅速充盈,微循环灌注不足时,充盈时间延长。

(二)体征

1.脉搏　在休克代偿期,周围血管收缩,心率增快。收缩压下降之前可先出现脉搏增快,是休克早期诊断的重要依据。

2.肢端温度　由于周围血管收缩,皮肤血流量减少,肢端温度降低,四肢冰冷。

(三)血压

临床上,常片面将血压的降低作为休克的诊断依据。其实在休克代偿期,由于周围血管阻力增高,收缩压可以正常,并可有舒张压升高,脉压差可低于 30 mmHg(4.0 kPa),并有脉率增快,因此,休克代偿期应对脉率、血压和舒张压进行综合观察,避免延误诊断和治疗。

休克指数可显示血容量丧失程度,对治疗,尤其是输液量的掌握有一定参考价值。

休克指数=脉率÷收缩压(mmHg)。

休克指数正常约为 0.5。如指数为 1,表示血容量丧失为 20% ~ 30%;如指数为 1 ~ 2,表示血容量丧失为 30% ~ 50%。

(四)尿量

尿量是观察休克病程变化的重要指标。正常人尿量约为 50 mL/h,休克时肾血流灌注不良,尿的过滤量下降,尿量可减少,可通过留置导尿来持续监测尿量、比重、电解质、蛋白和 pH。

(五)中心静脉压

中心静脉压(CVP)的正常值为 0.59 ~ 1.18 kPa(1 kPa = 7.5 mmHg),测量 CVP 可了解血流动力状态,反映心脏对回心血量的泵出能力及提示静脉回流量情况,对了解右心功能有一定帮助。但 CVP 不能确切反映左心功能,在休克治疗中,也不能直接反映血容量或液体需要量。因此,如 CVP 低于正常值,即使血压正常,也可说明血容量存在不足,需要补液。在输液过程中,除非 CVP 明显升高,否则应继续输液至血压、脉搏和尿量达到正常水平,然后再正常维持。如 CVP 高于 0.98 ~ 1.96 kPa,血压低、尿少,则提示有心功能障碍,此时如继续输液,会加重心脏负担,甚至出现心力衰竭。

(六)肺动脉楔压

肺动脉楔压(PAWP)采用漂浮导管从颈外静脉或头静脉插入,经锁骨下静脉、上腔静脉至肺动脉,测定肺动脉及毛细血管楔压。其正常值为 0.78 ~ 1.56 kPa。在呼吸、循环正常情况下,肺静脉压与平均肺毛细血管楔压基本一致,因此,能较准确反映肺循环的扩张或充血压力。此外,PAWP 与平均左心房压也存在以上类似关系,一般情况下,PAWP 不高于平均左心房压 0.13 ~ 0.26 kPa;左心房平均压与平均左心室舒张压有密切关系,正常时平均左心室舒张压高于左心房平均压 0.26 ~ 0.78 kPa。因此,PAWP 比 CVP 能更准确地反映左心房舒张压的变化和整个循环功能,如 PAWP>2.6 kPa,提示有严重左心功能不全;如<0.78 kPa,表示血容量相对不足,需增加左心充盈,以保证循环血量;如 PAWP 为 1.56 ~ 2.34 kPa,提示左心室肌舒张功能正常。

(七)实验室检查

实验室检查,如血常规、血细胞比容、血小板测定、血 pH 和血气分析等,均应尽早进行。有助于早期治疗和判断休克的程度,并可作为病情变化的参考依据。

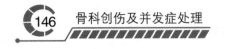

二、治疗

(一)病因治疗

创伤性休克的主要病因是活动性大出血和继发重要脏器损伤所致的生理功能紊乱,多数需要采取手术治疗,才能达到纠正休克的目的。手术固然会加重创伤,甚至可使休克加重,但如不果断采取手术治疗,去除病因,休克将继续恶化,最终成为不可逆结果。例如,活动性大出血只有迅速止血,休克才能得到纠正。内出血一经确诊,应在输血、补液的同时,掌握有利的手术时机,果断手术止血。如果内出血不严重,原则上应在血容量基本补足、血压上升到 10.6~12.0 kPa、休克初步纠正后再进行手术;如出血速度快,伤情波动明显,估计不去除病因休克无法纠正时,则应在积极补充血容量的同时紧急手术。紧急情况下的手术治疗,常常只能根据有限体征和检查数据做出决定,绝对不能因为缺少某些诊断依据而延误抢救时机。

(二)恢复有效血容量

有效血容量减少是休克发生的重要原因,因此,补充血容量是抗休克的关键措施。休克时输液可恢复有效循环血量;改善体液的电解质和酸碱平衡、细胞成分及蛋白质成分的组成,以及达到补充营养、改善热量代谢、激活细胞活性和防止蛋白质分解等效果。输液方法和输液量应根据受伤情况、临床表现、休克程度、尿量和各项化验数据进行判断。

(三)补充液体的选择

一般要求液体的电解质浓度与正常血浆相似,渗透压及渗透量与全血接近。液体分晶体和胶体两大类,晶体包括葡萄糖和电解质,胶体包括血浆、血浆代用品和全血。

(四)输液方法

抢救休克,应首先快速输入等渗盐水、平衡盐溶液或葡萄糖,同时做好输血准备。在急诊条件下,可根据现有条件,首先输入能够得到的液体。重度休克在 10~30 min 输入液体 2000 mL 左右,可达到扩容效果。随后输入血浆增量剂,以加速恢复组织灌注,再根据需要输入全血或血浆。胶体与电解质一般可按 1:3 或 1:4 的比例。急救时成人首先输入平衡盐溶液 2000 mL,小儿则以每千克体重 70 mL 输入液体。输液后反应良好,伤情稳定,表示失血量可能低于 20%,没有或仅有小量继续出血,可作观察,不一定需要输血;如输液后无反应或暂时好转后血压又迅速下降,则表示失血量在 40% 以上或存在进行性内出血,应立即输入全血或手术止血。输血的同时应注意稀释适量的血液,以减低血液黏度,增加心排出量,减少心脏负荷和增加组织灌注。

(五)血管收缩药

常用的血管收缩药物有异丙肾上腺素、肾上腺素、间羟胺、去甲肾上腺素和去氧肾上腺素。

(六)血管舒张药

应用血管舒张药物,有利于消除小动脉痉挛、增加微循环的血流量、改善组织缺氧、阻断恶性循环。但血管床容量突然扩大,可导致血压下降。因此,应用血管扩张药物时,一定要首先补足血容量,尤其在应用血管收缩药物血压可以维持,但末梢血液循环未见改善的情况下,可以使用血管舒张药物。

可供选择的药物有 α 受体阻滞药,如苄胺唑啉、苯苄胺和受体兴奋药物异丙肾上腺素、甲苯丁胺。多巴胺既有兴奋 β 受体的作用,又有一定的 α 受体兴奋作用。

第二节　脂肪栓塞综合征

脂肪栓塞综合征是骨盆骨折、长管骨骨折及髓内钉内固定的严重并发症,据报道,在多发性长骨干骨折病例中,肺部脂肪栓塞综合征发生率高达 90%,但几乎都是无症状的亚临床型;仅有少数病例发展到有症状的临床型,病死率为 2.5% ~ 20.0%。少数严重者可发展成呼吸窘迫综合征,病死率为 50% ~ 80%。

由于至今发病机制仍不明,故目前临床主要是采取支持、预防及综合对症的治疗措施。治疗应强调早期防治休克和及时、有效稳定骨折。

1. 纠正休克　休克期间及低血容量状态下,脂肪栓塞综合征的发生率增高,故须及时防治休克,补充有效循环血容量。

2. 稳定骨折端　可防止骨髓腔内的脂肪滴进一步进入骨骼腔内的静脉血流。

3. 呼吸系统支持　轻症患者,可用面罩吸氧。重症患者,必要时应用呼吸机辅助呼吸。

4. 保护中枢神经功能　脑细胞对缺氧的耐受最差,脑缺氧昏迷者,应进行头部降温(冰袋或冰帽),对高热患者进行颈动脉降温,可以降低脑细胞的代谢,减轻脑细胞的缺氧损害,必要时可采用高压氧治疗。

5. 抗生素治疗　预防肺部继发感染。

6. 抗脂肪栓塞的药物治疗　①早期大剂量应用肾上腺皮质激素,有稳定细胞膜,抑制脂肪酸的毒性,抑制血小板聚集,降低毛细血管通透性,减少肺间质水肿和脑水肿及稳定肺泡表面活性物质的作用,效果较好,已被广泛应用。②低分子右旋糖酐可预防或减轻弥散性血管内凝血,有降低血液黏稠度、疏通毛细血管及改善微循环的作用。③抑肽酶有抑制脂酶分解中性脂肪的作用,可降低骨折后的高脂血症,降低脂肪酸对毛细血管内膜的损害作用。④血清白蛋白在血液中能与脂肪酸结合,减少脂肪酸的毒性作用。

第三节　骨筋膜室综合征

人体四肢的肌肉和神经都处在由筋膜形成的闭合的间隔区之中。当间隔区内的压力增加时,就会影响该区域内的血液循环供应并且累及组织功能,严重可导致神经麻痹或肌肉坏死。临床上对此早有认识,但一直缺乏统一的名称,经过多年的研究,提出了"骨筋膜室综合征"这个定义,用以包括四肢不同部位的这类病理改变,为临床上早期发现和及时处理提供依据。

一、病理机制

任何原因导致骨筋膜室内压力增加,均可发生骨筋膜室综合征。常见原因是肢体内部组织肿胀,引起骨筋膜室内组织体积增大,或因肢体外部受压使骨筋膜室空间变小等。实验研究和临床观察结果认为,骨筋膜室组织压力升高并造成组织血液灌流不足与以下因素有关。

间隔区内压力上升,可引起动脉痉挛。

小动脉的管径小,但管壁张力较大,需要有较大的血管壁内、外压力差才能使之保持正常开放状态。当外界组织内的压力上升或小动脉内的压力下降,以致上述临界压力差减少或不存在时,小动脉搏出减少甚至发生关闭。

组织内压力超过静脉压力时,会使静脉塌陷无法舒张。在发生骨筋膜室综合征时,以上情况可能同时存在。观察表明,组织压较之动脉舒张压低 $1.33 \sim 3.99$ kPa 时,即已是小动脉临界闭合的压力,此时小动脉内血液循环停止,可导致组织缺血、缺氧。在本身血压较低的情况下,即使组织压不需升高,同样可因此影响组织的血液灌流。

造成损害的程度与组织缺血时间有直接关系。临床观察,神经组织缺血 3 min,即可出现神经功能异常症状,完全缺血 $12 \sim 24$ h 后,则会发生永久性功能丧失。肌肉在缺血 $2 \sim 4$ h 后,即出现功能改变,而在缺血 $4 \sim 2$ h 后,可以发生永久性功能丧失。肌肉缺血 4 h 即可出现明显的肌红蛋白尿,血液循环恢复后 3 h 达到最高峰,且可持续 12 h。发生骨筋膜室综合征并持续 12 h 以上,必然会导致肢体功能障碍,如肌肉挛缩、肌力及感觉异常或丧失,甚至组织坏死等。

二、临床表现

骨筋膜室内压力上升后,可以造成肌肉及神经损害的严重后果。因此,早期诊断和及时治疗至关重要。由于肢体发生骨折时也有剧痛,容易掩盖骨筋膜室综合征的疼痛症状而产生漏诊。容易误诊为动脉损伤、神经损伤、腱鞘炎、蜂窝组织炎或深部静脉炎。发病早期,因受累肢体远端的动脉仍可能触到搏动,毛细血管的充盈也可能存在,故易误认为肢体血运不受影响,而忽略了对骨筋膜室综合征的诊断和治疗。

检查时,受累的骨筋膜室可有明显肿胀、触及压痛,受累神经的分布区皮肤感觉异常,主动活动无力,而被动活动时则可引起剧痛。如在发生小腿骨筋膜室综合征时,被动屈曲足趾,可引起剧烈疼痛,这种被动牵拉试验,对于早期诊断骨筋膜室综合征有很大帮助。采用持续记录灌注生理盐水所产生的压力,也即测定灌注盐水所遇的阻力,认为可持续监测骨筋膜室内的压力。发生骨筋膜室综合征时,动脉造影可以正常。

三、治疗措施

1.减压　早期减压尤为关键,要达到减压的目的,就要把覆盖该骨筋膜室的筋膜彻底打开。因组织和液体结构不同,只在组织上切开一个小口往往不能达到减压目的。早期彻底切开受累骨筋膜室的筋膜,是防止肌肉和神经组织发生坏死,预防永久性功能损害的唯一有效方法。

2.体位　出现骨筋膜室综合征时,抬高患肢是一种错误的做法,相反会加重已有的病变。因为抬高患肢后,会降低肢体内动脉的血压,在组织压力增大的情况下,动脉压的下降会导致小动脉的关闭,加重组织的缺血。任何抬高肢体、用冰袋降温及外面加压和被动观察等待,只能加重肌肉坏死。

(袁君杰)

第六章 骨折的晚期并发症

第一节 坠积性肺炎

常见的致病菌包括肺炎链球菌、金黄色葡萄球菌和铜绿假单胞菌等。这些细菌在淤积的分泌物中大量繁殖,引发肺部炎症反应,导致肺泡壁充血、水肿,炎症细胞浸润,最终影响气体交换,引发坠积性肺炎。

一、临床表现

坠积性肺炎的临床表现多样,初期症状可能较为隐匿。患者常出现发热,体温可高达38 ℃以上,部分患者体温波动不规律。咳嗽是常见症状,早期可能为刺激性干咳,随着病情进展,可出现咳痰,痰液可为白色黏液痰、黄色脓性痰,若感染严重,还可能出现铁锈色痰或血痰。呼吸方面,患者可感到呼吸急促、困难,活动后加重,严重时可出现端坐呼吸、发绀等症状。听诊时,肺部可闻及湿啰音,多位于双侧肺底部,也可伴有哮鸣音。部分患者可能出现精神萎靡、食欲缺乏和乏力等全身症状,对于老年患者,还可能出现意识障碍如谵妄等精神症状。

二、诊断方法

1. **临床症状评估** 详细询问患者骨折后的卧床时间、活动情况、既往病史等,结合上述发热、咳嗽、咳痰、呼吸急促等临床表现,可初步判断是否存在坠积性肺炎。

2. **体格检查** 重点进行肺部听诊,若闻及湿啰音、哮鸣音等异常呼吸音,对诊断有重要提示意义。同时,检查患者的生命体征,包括体温、呼吸频率、心率和血压等,评估病情严重程度。

3. **实验室检查** ①血常规显示白细胞计数升高,中性粒细胞比例增加。②C 反应蛋白、降钙素原等炎症指标升高,可反映炎症的存在及程度。③痰培养可明确致病菌种类,为针对性使用抗生素提供依据,通过留取患者深部痰液进行培养,一般需连续多次培养以提高阳性率。

4. **影像学检查** 胸部 X 射线检查可见肺部纹理增多、紊乱,肺底部出现斑片状阴影,严重时可融合成片。胸部 CT 检查能更清晰地显示肺部病变情况,对于早期或隐匿性病变的诊断价值更高,可发现 X 射线不易察觉的小病灶、肺间质改变等。

三、治疗措施

1. 一般治疗　鼓励患者多饮水,每日饮水量保持在 1500～2000 mL,以稀释痰液,利于其被咳出。定期为患者翻身、拍背,每 2 h 一次,促进痰液排出。拍背时,手掌呈弓形,从患者背部两侧由下向上、由外向内轻轻拍打,力量适中。同时,指导患者进行呼吸功能锻炼,如深呼吸、缩唇呼吸等,增加肺活量,改善呼吸功能。

2. 抗感染治疗　根据痰培养及药敏试验结果,选择敏感的抗生素进行治疗。在未明确致病菌前,可经验性选用抗生素,一般对于社区获得性肺炎,可选用青霉素类、头孢菌素类等抗生素;对于医院获得性肺炎,尤其是存在耐药菌感染风险时,可选用碳青霉烯类、喹诺酮类等抗生素。抗生素的使用需足量、足疗程,一般疗程为 7～14 d,具体根据病情调整。

3. 祛痰治疗　可使用氨溴索、乙酰半胱氨酸等祛痰药物,通过稀释痰液、降低痰液黏稠度,促进痰液排出。氨溴索可口服或静脉滴注,成人常用剂量为 30～90 mg/d;乙酰半胱氨酸可雾化吸入,常用浓度为 20%,3～5 mL/次,2～3 次/d。此外,还可采用雾化吸入生理盐水的方式,湿化气道,辅助排痰。

4. 氧疗　对于出现低氧血症的患者,给予吸氧治疗,根据血氧饱和度调整吸氧浓度和流量。轻度低氧血症可采用鼻导管吸氧,氧流量一般为 2～4 L/min;中、重度低氧血症可能需要面罩吸氧或无创正压通气,以维持血氧饱和度在 90% 以上,保证机体氧供。

5. 营养支持　骨折患者机体能量消耗较大,合并坠积性肺炎后,营养需求进一步增加。应给予患者高热量、高蛋白、高维生素的饮食,如瘦肉粥、鸡蛋羹、新鲜水果和蔬菜汁等。对于无法经口进食或进食不足的患者,可考虑鼻饲营养或胃肠外营养支持,保证患者摄入足够的营养物质,提高机体免疫力,促进病情恢复。

四、预防策略

1. 早期活动　在骨折病情允许的情况下,尽早指导患者进行床上活动或离床活动。对于四肢骨折患者,可进行肌肉收缩锻炼、关节屈伸活动等;对于脊柱骨折患者,可在佩戴支具的情况下逐渐坐起、站立。早期活动可促进全身血液循环,增强呼吸功能,减少呼吸道分泌物淤积。

2. 呼吸功能训练　从骨折后早期开始,指导患者进行呼吸功能训练,如深呼吸训练,让患者深吸气后屏气 3～5 s,然后缓慢呼气,重复进行,训练 10～15 min/次,3～4 次/d。缩唇呼吸训练,患者闭嘴经鼻吸气,然后缩唇缓慢呼气,呼气时间是吸气时间的 2 倍左右,通过这种方式可增加气道内压力,防止小气道过早闭合,促进气体排出。

3. 体位管理　定期为卧床患者翻身,避免长时间保持同一姿势,一般每 2 h 翻身一次。对于病情较重、无法自主翻身的患者,可使用气垫床、减压床垫等,减轻局部压力,改善血液循环,减少肺淤血和坠积性肺炎。同时,可适当抬高床头,一般抬高 30°~45°,利于呼吸道分泌物引流,减少反流和误吸的风险。

4. 口腔护理　保持口腔清洁,每日进行口腔护理 2~3 次。可使用生理盐水、复方硼砂溶液等进行口腔擦拭或含漱,清除口腔内的食物残渣和细菌,减少细菌进入呼吸道的机会,降低坠积性肺炎的发生风险。

第二节　压疮

一、发病机制

压疮的发生主要与局部组织长期受压、血液循环障碍有关。骨折患者由于肢体活动受限,长期卧床或坐轮椅,身体局部如骶尾部、足跟、肘部等部位持续受到来自身体重量和外界支撑面的压力。当压力超过毛细血管正常压力(约 32 mmHg)时,局部血液循环受阻,导致组织缺血、缺氧。同时,摩擦力和剪切力会进一步加重皮肤和皮下组织的损伤。例如,患者在床上移动时,皮肤与床单之间的摩擦力可破坏皮肤角质层;体位不当,如半卧位时身体下滑,产生的剪切力可使皮肤深层组织与表层分离,损伤血管和淋巴管。随着时间推移,局部组织因缺血、缺氧发生营养不良,细胞代谢障碍,最终导致皮肤和皮下组织坏死,形成压疮。此外,患者的营养状况、皮肤状况、年龄和合并症等因素也会影响压疮的发生发展。营养不良导致机体蛋白质合成减少,皮肤弹性降低,修复能力减弱;皮肤潮湿、多汗,增加了皮肤的摩擦力和细菌滋生的机会;老年人皮肤松弛、变薄,血管弹性下降,对压力的耐受性降低;糖尿病、心血管疾病等慢性疾病的患者,血液循环和组织修复能力较差,更易发生压疮。

二、临床表现

根据压疮的发展过程和严重程度可分为不同阶段。

1. 淤血红润期　为压疮初期,局部皮肤出现红、肿、热、痛或麻木,解除压力 30 min 后,皮肤颜色不能恢复正常。此阶段皮肤完整性未被破坏,为可逆性改变。

2. 炎性浸润期　红肿部位继续受压,血液循环得不到改善,静脉回流受阻,局部静脉淤血,皮肤颜色转为紫红色,皮下产生硬结,表皮出现水疱。水疱破溃后,可见潮湿红润的创面,患者有疼痛感。

3. 浅度溃疡期　表皮水疱逐渐扩大、破溃,真皮层创面有黄色渗出液,感染后表面有脓液覆盖,致使浅层组织坏死,形成溃疡,疼痛感加重。

4. 深度溃疡期　为压疮严重阶段,坏死组织侵入真皮下层和肌肉层,感染向周边及深部扩展,可深达骨面。脓液较多,有臭味,严重时可引起败血症等全身感染。

三、诊断方法

1. 临床观察　通过直接观察患者皮肤状况,依据上述压疮各阶段的临床表现进行诊断。重点检查骨隆突处、受压部位的皮肤,注意皮肤颜色、温度、质地、有无破损及水疱等情况。同时,询问患者有无局部疼痛、麻木等不适症状。

2. 压疮评估量表　常用的有 Braden 量表,从感觉、潮湿、活动能力、移动能力、营养状况和摩擦力与剪切力 6 个方面对患者发生压疮的风险进行评估,得分越低,发生压疮的风险越高。一般得分≤12 分为高风险,13～14 分为中风险,15～18 分为低风险。通过定期使用评估量表,可及时发现压疮高危患者,采取针对性预防措施。

3. 伤口评估　对于已发生压疮的患者,需详细评估伤口情况,包括伤口大小、深度、形状、有无潜行或窦道、渗出液的量和性质、周围皮肤状况等。使用无菌敷料测量伤口大小,用生理盐水冲洗伤口后,观察伤口基底部组织颜色,判断有无坏死组织,以准确评估压疮的严重程度,指导治疗方案的制定。

四、治疗措施

1. 减压　这是治疗压疮的关键措施。使用减压设备,如气垫床、减压床垫和减压坐垫等,均匀分散身体压力,避免局部组织持续受压。定期为患者翻身,改变体位,一般每 2 h 一次,对于骨隆突处可使用减压贴、泡沫敷料等进行局部减压。对于能够坐起的患者,要限制坐立时间,避免长时间坐在同一位置,同时确保座椅合适,有良好的减压效果。

2. 伤口处理　根据压疮不同阶段进行相应的伤口处理。淤血红润期,可使用皮肤保护剂,如赛肤润等,改善局部血液循环,保护皮肤。炎性浸润期,对于未破溃的小水疱,可使用透明贴或水胶体敷料,减少摩擦,促进水疱自行吸收;大水疱则需在无菌操作下用注射器抽出疱内液体,保留疱皮,再覆盖水胶体敷料或泡沫敷料。浅度溃疡期,先清洁伤口,去除坏死组织,可使用生理盐水冲洗伤口,再根据伤口情况选择合适的敷料,如藻酸盐敷料、银离子敷料等,促进伤口愈合,控制感染。深度溃疡期,需彻底清创,清除坏死组织和脓性分泌物,必要时可采用外科手术清创,如清创缝合术、皮瓣移植术等,对于感染严重的伤口,可根据细菌培养和药敏试验结果,使用抗生素进行局部或全身治疗。

3. 营养支持　良好的营养状况是压疮愈合的基础。给予患者富含蛋白质、维生素和矿物质的饮食,如瘦肉、鱼类、蛋类、新鲜水果和蔬菜等。对于营养不良或无法经口进食的患者,可通过鼻饲、胃肠造瘘或胃肠外营养等途径补充营养。补充足够的蛋白质有助于组织修复,维生素 C、锌等微量元素可促进胶原蛋白合成,加速伤口愈合。根据患者具体情况,必要时可补充营养补充剂,如肠内营养制剂、蛋白粉等。

4. 物理治疗　可采用红外线照射、紫外线照射和高压氧治疗等物理方法辅助治疗压疮。红外线照射能促进局部血液循环,改善组织营养,加速伤口愈合;紫外线照射具有杀菌、消炎作用,可促进伤口表面干燥结痂;高压氧治疗可提高组织氧含量,增强组织修复

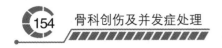

能力,对于深度压疮或合并感染的患者有一定疗效。

五、预防策略

1. 定期评估　对骨折患者入院时即进行压疮风险评估,使用 Braden 量表等工具,根据评估结果制订个性化的预防计划。在患者住院期间,定期(一般每周)进行再次评估,动态监测压疮发生风险,及时调整预防措施。对于病情变化、手术前后等情况,需随时进行评估。

2. 体位管理　根据患者病情和治疗需要,合理调整体位。保持床铺平整、清洁、干燥,无渣屑。长期卧床患者可采用30°侧卧位交替,避免90°侧卧位,减少骨隆突处的压力。使用软枕、海绵垫等将骨隆突处隔开,如在骶尾部、足跟、肘部等部位垫上减压垫。对于使用石膏、牵引等固定装置的患者,要注意观察固定部位皮肤情况,避免固定过紧或不平整导致局部受压。

3. 皮肤护理　保持皮肤清洁干燥,每日用温水清洁皮肤 1～2 次,避免使用刺激性强的清洁剂。清洁后及时擦干皮肤,可涂抹润肤霜,保持皮肤水分,增强皮肤抵抗力。对于大小便失禁的患者,要及时清理排泄物,使用皮肤保护剂,防止尿液、粪便对皮肤的刺激。注意观察皮肤有无发红、破损等异常情况,发现问题及时处理。

4. 健康教育　向患者及家属讲解压疮的发生原因、危害及预防方法,提高其对压疮预防的重视程度。指导患者及家属正确协助患者翻身、更换体位的方法,鼓励患者积极配合治疗和护理,主动参与预防措施的实施。同时,告知患者及家属在日常生活中注意营养均衡,增强体质,减少压疮发生的风险。

第三节　下肢深静脉血栓形成与肺栓塞

一、下肢深静脉血栓形成

(一)发病机制

下肢深静脉血栓形成(DVT)在骨折患者中较为普遍,特别是下肢骨折、骨盆骨折等情况。骨折后,患者肢体活动大幅减少,下肢肌肉泵的功能显著减弱。正常情况下,下肢肌肉收缩与舒张如同泵一样,推动血液回流至心脏。但骨折后,肌肉活动受限,致使血流速度减缓,血液在血管内流动变得迟缓。

与此同时,骨折创伤引发机体强烈的应激反应,激活了凝血系统。体内的凝血因子被大量激活,血小板的活性也显著增强,使得血液处于高凝状态,这种状态下血液极易凝固形成血栓。另外,手术过程中对血管内膜的损伤也是一个关键因素。血管内膜一旦受损,内皮下的胶原纤维暴露,这就如同发出了"召集令",吸引血小板聚集在受损部位,并启动内源性凝血途径。同时,组织因子也会大量释放,激活外源性凝血途径,二者协同作用,加速了血小板的聚集和黏附,最终形成血栓。下肢深静脉血栓大多起始于小腿肌肉静脉丛,这一区域血管管径相对较细,血流速度原本就较为缓慢,且血管壁较薄,在骨折创伤和长期卧床的影响下,更易受到损伤,进而成为血栓的发源地。随着时间推移,血栓逐渐增大,并可沿着血管向上蔓延至腘静脉、股静脉等更粗大的静脉血管。

(二)临床表现

下肢深静脉血栓形成的临床表现呈现多样化,部分患者可能没有明显症状,这就增加了早期发现的难度。较为常见的症状之一是下肢肿胀,通常为单侧肢体受累,肿胀程度因人而异,严重时整个下肢会明显增粗,与对侧肢体形成鲜明对比。疼痛也是常见表现,多为胀痛感,患者在活动下肢时,疼痛会加剧,而当休息或抬高患肢后,疼痛可得到一定程度的缓解。患侧肢体的皮肤温度会升高,这是因为局部血液循环障碍,血液淤积导致代谢产物堆积,产热增加。皮肤颜色也会发生改变,初期可能表现为皮肤发红,若血栓阻塞情况严重,影响了肢体的血液供应,皮肤颜色会逐渐转为青紫。此外,由于深静脉回流受阻,浅静脉会出现代偿性扩张,在患者下肢的皮肤表面可以看到明显扩张的浅静脉血管。部分患者还能够在下肢触摸到条索状硬结,这正是血栓形成后在血管内的表现。

(三)诊断方法

1. **临床症状评估** 医生需要详细询问患者的骨折病史,包括骨折的部位、类型、受伤时间以及治疗方式等。了解患者手术情况,如手术持续时间、术中是否出现血管损伤等。同时,关注患者肢体活动状况,如是否长期卧床、能否自主活动等。结合上述下肢肿胀、疼痛、皮肤温度及颜色改变等临床表现,对患者是否存在下肢深静脉血栓形成做出初步判断。对于高度怀疑的患者,必须进一步进行检查以明确诊断。

2. **体格检查** 在体格检查中,应重点检查下肢肿胀程度。通过使用软尺测量双侧下肢同一部位的周径进行对比,一般来说,如果双侧周径相差 1 cm 以上,就具有临床意义,提示可能存在下肢深静脉血栓形成。按压下肢深静脉走行部位,如腘窝、股三角区等,观察患者是否出现压痛。同时,仔细检查足背动脉、胫后动脉的搏动情况,以此评估下肢整体的血液循环状况。

3. **影像学检查** 彩色多普勒超声是诊断下肢深静脉血栓形成的首选方法。它能够直观地显示下肢深静脉的管腔内径,清晰地观察到血管内是否有血栓回声,判断血栓是否阻塞管腔,以及血流信号是否充盈缺损等情况。通过这些信息,医生可以准确判断血栓形成的部位及大小,其诊断准确率可达95%以上。下肢静脉造影则是诊断下肢深静脉血栓形成的“金标准”,它可以清晰地显示静脉血管的形态、血栓的具体部位、范围及侧支循环的建立情况。然而,该检查属于有创检查,需要将造影剂注入血管,存在一定的风险,如过敏反应、血管损伤等,所以一般在超声检查结果不明确或者需要进一步精确了解血栓情况时才采用。此外,CT 静脉造影(CTV)和磁共振静脉造影(MRV)也可用于诊断下肢深静脉血栓形成。这两种检查方法具有较高的准确性,并且无须注射对比剂,对于肾功能不全等患者更为适用,能够清晰地显示下肢静脉血管的结构和血栓情况。

4.**实验室检查** D-二聚体是交联纤维蛋白的降解产物,在血栓形成时会显著升高。D-二聚体检测可作为下肢深静脉血栓形成的重要筛查指标。如果 D-二聚体检测结果正常,基本可以排除急性下肢深静脉血栓形成的可能性。但需要注意的是,D-二聚体升高并不能确诊下肢深静脉血栓形成,因为在其他一些情况下,如炎症、创伤和肿瘤等,D-二聚体也可能升高。所以,还需要结合其他检查结果,如影像学检查等,进行综合判断。此外,血常规可以了解患者血液中的白细胞、红细胞和血小板等指标的变化,凝血功能检查能够评估患者的凝血状态,这些检查对于了解患者血液状态、评估血栓形成风险具有重要意义。

(四)治疗措施

1.**一般治疗** 一旦确诊为下肢深静脉血栓形成,患者需绝对卧床休息,这是为了避免因肢体活动导致血栓脱落,引发严重的肺栓塞并发症。卧床期间,要将患肢抬高,使其高于心脏水平 20~30 cm,利用重力作用促进血液回流,减轻下肢肿胀。同时,要严格避免按摩、挤压患肢,因为这些动作可能会使原本附着在血管壁上的血栓松动、脱落,随着血流进入肺动脉,导致肺栓塞。一般卧床休息时间为 1~2 周,待症状缓解、血栓稳定后,可在医生的指导下逐渐下床活动。在卧床期间,指导患者进行足踝部的主动屈伸活动,如踝泵运动。具体做法是,患者躺在床上,双足足尖尽力向上勾起,保持 3~5 s 后,再尽力向下绷直,同样保持 3~5 s,如此反复进行,通过踝关节的屈伸运动,带动小腿肌肉的收缩与舒张,如同肌肉泵一样,促进下肢血液循环,预防血栓进一步扩大。

2.**抗凝治疗** 抗凝治疗是下肢深静脉血栓形成的核心治疗方法,其主要作用是抑制血栓的形成和蔓延,最大程度地防止肺栓塞的发生。常用的抗凝药物包括普通肝素、低分子肝素、华法林及新型口服抗凝药等。普通肝素需要通过静脉持续泵入或皮下注射给药,使用过程中需要密切监测活化部分凝血活酶时间(APTT),根据检测结果调整药物剂量,以确保抗凝效果的同时避免出血风险。低分子肝素相对普通肝素而言,具有生物利用度高、抗凝效果稳定、无须频繁监测凝血指标等优点,一般通过皮下注射给药。华法林是一种传统的口服抗凝药,其作用机制是抑制维生素 K 依赖的凝血因子的合成。使用华法林时,需要定期监测国际标准化比值(INR),将 INR 控制在 2.0~3.0,以达到最佳的抗凝效果。由于华法林的药物代谢受多种因素影响,如饮食、药物相互作用等,所以在使用过程中需要患者严格遵循医嘱,定期复查。新型口服抗凝药,如利伐沙班、达比加群酯等,具有服用方便、无须常规监测凝血指标、药物相互作用少等优势,逐渐在临床中得到广泛应用。抗凝治疗的疗程一般根据患者的具体情况而定,对于首次发生的下肢深静脉血栓形成,若无明显诱因,抗凝治疗时间通常为 3~6 个月;对于存在可逆性危险因素的患者,抗凝治疗时间一般为 3 个月左右。在抗凝治疗期间,要密切观察患者是否出现出血倾向,如牙龈出血、鼻出血、皮肤瘀斑、血尿、黑便等,一旦出现出血症状,应及时就医,调整抗凝药物剂量或暂停抗凝治疗。

3.**溶栓治疗** 对于部分急性期(发病 14 d 以内)、血栓形成范围较大且无溶栓禁忌证的患者,可考虑进行溶栓治疗。溶栓治疗的目的是通过药物溶解已经形成的血栓,恢复血管通畅,减少血栓后遗症的发生。常用的溶栓药物有尿激酶、链激酶、重组组织型纤溶酶原激活剂(rt-PA)等。尿激酶是临床应用较为广泛的溶栓药物,一般通过静脉滴注给药,使用剂量和疗程根据患者的具体情况而定。溶栓治疗过程中,需要密切监测患者的凝血功能、纤维蛋白原水平及出血倾向。溶栓治疗的主要风险是出血,尤其是颅内出血,虽然发生率较低,但一旦发生,后果严重。因此,在进行溶栓治疗前,需要严格评估患者的适应证和禁忌证,权衡利弊后做出决策。对于存在活动性出血、近期有重大手术史或创伤史、颅内病变等禁忌证的患者,严禁进行溶栓治疗。

4.**手术治疗**　对于一些病情严重、经药物治疗效果不佳的患者,如出现股青肿、股白肿等可能导致肢体坏死的情况,或者存在中央型血栓且有较高肺栓塞风险的患者,可考虑手术治疗。手术方式主要包括血栓切除术和下腔静脉滤器置入术。血栓切除术是通过手术直接将血管内的血栓取出,恢复血管通畅。该手术适用于血栓形成时间较短、血栓较为局限的患者。下腔静脉滤器置入术则是通过在患者的下腔静脉内放置滤器,拦截可能脱落并随血流进入肺动脉的血栓,预防肺栓塞的发生。滤器可分为临时性滤器和永久性滤器,医生会根据患者的具体情况选择合适的滤器类型。对于一些预计血栓可在短期内溶解、肺栓塞风险较高的患者,可选择置入临时性滤器,待血栓溶解、风险降低后,再将滤器取出;对于一些存在永久性血栓形成风险的患者,如患有恶性肿瘤、易栓症等,可考虑置入永久性滤器。手术治疗后,患者仍需继续进行抗凝治疗,以预防血栓复发。

5.**物理治疗**　物理治疗在下肢深静脉血栓形成的治疗中也具有重要作用。可采用气压治疗,通过专门的气压治疗仪,对下肢进行周期性的充气和放气,模拟肌肉收缩和舒张,促进下肢静脉血液回流,减轻肿胀。同时,也可使用弹力袜,患者穿着合适尺码的弹力袜,通过外部压力作用,促进下肢静脉血液回流,减少血液淤积。物理治疗可以作为辅助治疗手段,与药物治疗、手术治疗等相结合,提高治疗效果,促进患者康复。在进行物理治疗时,要注意选择合适的治疗参数和治疗时机,避免因治疗不当导致血栓脱落等不良后果。

二、肺栓塞

(一)发病机制

肺栓塞是下肢深静脉血栓形成最严重的并发症之一。当下肢深静脉内的血栓部分或全部脱落时,血栓会随着血流进入肺动脉及其分支,导致肺动脉阻塞,从而引发肺栓塞。血栓脱落的原因较为复杂,可能与患者的肢体活动、按摩和挤压患肢等因素有关。此外,在进行抗凝治疗过程中,如果抗凝药物剂量不足或未按照规范使用,也可能导致血栓不稳定而脱落。肺动脉阻塞后,会引起一系列病理生理变化。一方面,肺循环受阻,导致肺动脉压力升高,右心室后负荷增加。如果肺动脉阻塞范围较大,右心室无法承受突然增加的压力负荷,会出现右心功能衰竭,进而影响心脏的整体泵血功能,导致体循环淤血。另一方面,由于肺动脉阻塞,通气/血流比值失调,部分肺泡无法进行有效的气体交换,导致机体缺氧。同时,肺血管内皮受损,释放出多种血管活性物质,如5-羟色胺、组胺等,这些物质可引起支气管痉挛、肺血管收缩,进一步加重通气/血流比值失调和缺氧症状。

(二)临床表现

肺栓塞的临床表现差异较大,轻者可能仅表现为轻微的呼吸困难、胸痛等症状,重者可在短时间内出现严重的呼吸困难、胸痛、咯血和晕厥,甚至猝死。呼吸困难是肺栓塞最常见的症状,程度轻重不一,患者可能感到呼吸急促、气短,活动后症状加剧。胸痛也是常见表现,多为胸膜炎性胸痛,疼痛性质为刺痛或钝痛,与呼吸运动有关,患者在深呼吸或咳嗽时疼痛加重。咯血相对较少见,一般为少量咯血,当肺动脉内的血栓导致肺组织梗死时,可出现咯血症状。晕厥则是较为严重的表现,提示患者可能存在大面积肺栓塞,导致脑供血不足。此外,患者还可能出现咳嗽、心悸、出汗、烦躁不安等症状。在体格检查方面,患者可能出现呼吸频率加快,一般大于20次/min;心率增快,可伴有心律失常;肺部听诊可闻及湿啰音、哮鸣音等异常呼吸音;部分患者可出现肺动脉瓣区第二心音亢进、分裂等体征。

(三)诊断方法

1. 临床症状评估　详细询问患者是否有下肢深静脉血栓形成的病史,了解患者近期的肢体活动情况、是否进行过按摩等操作。结合上述呼吸困难、胸痛、咯血和晕厥等临床表现,对患者是否发生肺栓塞进行初步判断。对于高度怀疑肺栓塞的患者,需要进一步进行相关检查。

2. 体格检查　重点检查患者的生命体征,包括呼吸频率、心率、血压、血氧饱和度等。观察患者的呼吸状态,是否存在呼吸急促、发绀等表现。进行肺部听诊,注意有无湿啰音、哮鸣音等异常呼吸音。同时,检查心脏体征,如肺动脉瓣区第二心音是否亢进、分裂等,这些体征对于诊断肺栓塞具有一定的提示意义。

3. 实验室检查　D-二聚体检测在肺栓塞的诊断中具有重要价值。D-二聚体在血栓形成时会显著升高,对于高度怀疑肺栓塞的患者,如果D-二聚体正常,基本可以排除肺栓塞的可能性。但D-二聚体升高并不能确诊肺栓塞,需要结合其他检查结果进行综合判断。血气分析可以了解患者的氧合情况,肺栓塞患者通常会出现低氧血症,动脉血氧分压(PaO_2)降低,二氧化碳分压($PaCO_2$)也可能降低。此外,心肌损伤标志物,如肌钙蛋白、脑钠肽(BNP)等,在大面积肺栓塞导致右心功能不全时可能会升高,有助于评估病情严重程度。

4. 影像学检查　胸部CT肺动脉造影(CTPA)是诊断肺栓塞的重要方法,能够清晰地显示肺动脉内的血栓位置、形态、大小及肺动脉阻塞的程度。通过CTPA检查,医生可以直观地看到肺动脉内是否存在充盈缺损,即血栓的影像学表现,其诊断准确率较高。肺通气/灌注显像也是诊断肺栓塞的常用方法之一,它通过分别显示肺通气和肺灌注情况,判断通气/血流比值是否失调。正常情况下,肺通气和肺灌注应该是匹配的,如果出现通气正常但灌注缺损的情况,提示可能存在肺栓塞。然而,该检查结果的解读较为复杂,容易受到多种因素影响,如慢性阻塞性肺疾病、肺部感染等,可能会出现假阳性结果。磁共振肺动脉造影(MRPA)也可用于诊断肺栓塞,对于对碘造影剂过敏或肾功能不全的患者具有一定优势,但由于其成像质量受多种因素影响,目前在临床上的应用相对不如CT 肺动脉造影(CTPA)广泛。此外,心电图检查对于肺栓塞的诊断也有一定的辅助作用,部分患者可出现窦性心动过速、I 导联 S 波加深、Ⅲ 导联出现 Q 波及 T 波倒置等改变,但这些改变并非肺栓塞所特有,需要结合其他检查结果进行判断。

5. 超声心动图检查 超声心动图可以评估心脏的结构和功能,对于诊断肺栓塞也有一定的帮助。在肺栓塞患者中,超声心动图可能显示右心室扩大、右心室壁运动幅度减低、肺动脉高压等间接征象。对于一些病情危重、无法进行 CTPA 等检查的患者,超声心动图可以作为初步诊断肺栓塞的手段之一。此外,通过超声心动图检查还可以排除其他可能导致呼吸困难、胸痛等症状的心脏疾病,如心肌梗死、心肌病等。

(四)治疗措施

1. 一般治疗 一旦怀疑患者发生肺栓塞,应立即让患者卧床休息,避免剧烈活动,以减少血栓进一步脱落的风险。给予患者吸氧治疗,根据患者的血氧饱和度情况,选择合适的吸氧方式,如鼻导管吸氧、面罩吸氧或无创正压通气等,以维持患者的氧合状态,保证机体的氧供。对于疼痛明显的患者,可适当给予镇痛药物,如吗啡等,但要注意观察患者的呼吸情况,避免因药物导致呼吸抑制。同时,密切监测患者的生命体征,包括呼吸频率、心率、血压、血氧饱和度等,以及患者的意识状态、尿量等,及时发现病情变化并进行处理。

2. 抗凝治疗 抗凝治疗是肺栓塞的基础治疗方法,与下肢深静脉血栓形成的抗凝治疗原则相似。常用的抗凝药物如普通肝素、低分子肝素、华法林及新型口服抗凝药等,通过抑制凝血过程,防止血栓进一步扩大和复发。在急性期,一般首选普通肝素或低分子肝素进行抗凝治疗,普通肝素需要持续静脉泵入,并密切监测 APTT,根据 APTT 调整药物剂量,使 APTT 维持在正常对照的 1.5～2.5 倍。低分子肝素则通过皮下注射给药,使用相对方便,无须频繁监测凝血指标。在抗凝治疗过程中,要注意观察患者是否出现出血倾向,如牙龈出血、鼻出血、皮肤瘀斑、血尿、黑便等,一旦出现出血症状,应及时调整抗凝药物剂量或暂停抗凝治疗。待患者病情稳定后,可过渡到口服抗凝药物,如华法林或新型口服抗凝药,继续进行长期抗凝治疗。抗凝治疗的疗程一般根据患者的具体情况而定,对于首次发生的肺栓塞,若无明显诱因,抗凝治疗时间通常为 3～6 个月;对于存在可逆性危险因素的患者,抗凝治疗时长一般为 3 个月。在这 3 个月期间,需密切关注患者的身体状况及危险因素的变化情况。若在治疗过程中,可逆性危险因素得以完全去除,如因骨折长期卧床导致的下肢深静脉血栓进而引发肺栓塞,在骨折愈合、患者恢复正常活动后,可在医生评估后结束抗凝治疗。

华法林作为传统口服抗凝药,使用时需定期监测 INR。开始使用华法林时,一般每日剂量为 2.5 ~ 5.0 mg,随后根据 INR 值调整剂量,目标是将 INR 维持在 2.0 ~ 3.0。由于华法林的药代动力学受多种因素影响,如饮食中维生素 K 的摄入量、合并使用的其他药物等,所以患者需严格遵循医嘱,保持饮食相对稳定,避免随意增减富含维生素 K 食物(如绿叶蔬菜、豆类等)的摄入。同时,在就医时需告知医生正在服用华法林,以防其他药物与之发生相互作用,影响抗凝效果或增加出血风险。

新型口服抗凝药,如利伐沙班、达比加群酯等,具有使用方便、无须常规监测凝血指标、药物相互作用相对较少等优势。利伐沙班一般推荐剂量为 15 ~ 20 mg/d,具体剂量根据患者的病情和体重等因素调整。达比加群酯通常的用法为 2 次/d,110 ~ 150 mg/次。然而,新型口服抗凝药并非适用于所有患者,例如,严重肾功能不全、机械心脏瓣膜置换术后等患者,使用时需谨慎评估,可能仍需选择传统抗凝药物。

在整个抗凝治疗期间,患者还需注意日常生活中的安全防护,避免受伤导致出血。如进行日常活动时,动作应尽量轻柔,避免碰撞;使用剃须刀时,优先选择电动剃须刀,减少因刀片刮伤导致出血的可能性。同时,患者及家属需了解抗凝治疗的重要性和可能出现的不良反应,一旦出现异常出血情况,应立即就医。医生也应定期对患者进行随访,评估抗凝治疗的效果和安全性,根据患者的具体情况及时调整治疗方案,以确保患者在有效预防血栓复发的同时,将出血风险降至最低。

第四节　感染

一、发病机制

骨折后感染可源于多种途径。开放性骨折时,外界细菌直接通过创口侵入骨折部位,污染骨折端及周围组织。创口的大小、污染程度以及受伤后至清创的时间间隔,都对感染风险产生影响。若创口较大且污染严重,超过 6 ~ 8 h 才进行清创,感染发生率会显著升高。闭合性骨折在手术切开复位等操作过程中,若手术室环境消毒不达标、手术器械灭菌不彻底或手术人员无菌操作不规范,细菌也可进入体内引发感染。此外,患者自身皮肤、口腔和呼吸道等部位的常驻菌群,在机体免疫力下降时,也可能移位至骨折部位,造成内源性感染。骨折部位局部血液供应受损,组织修复能力减弱,为细菌的生长繁殖提供了有利条件。同时,骨折导致的血肿也是细菌良好的培养基,细菌在血肿内大量繁殖,引发炎症反应,进一步破坏周围组织,加重感染。

二、临床表现

骨折部位感染的临床表现因感染程度和阶段而异。早期感染,患者常出现发热,体温可升高至 38 ℃以上,伴有寒战。骨折部位局部疼痛加剧,疼痛性质多为持续性胀痛或跳痛,活动时疼痛明显加重。局部皮肤发红、肿胀,皮温升高,按压时疼痛显著,可伴有明显压痛。若感染进一步发展,形成脓肿,可在局部触及波动感。当感染累及骨髓时,可出现深部骨痛,伴有全身乏力、食欲缺乏等全身症状。严重感染可引发败血症,患者出现高热、寒战、意识改变和血压下降等表现,甚至危及生命。

三、诊断方法

1. 临床症状与体征判断　医生详细询问患者骨折情况,包括受伤方式、创口处理过程等,结合发热、骨折部位疼痛和红肿等临床表现,初步判断是否存在感染。重点检查骨折部位的压痛、肿胀、皮肤温度及有无波动感等体征,评估感染的可能性及严重程度。

2. 实验室检查　血常规显示白细胞计数升高,中性粒细胞比例增加,反映机体存在炎症反应。C反应蛋白(CRP)、降钙素原(PCT)等炎症指标明显升高,且升高程度与感染严重程度相关,可辅助判断感染情况。血培养在败血症等全身性感染时,可明确病原菌种类,为针对性使用抗生素提供依据。对于局部感染,可进行穿刺抽液培养,采集骨折部位的脓液或渗出液进行细菌培养和药敏试验,确定感染病原菌及敏感抗生素。

3. 影像学检查　X射线检查早期可能无明显异常,随着感染进展,可见骨折周围软组织肿胀,后期可出现骨质破坏、骨膜反应等表现。CT检查能更清晰地显示骨折部位及周围软组织的情况,发现早期骨质破坏和小的脓肿。磁共振成像(MRI)对软组织分辨率高,可准确判断感染的范围,区分感染组织与正常组织,对于隐匿性感染的诊断价值较高。

四、治疗措施

1. 抗感染治疗　根据细菌培养和药敏试验结果,选择敏感的抗生素进行治疗。在未明确病原菌前,可经验性选用广谱抗生素,如头孢菌素类联合氨基糖苷类抗生素。抗生素使用需足量、足疗程,一般轻度感染疗程为2~4周,重度感染可能需要4~6周甚至更长时间。治疗过程中,密切观察患者症状、体征及炎症指标变化,根据治疗效果及时调整抗生素。

2. 局部处理　对于开放性骨折创口或感染形成的脓肿,需及时进行清创处理。彻底清除创口内的坏死组织、异物及脓液,用生理盐水、过氧化氢溶液等反复冲洗创口,减少细菌数量。对于深部感染,必要时可进行切开引流,放置引流管,保持引流通畅,促进脓液排出。对于感染累及骨髓的患者,可能需要进行病灶清除术,去除感染的骨质及周围组织,防止感染扩散。

3. 支持治疗　患者需卧床休息,减少骨折部位活动,促进炎症局限。加强营养支持,给予高热量、高蛋白、高维生素饮食,必要时可通过胃肠外营养补充营养,提高机体免疫力,增强抗感染能力。维持水、电解质平衡,纠正因发热、感染等导致的水电解质紊乱。对于疼痛明显的患者,给予适当的镇痛药物,缓解疼痛症状。

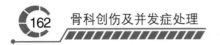

4.预防并发症　密切观察患者病情变化,预防感染性休克、败血症等严重并发症的发生。对于长期卧床患者,预防肺部感染、深静脉血栓形成等其他并发症。定期复查血常规、炎症指标及影像学检查,评估治疗效果,及时发现并处理并发症。

五、预防策略

1.早期清创　开放性骨折应在伤后6~8 h内尽早进行彻底清创,清除创口内的污染物、坏死组织,减少细菌残留。清创过程中严格遵循无菌操作原则,确保清创质量。

2.手术无菌操作　对于需要手术治疗的骨折患者,手术室应严格消毒,手术器械彻底灭菌。手术人员严格遵守无菌操作规程,穿戴无菌手术衣、手套,减少手术过程中的细菌污染。

3.合理使用抗生素　对于开放性骨折、高风险手术等情况,可预防性使用抗生素。在术前半小时至1 h内静脉滴注合适的抗生素,使手术部位组织在切开时达到有效的药物浓度,抑制细菌生长。抗生素使用应严格遵循指征,避免滥用,防止耐药菌产生。

4.增强患者抵抗力　鼓励患者均衡饮食,摄入富含营养的食物,提高机体免疫力。对于合并慢性疾病的患者,积极治疗基础疾病,控制病情,改善患者整体状况,降低感染风险。加强患者皮肤护理,保持皮肤清洁,预防皮肤感染。

第五节　创伤性关节炎

一、发病机制

创伤性关节炎多由骨折累及关节面引起。当骨折发生时,关节面遭到破坏,若骨折复位不理想,关节面不平整,在关节活动过程中,关节软骨会受到异常磨损。正常情况下,关节软骨光滑,能减少关节活动时的摩擦,缓冲压力。但关节面不平整后,局部压力集中,软骨磨损加剧,导致软骨细胞损伤、凋亡,软骨基质降解。随着时间推移,软骨逐渐变薄、剥脱,露出软骨下骨。软骨下骨因长期承受异常压力,发生骨质增生、硬化,关节边缘形成骨赘。同时,关节周围的韧带、肌肉等组织因关节力学改变,受到过度牵拉,发生劳损、退变,进一步加重关节不稳定,形成恶性循环,最终导致创伤性关节炎。此外,关节内骨折后,关节腔内积血若未及时吸收,可引发炎症反应,释放炎症介质,损伤关节软骨和周围组织,也会增加创伤性关节炎的发生风险。

二、临床表现

创伤性关节炎的主要症状为关节疼痛,疼痛程度不一,初期可能为间歇性隐痛,活动后加重,休息后缓解。随着病情进展,疼痛逐渐加重,变为持续性疼痛,严重影响患者的日常生活和睡眠。关节活动受限也是常见表现,患者关节活动范围逐渐减小,如膝关节创伤性关节炎患者,膝关节屈伸角度减小,难以正常下蹲、上下楼梯。关节肿胀,尤其是在活动后或长时间站立后,关节周围可出现肿胀,伴有压痛。部分患者可在关节活动时听到或感觉到摩擦音,这是由于关节软骨磨损、骨质增生等导致关节面不光滑所致。晚期患者可能出现关节畸形,如膝关节内翻或外翻畸形,进一步影响关节功能。

三、诊断方法

1. 病史与症状询问　详细了解患者骨折的致伤机制、部位和治疗情况等病史,结合关节疼痛、活动受限、肿胀等临床表现,初步判断是否存在创伤性关节炎。询问患者疼痛的性质、程度、发作频率及与活动的关系,评估病情严重程度。

2. 体格检查　检查关节的肿胀程度、压痛部位,评估关节活动范围,注意观察关节活动时有无摩擦音、弹响等异常声音。检查关节周围肌肉力量,判断是否存在肌肉萎缩。观察关节有无畸形,测量关节的角度,与健侧对比,判断畸形程度。

3. 影像学检查　X射线检查是诊断创伤性关节炎的常用方法,可显示关节间隙狭窄、关节面不平整、骨质增生、骨赘形成等典型表现。早期病变可能仅表现为关节间隙轻度狭窄,随着病情发展,上述改变逐渐明显。CT检查能更清晰地显示关节面的细微结构,对于复杂关节骨折后创伤性关节炎的诊断有重要价值,可发现X射线不易察觉的关节面塌陷、骨折碎片等。MRI检查可观察关节软骨、半月板、韧带等软组织的损伤情况,判断关节内炎症程度,对于早期创伤性关节炎的诊断具有优势,可在关节软骨尚未出现明显形态学改变时,发现软骨信号异常。

四、治疗措施

1. 保守治疗　对于早期创伤性关节炎,以保守治疗为主。患者应减少关节负重,避免长时间站立、行走、上下楼梯等加重关节负担的活动。可使用拐杖、轮椅等辅助器具,减轻关节压力。进行物理治疗,如热敷、红外线照射和超声波治疗等,促进局部血液循环,缓解疼痛和肿胀。采用关节腔内注射药物,如玻璃酸钠,可起到润滑关节、营养软骨及减轻疼痛的作用,一般每周注射1次,3~5次为一个疗程。口服非甾体抗炎药,如布洛芬、双氯芬酸钠等,减轻炎症反应,缓解疼痛,但需注意药物的不良反应,如胃肠道刺激等。同时,进行康复锻炼,包括关节周围肌肉的力量训练,如膝关节创伤性关节炎患者可进行股四头肌等长收缩练习、直腿抬高练习,增强肌肉力量,稳定关节;以及关节活动度训练,保持关节的灵活性,但要避免过度活动加重关节损伤。

2. 手术治疗　当保守治疗效果不佳,关节疼痛严重,关节畸形明显,影响患者生活质量时,可考虑手术治疗。手术方式根据患者具体情况而定,对于关节面不平整但关节软骨损伤较轻的患者,可进行关节清理术,通过关节镜手术,清除关节内的游离体、增生的滑膜、骨赘等,修整关节面,改善关节功能。对于关节软骨严重损伤、关节间隙严重狭窄的患者,可考虑关节融合术,将病变关节的相邻骨骼固定在一起,使关节融合,消除关节疼痛,但会牺牲关节的活动功能,一般适用于活动要求较低的患者。对于晚期创伤性关节炎,关节畸形严重,关节功能严重丧失的患者,可进行人工关节置换术,用人工关节替代病变关节,恢复关节的活动功能和稳定性,提高患者生活质量,但手术有一定风险,术后需进行康复训练和定期随访。

五、预防策略

1. 骨折精准复位　对于累及关节面的骨折,应尽可能进行精准复位,恢复关节面的平整。可采用手法复位、切开复位等方法,必要时借助术中 X 射线透视、CT 等影像学手段,确保骨折复位质量。复位后选择合适的固定方式,如钢板、螺钉、克氏针等,维持骨折位置稳定,促进骨折愈合,减少创伤性关节炎的发生风险。

2. 早期康复指导　骨折治疗后,在医生指导下尽早进行康复锻炼。早期进行关节的主动和被动活动,防止关节粘连,促进关节液循环,营养关节软骨。逐渐增加关节活动度和肌肉力量训练,恢复关节功能,但要避免过度活动导致骨折移位或关节损伤。定期复查 X 射线,观察骨折愈合情况,根据愈合进程调整康复方案。

3. 控制体重　肥胖是创伤性关节炎的危险因素之一,过重的体重会增加关节负担,加速关节软骨磨损。因此,骨折患者在康复过程中应注意控制体重,通过合理饮食、适当运动等方式,保持体重在正常范围内,减轻关节压力,降低创伤性关节炎的发生风险。

（袁君杰）

参考文献

[1]安志伟,郭秀枫.在骨科创伤及感染创面患者临床治疗中将中医复原活血汤进行应用对降低并发症的作用[J].黑龙江中医药,2022,51(4):83-85.

[2]陈良,郭岳.骨科疾病管理及康复[M].北京:人民卫生出版社,2022.

[3]丛志国.骨科创伤感染治疗中应用VSD的临床效果[J].中国实用医药,2021,16(27):61-63.

[4]戴保玲.骨科病案首页疾病诊断与手术编码存在的问题[J].中国卫生标准管理,2019,10(16):3-5.

[5]方鹏飞,陈文,王平平,等.骨科微创治疗与术后管理/现代医院骨科专科建设系列丛书[M].兰州:兰州大学出版社,2022.

[6]冯倩,李红,陈艳,等.基于精准诊疗目标的骨科手术设备管理模式研究[J].中国医学装备,2023,20(7):107-111.

[7]傅一旻,潘艳,马俊.基于移动护理的骨科创伤患者血糖管理系统设计与应用[J].中国数字医学,2021,16(7):58-61.

[8]高鹏飞.骨科常见疾病诊疗[M].武汉:湖北科学技术出版社,2022.

[9]宫晓霞.疼痛护理管理对创伤骨科患者的影响[J].中国城乡企业卫生,2024,39(9):115-117.

[10]柯江,张晶.骨科膝关节损伤诊断的临床方法及其效果研究[J].智慧健康,2020,6(10):88-89.

[11]李兵.分析骨科创伤术后患者并发下肢深静脉血栓的临床处理措施[J].中国农村卫生,2019,11(24):34-36.

[12]李京元.骨科感染的病原学诊断技术研究[D].合肥:安徽医科大学,2021.

[13]李溪,冯再友,刘维统.骨科诊疗技术与应用[M].北京:世界图书出版公司,2020.

[14]林海英,章亚青,董辉详.预见性创伤护理在骨科急诊急救中的应用[J].中华灾害救援医学,2024,11(8):972-974.

[15]刘莉梅.警惕骨科并发症:深静脉血栓与压疮的防护[J].家庭生活指南,2025,41(2):139-140.

[16]卢俊杰.骨科创伤的常见类型与应急处理方法[J].家庭生活指南,2025,41(2):115-116.

[17]马晋,钟浩博,樊仕才.加速康复外科临床路径在创伤骨科中的应用[J].新医学,2021,52(6):454-457.

[18]毛华晋.微创技术在创伤骨科临床治疗中的应用效果探讨[J].中国继续医学教育,2021,13(21):119-122.

[19]浦同青,沈蓝,赵艳萍,等.骨科创伤患者院前急救常见失误及应对分析措施分析[J].云南医药,2023,44(6):35-37.

[20]王尔健,王祥程,罗先国.创伤骨科肺栓塞的早期诊断与治疗[J].世界最新医学信息文摘,2019,19(37):154.

[21]王建航.实用创伤骨科基础与临床诊疗[M].天津:天津科技翻译出版有限公司,2021.

[22]向君华,谭屏,胡敏娟.基于骨科创伤患者的下肢深静脉血栓因素及临床治疗研究[J].中国社区医师,2021,37(14):101-102,105.

[23]杨明礼,胡豇.创伤骨科学[M].成都:四川大学出版社,2020.

[24]张峰.创伤骨科疾病诊疗与围术期学[M].长春:吉林科学技术出版社,2023.

[25]张林.微创技术在创伤骨科临床治疗中的应用效果[J].中国医药指南,2022,20(8):86-88.

[26]赵维彪.老年骨科围手术期综合治疗及管理[M].沈阳:辽宁科学技术出版社,2020.

[27]解季凯.《临床骨科诊断学》出版:损伤控制骨科技术治疗四肢多发性严重骨折损伤诊断的临床研究[J].介入放射学杂志,2023,32(10):1065.

[28]王建航.现代创伤骨科急救学[M].西安:西安交通大学出版社,2018.